THÉRAPEUTIQUE RESPIRATOIRE.

TRAITÉ THÉORIQUE ET PRATIQUE

DES

SALLES DE RESPIRATION

NOUVELLES (A L'EAU MINÉRALE PULVÉRISÉE)

DANS LES ÉTABLISSEMENTS THERMAUX

POUR LE TRAITEMENT DES

MALADIES DE POITRINE

PAR

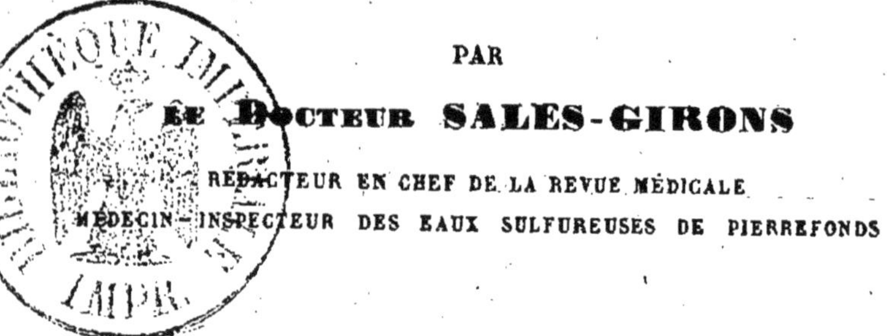

LE DOCTEUR SALES-GIRONS

RÉDACTEUR EN CHEF DE LA REVUE MÉDICALE

MÉDECIN-INSPECTEUR DES EAUX SULFUREUSES DE PIERREFONDS

PARIS

LIBRAIRIE DE VICTOR MASSON

PLACE DE L'ÉCOLE DE MÉDECINE

1858

A M. MÉLIER

MÉDECIN DE S. M. L'EMPEREUR, MEMBRE DE L'ACADÉMIE DE MÉDECINE, INSPECTEUR GÉNÉRAL DES SERVICES SANITAIRES, PRÉSIDENT DE LA SOCIÉTÉ D'HYDROLOGIE MÉDICALE DE PARIS, ETC.

MONSIEUR,

En plaçant les Eaux minérales de France sous votre inspection supérieure, le Gouvernement a créé comme un patronage de haute intelligence aux innovations scientifiques qui peuvent concourir aux développements modernes drologie médicale.

C'est à ce titre, Monsieur, que j'ose vous prier d'agréer l'hommage de cette étude sur les Salles de respiration nouvelles dans les établissements thermaux.

Vous en avez encouragé l'idée naissante, vous en avez approuvé la première réalisation, daignez accepter la dédicace du livre où j'en expose la pratique et la théorie.

LE Dr SALES-GIRONS.

PRÉFACE.

Les organes respiratoires sont la voie d'absorption médicamenteuse la plus immédiate, la plus rapide, la plus vaste, la plus puissante en un mot, que le corps humain puisse offrir au médecin.

Il ne fallait peut-être qu'un moyen d'administration des médicaments mieux appropriée à cette voie, pour faire sortir d'une proposition qui n'apprend rien de nouveau toute une branche nouvelle de thérapeutique.

C'est de ce moyen, appliqué aux eaux minérales, pour les maladies de la poitrine, que nous venons entretenir le lecteur; d'autres l'appliqueront à d'autres substances pour d'autres maladies.

Lorsque l'impression de ce volume a commencé, notre intention se bornait à la publication des *Mémoires* qui en forment actuellement la deuxième partie. Ces mémoires, qui ont été lus ou communiqués à l'Académie de médecine et à la Société d'hydrologie de Paris, disaient comment était née l'idée de perfectionnement de la méthode respiratoire que nous venions proposer, et comment aussi ce perfectionnement avait été réalisé pour son application médicale. C'est tout ce que nous voulions alors.

La conviction que la Salle de respiration à l'eau minérale poudroyée serait une cause d'évolution pour l'hydrologie thérapeutique et de développement proportionnel dans les établissements thermaux où sont traitées les maladies de poitrine, nous faisait d'avance estimer l'innovation comme assez importante pour mériter qu'on en fixât l'origine historique. Or la publication de ces Mémoires devenus pièces authentiques par le sceau des corps savants, remplissait cet objet.

Ce n'est qu'en faisant une sorte d'introduction à ces pièces que le sujet s'est développé sous notre plume, et que ce qui devait n'être qu'un préliminaire est devenu une première partie de notre travail. Espérons qu'elle n'y sera pas inutile.

Il est des médications dont il suffit d'exposer la théorie pour en faire aussitôt approuver la pratique. Nos respirations hydro-minérales, dans lesquelles le remède va naturellement s'étendre sur l'organe lésé, étaient de ce nombre. Le Rapport par lequel l'Académie de médecine en a accueilli l'idée à la première notification, n'a été que l'expression la plus élevée du sentiment général qu'elles devaient provoquer en leur faveur dès qu'elles seraient connues.

Maintenant si, après ce Rapport académique, après la discussion spéciale à la Société d'Hydrologie, après l'assentiment général, trois choses qui auraient dû combler nos vœux, et assurer le succès de l'innovation, on voulait savoir les raisons qui peuvent motiver cette première partie de notre étude, nous répondrions qu'outre les questions accessoires qui se rattachent de près ou de loin à l'institution des inhalations nouvelles, il importait à notre double titre d'auteur du perfectionnement et de médecin :

1° De différencier ce qui distingue notre salle de respiration des salles de respiration qui existent déjà dans quelques stations d'eau minérale. Notre part, qu'on nous a déjà disputée, était à ce prix ;

2° D'expliquer comment s'opère l'action thérapeutique des respirations d'eaux sulfureuses sur les lésions des voies respiratoires, ce qui n'a jamais été fait, que nous sachions. Plus ou moins cette explication, la médecine est une science ou un produit de l'empirisme.

A. Quant à la différence essentielle des méthodes de respiration hydrominérale, on verra qu'elle consiste en ce qu'avant nous, celles qui ont le plus approché de la solution du problème n'ont eu en vue que d'obtenir partie ou tout de la minéralisation de l'eau ; leurs auteurs semblent, dis-je, n'avoir apprécié le liquide que comme un véhicule superflu. Le système chimique qui les inspirait ne pouvait pas mieux les conseiller.

Notre avantage sur eux, peut-être, tient à ce que

nous venons dans un temps où l'eau minérale n'est estimée un médicament qu'à la condition expresse qu'elle soit prise dans sa synthèse naturelle. Conséquemment à cette opinion, nous avons fait pulvériser l'eau sulfureuse elle-même pour la rendre respirable dans notre salle d'inhalation. Selon nous, le médicament n'est pas le minéral, le médicament n'est pas l'eau; le médicament c'est l'eau minérale.

Cette différence est énorme. Entre les méthodes de respiration de nos prédécesseurs et la nôtre, il y a la distance et la différence du système chimique d'hier et de la doctrine médicale d'aujourd'hui sur la conception pharmaceutique des eaux minérales.

B. Quant à l'explication du mode d'agir thérapeutique des inhalations d'eau sulfureuse sur les lésions des voies respiratoires, nous n'avons fait que répéter celle que nous avons émise il y a douze ans. Nous en ferons volontiers le sacrifice à celle qui rendra mieux raison des faits et des effets qui se produisent sur la maladie soumise à l'influence de cette médication.

Cette explication, qui forme une théorie, consiste :

1° A regarder d'abord l'air atmosphérique, ou seulement son oxygène, comme l'agent d'entretien des lésions chroniques de la muqueuse respiratoire. Toute lésion de cette espèce se trouve au moins dans le cas des ulcérations dites *exposées* (1).

(1) On sait que la discussion académique dont nous voulons

2° A regarder ensuite la poussière d'eau sulfureuse qui sature l'atmosphère de la salle de respiration comme un moyen d'en atteindre l'oxygène dans sa quantité et ses qualités excitantes.

3° Pour ce qui regarde la cause primitive de la maladie, (puisque l'oxygène n'en est que la cause d'entretien), qu'elle soit d'essence herpétique, comme on le prétend avec quelques bonnes raisons, ou qu'elle soit de toute autre essence, l'eau sulfureuse est son médicament.

Ainsi l'eau sulfureuse en poussière se trouve par le fait l'agent médicamenteux de l'affection respiratoire, soit que l'on considère celle-ci dans sa cause essentielle, soit qu'on la considère dans sa cause accidentelle ou d'entretien, qui serait l'oxygène de l'air.

Maintenant est-il vrai que dans la salle de respiration chargée d'eau sulfureuse en poussière, l'oxygène de l'atmosphère soit atteint dans sa quantité et dans sa qualité ? Nous croyons au moins l'avoir démontré ; le lecteur en jugera. Le fait est que M. O.

---

parler, s'exerçant sur la différence de temps que mettent à guérir les plaies et ulcérations, selon qu'elles sont exposées ou soustraites à l'action de l'air atmosphérique, ne produisit l'unanimité que sur un point : à savoir que les ulcérations et les plaies guérissent d'autant plus difficilement qu'elles sont plus exposées au contact des éléments atmosphériques. Il est vrai que l'Académie ne crut pas devoir signaler l'oxygène positivement comme l'agent spécial de cette différence morbide.

Henry, dans une expérience à ce sujet, a trouvé dans la salle de Pierrefonds, que la proportion normale de l'oxygène descendait de 21 à 19, 5, lorsque la poussière d'eau sulfureuse y était à son maximum. Je ne parlerai pas ici des autres causes d'atténuation, que l'oxygène rencontre dans notre salle de respiration ; on les lira plus loin.

Ensuite, est-il probable que l'air ou l'oxygène soit la cause d'entretien des lésions chroniques de la surface respiratoire ? Nous en avons du moins fourni quelques preuves. Mais au fait, pourquoi donc en serait-il de ces lésions autrement que des plaies et ulcérations de la peau ? Tout ce que l'on a dit de celles-ci dans la grande discussion de l'Académie à propos de la méthode sous-cutanée, peut être dit *a fortiori* de celles-là. Aucune surface en effet, ne voit se renouveler plus souvent et plus activement le contact de l'air que la muqueuse respiratoire. Que l'on y réfléchisse.

Enfin, notre médication respiratoire n'est pas seulement une application topique du médicament sur le mal local ; nous pensons encore que l'eau sulfureuse poudroyée, arrivant dans le foyer de l'hématose, s'étend d'abord sur une surface plus vaste que celle d'aucun autre viscère, et se généralise ensuite comme le torrent circulatoire qui l'emporte, dans toutes les parties de l'économie.

En un mot, la méthode des respirations nouvelles

constitue une thérapeutique locale et générale en rapport avec les maladies qui nous occupent, lesquelles sont générales et locales.

Nous avons grand soin néanmoins de faire observer que les salles de respiration nouvelles ne viennent rien supprimer dans les établissements thermaux, pas même les salles de respiration anciennes, auxquelles la pratique pourra recourir dans des cas particuliers qui ne sont pas rares.

Telle est l'étude à laquelle nous nous sommes spécialement appliqué dans cette première partie de notre travail. Les autres sujets que nous y touchons ont bien leur utilité sans doute ; mais leur importance y est comparativement secondaire, lorsqu'ils ne viennent pas à l'appui de ce que nous appelons l'essentiel.

La deuxième partie, nous l'avons dit, est consacrée à la reproduction des *Mémoires* qui ont été communiqués à l'Académie de médecine et à la Société d'hydrologie médicale de Paris. Les premiers annoncent en quelque sorte l'idée, le perfectionnement, l'appareil et l'institution de la salle de respiration nouvelle ; c'est-à-dire la théorie du nouveau mode d'administration de l'eau minérale en poussière.

Les seconds Mémoires, comme leur titre l'indique, sont la relation des deux premières séries d'observations cliniques, faites dans notre salle de respiration, durant les saisons thermales de 1856 et 1857. Ceux qui en thérapeutique croient que toute la médecine est dans les faits, en trouveront là quelques-uns qui nous semblent propres à satisfaire les esprits les plus positifs.

La troisième partie du volume enfin, est dévolue à la publication de ce que nous pourrions appeler nos pièces justificatives. On y lira entre autres, l'étude que M. Jamin, professeur de physique à l'École Polytechnique, voulut bien faire de notre poussière d'eau sulfureuse, pour prouver qu'elle est bien de l'eau à l'état de division fragmentaire, et non pas à l'état de vapeur, ce qui est le point principal du perfectionnement et le caractère distinctif de l'innovation thérapeutique.

INTRODUCTION.

LES SALLES DE RESPIRATION NOUVELLES, ET LA THÉRAPEUTIQUE RESPIRATOIRE.

Quand ce livre paraîtra, la méthode nouvelle qu'il a pour objet de faire connaître sera déjà connue. Les journaux de médecine l'auront tous signalée par ce qui en fait l'innovation thérapeutique, et plusieurs des stations dont les eaux sont spéciales dans la cure des affections respiratoires l'auront adoptée.

La salle de respiration nouvelle, en vérité, n'avait besoin que d'être connue dans son principe pour l'être aussitôt dans toutes ses conséquences. Que l'on sache donc qu'elle s'intitule *nouvelle*, parce qu'au lieu d'y vaporiser l'eau minérale pour la rendre respirable, on l'y pulvérise, on l'y poudroie, on l'y fragmente jusqu'à la division qui la suspend dans l'atmosphère et la rend respirable comme elle; tout le reste se déduit de là par une série logique de faits qui se justifient tous dans le premier.

En effet :

1° Si l'eau n'est que fragmentée, chacun de ses fragments, si petit qu'il soit, représente l'eau minérale elle-même et la porte dans toute la synthèse de sa composition naturelle ;

2° Si l'eau minérale n'est que fragmentée dans l'espace d'une chambre, la respiration des malades qui l'introduit dans les bronches doit l'étendre sur les muqueuses lésées comme un médicament conservant toute l'intégrité de sa formule primitive ;

3° Si l'eau minérale est assez finement fragmentée pour pénétrer avec l'air dans les bronches, elle doit avoir acquis, par ce fait même, le surcroît d'activité curative que donne d'ordinaire une grande division aux substances médicinales.

Voilà pour l'eau, voici pour la salle. Après les bonnes conditions du médicament, ce qu'il importe le plus, ce sont les bonnes conditions du milieu dans lequel se trouve le malade en traitement.

1° Si l'eau n'est que fragmentée, et à la température de 20 à 25 degrés en été, l'obligation de clôture du local, la chaleur intense de l'intérieur, l'humidité pénétrante, etc.; toutes ces choses, qui exigent tant de précaution pour n'être pas des inconvénients, n'existent plus et les précautions sont superflues.

2° Si l'eau minérale, au lieu d'être à l'état de vapeurs qui montent, n'est que finement fragmentée dans l'espace de la salle, sa descente continue vers le sol doit tamiser l'air et le purifier de tout ce qu'une réunion close de malades de la poitrine peut laisser à désirer à la salubrité.

3° Enfin, si l'eau minérale, vaporisée dans la salle de respiration ancienne, est pulvérisée dans la salle de respiration nouvelle, et aussi respirable dans l'une que dans l'autre, les conditions du médicament aussi bien que les conditions du milieu nous permettent, je crois, de distinguer verbalement les deux méthodes et de dire que si on y atteint le même but ou la même cure, c'est par des voies différentes.

Supposons, en comparant les circonstances du traitement, deux malades d'une bronchite chronique, par exemple :

L'un qui entre emmailloté de couvertures de laine dans une salle à la vapeur, dont la température moyenne de 36 degrés pousse vivement à la transpiration générale et exalte d'une manière révulsive ou dérivative la puissance diaphorétique de la peau et de la muqueuse bronchique, qui respire de l'eau distillée et quelques gaz isolés, etc.

Et l'autre qui entre avec un simple collet de caoutchouc, pour préserver son habit, dans la salle à l'eau poudroyée dont la température est en été la même exactement que celle du dehors, qui se promène là et cause comme à l'abri du vent et à l'ombre d'un arbre, mais qui respire l'eau minérale elle-même, c'est-à-dire qui se l'applique sur la lésion dans son intégralité et son intégrité primitive, etc.

Il est évident, disons-nous, que la médication est différente; c'est-à-dire que si la guérison résulte de l'une aussi bien que de l'autre, le médecin, mis en demeure de s'expliquer, sera obligé d'invoquer des actions curatrices aussi différentes que les moyens. Ainsi, dans le premier cas, la guérison peut avoir lieu sans médicament proprement dit ; dans le second cas, par contre, elle ne peut avoir lieu que par le fait du médicament hydro-minéral.

Cette distinction, que nous prenons le soin d'établir aussi formelle que possible entre les deux salles de respiration ancienne et nouvelle, n'a point de notre part l'intention qu'on nous a prêtée ; elle a justement l'intention contraire.

En séparant, par ce qui les caractérise dans le fonds et dans la forme, ces deux institutions médicales du même nom, notre but certainement est qu'on ne les confonde pas, mais aussi qu'en les distinguant, on les estime toutes les deux par les services qu'elles viennent rendre dans la thérapeutique des maladies pulmonaires.

A la rigueur, rien ne se supplée en médecine, rien ne s'y supplante surtout; si donc les méthodes analogues de traitement ne se remplacent pas l'une l'autre, à plus forte raison, les méthodes différentes. D'où ceux qui ont prématurément induit de nos parallèles comparatifs la conclusion que la salle de respiration nouvelle venait nous dispenser des anciennes, auraient mieux fait d'attendre la conclusion plus légitime qu'elle vient plutôt les compléter.

Si le bon sens du médecin nous dit qu'il faut conserver tous les moyens, l'expérience du praticien nous enseigne qu'il y aura des indications pour les utiliser tous. Établissons donc dans les stations thermales, dans celles surtout dont les eaux sont douées de propriétés artériaques ou pectorales, des salles de respirations selon les deux méthodes.

Il y aura des cas pour l'une, il y aura des cas pour l'autre; que dis-je, les mêmes maux sont si diversifiés dans l'homme, qu'il y aura des cas complexes qui exigeront concurremment l'emploi de l'une et de l'autre.

D'ailleurs, les salles de respiration aux vapeurs pouvant opérer sur l'organisme par la transpiration générale et par la révulsion cutanée, n'ont pas seulement pour objet les affections de poitrine comme la salle nouvelle; mais elles ont encore les rhumatismes, les névralgies, les diverses cachexies, etc., qui leur assignent des indications toutes différentes et leur assurent une existence au-dessus de toute innovation.

Cette explication était nécessaire en tête d'un livre dont la partie critique aurait pu faire induire que, dans notre intention, ce qui est devait céder devant ce qui va être. Sans doute, la vapeur et la pulvérisation, prises séparément ou dans des stations d'intérêts rivaux, sembleront s'exclure; mais cette exclusion ne vient pas d'elles, puisque réunies dans le même établissement, elles montreront qu'elles peuvent s'entendre jusqu'à concourir à la cure du même malade par des moyens divers.

Cela dit, que le lecteur, supposé notre confrère en médecine, nous permette encore quelques lignes concernant la médication à l'eau poudroyée, dont le champ, selon nous, peut s'étendre bien au-delà des limites que nous lui avons faites dans ce livre.

Nous nous sommes contraint, en effet, en rédigeant cet ouvrage, dans la spécialité que nous voulions bien mettre en lumière, et nous y avons, qu'on nous permette de le dire, sacrifié le tout à la partie; car, dans notre pensée, la salle de respiration nouvelle n'est qu'une partie, une importante partie de la pulvérisation, comme nouveau mode d'administration des médicaments.

Il y a donc autre chose à faire avec la pulvérisation que des salles de respiration thermales; d'autres liquides médicamenteux à employer que des eaux minérales; d'autres maladies à traiter enfin que celles de la poitrine. Il y a donc aussi d'autres lieux que les stations de bains et d'autres temps que la saison d'été, pour utiliser la pulvérisation. En un mot, la pulvérisation des liquides est un procédé pouvant donner lieu à une branche nouvelle de thérapeutique:

la *Thérapeutique respiratoire*, dont le principe est aussi narel que la théorie en est simple et rationnelle. Voyons.

L'homme, sujet de la médecine, nous présente trois grandes voies de médication, à savoir : 1° l'estomac ou la muqueuse intestinale; 2° la peau ou l'enveloppe extérieure; 3° les poumons ou la muqueuse respiratoire.

Or, ces trois organes d'action ou de réaction médicatrice ont été comparés par les physiologistes, et, sous le rapport de la sensibilité, de l'aptitude, de l'absorption, de l'assimilation, de la susceptibilité médicamenteuse enfin, l'estomac et la peau sont aux poumons peut-être comme leurs étendues respectives : la surface respiratoire est plus de trente fois celle de notre enveloppe cutanée. Ajoutons qu'entre cette surface et le sang, au moment de sa plus haute fonction, l'hématose, il n'y a peut-être pas d'intermédiaire.

La digestion par l'estomac demande un temps comme l'absorption par la peau; l'absorption et la digestion médicamenteuse par les bronches est presque instantanée : aussitôt arrivé sur cette muqueuse, aussitôt le médicament est-il entraîné dans l'organisme par ce torrent circulatoire qui porte le mouvement et la vie sur tous les points.

Il y a donc trois voies de médication dans l'homme malade, mais la médication respiratoire serait la mieux entendue et la plus rationnelle.

Eh bien, l'estomac et la peau ont leur thérapeutique propre, riche en matières et féconde en applications; la poitrine n'a eu jusqu'à ce jour que la thérapeutique des gaz, des vapeurs et des arômes, dont l'intention n'est pas sortie encore du cercle des lésions pulmonaires. Il semble qu'on n'ait pas pensé à traiter d'autres maladies par la respiration. A ce point de vue, la thérapeutique respiratoire n'existe pas, nous pouvons le dire.

Mais l'excuse est légitime : comment administrer, en effet, les médicaments solides et liquides par cette voie? Le moyen manquait.

Le moyen est trouvé : c'est la pulvérisation de l'eau.

Un jeune homme de Laon nous arriva la saison dernière à Pierrefonds, atteint d'hémoptysie accidentelle à la suite d'un bain froid. Introduit avec prudence dans la salle de respiration, le sang est tari dès la deuxième séance. Il avait donc suffi de l'impression topique de l'eau sulfureuse respirée pour produire l'effet hémostatique sur la lésion.

De là jusqu'à l'idée qu'on pourrait, partout et en tout temps, avoir une dissolution appropriée de perchlorure de fer dans de l'eau qu'on ferait respirer en poussière comme à Pierrefonds, il n'y avait que l'espace d'une analogie. L'idée de la thérapeutique respiratoire, pour les affections autres que celles de la poitrine, est partie de là et n'a fait que s'agrandir.

Loin d'adopter l'opinion systématique des médecins qui ont prétendu que toutes les maladies gagnaient l'organisme par les poumons, nous n'en pensons pas moins qu'un certain nombre d'entr'elles s'introduisent par cette voie, et qu'en conséquence il serait assez logique de les attaquer par où elles entrent. Ainsi nous voudrions voir, pour n'en citer qu'un exemple, ce que les dissolutions aqueuses de quinquina, respirées selon la méthode nouvelle, ou en poussière liquide, produiraient sur les fièvres intermittentes d'origine marématеuse ou paludéenne.

Il ne faut que commencer par un bout; le génie de la pratique fera le reste; et nous ne doutons pas que certains états diathésiques, aussi bien que certaines affections cachectiques, n'indiquent au médecin l'administration respiratoire, en dissolutions aqueuses, des médicaments spéciaux et spécifiques, qu'on aurait déjà administrés avec peu de fruit sous d'autres formes par les voies ordinaires.

Qui sait encore ce qu'on pourrait faire avec de l'eau rendue médicamenteuse et pulvérisée, dans ces maladies aigües comme le croup et les fièvres putrides de nos anciens. Qui s'opposerait aujourd'hui, par exemple, aux respirations de l'eau rendue antiseptique contre ces maladies puerpérales, arrivées à l'état typhique dans les salles d'hôpital où règne l'épidémie. Est-ce qu'on a mieux à faire par les autres voies de l'organisme? Qu'on y songe. Ainsi dans les cas même qui ne semblent pas indiquer l'emploi de la nouvelle méthode, ne suffit-il pas que, par les anciens moyens et par les voies habituelles, on ne réalise pas d'effet positif pour la mettre à l'épreuve. Quelle est l'affection qui n'ait son rapport organique ou vital avec le centre et le foyer de l'hématose? Tout aboutit là, tout en part dans l'économie vivante; or c'est là désormais qu'on peut appliquer les médicaments, comme sur une surface à découvert.

Si la malignité, si la putridité, si les intoxications et contagions pénètrent l'organisme par la respiration, les eaux médicamenteuses, pulvérisées dans l'atmosphère et respirées, viennent remplir les deux objets de première indication : 1° Elles combattent l'agent morbifère au siége même de l'infection qu'il va produire; mais avant, 2° elles purifient l'air des espaces envahis, en le tamisant d'une manière parfaite et en délayant les principes délétères dont il est chargé et que la poussière aqueuse entraîne avec elle vers le sol.

Comme moyen d'épuration des atmosphères suspectes, dans les chambrées hospitalières et autres, l'eau poudroyée prendra le rang qui lui revient, si l'on considère que dans les enquêtes faites à cet égard, l'eau courante et fraîche a été désignée comme l'élément désinfectant par excellence.

Et d'ailleurs, comme agent thérapeutique, non plus que comme procédé d'épuration atmosphérique, la pulvérisation de l'eau ne vient rien supplanter, rien supprimer de ce qui existe, mais au contraire s'ajouter aux moyens que la science a révélés et que l'expérience a sanctionnés jusqu'ici. Concluons au moins pour le principal :

La digestion gastrique et l'absorption cutanée restent avec tous les titres que la tradition et la raison leur ont acquis en médecine ; l'absorption et l'assimilation des médicaments par les bronches, rendue possible et facile par la pulvérisation des liquides, ne viennent que demander la place que leur assigne la physiologie, en déclarant ces organes les mieux doués pour absorber et assimiler les substances actives.

Telle est la conséquence ou l'extension des salles de respiration dans les établissements thermaux : il n'y avait, on l'a vu, qu'une filiation d'idées toute logique, de la pulvérisation des eaux, rendues médicinales par des dissolutions naturelles, à la pulvérisation de l'eau, rendue médicinale par des dissolutions pharmaceutiques ou artificielles.

Nous avons suivi cette filiation et nous venons en proposer le résultat, l'étendant des affections pulmonaires à d'autres maladies, comme la pulvérisation elle-même s'était étendue, dans notre pensée, des eaux naturelles aux dissolutions aqueuses d'autres médicaments.

Ce développement ou cette extension est à la condition, je le sais, que l'appareil pulvérisateur, d'immobile et massif qu'il est dans les salles de respiration des établissements thermaux et qu'il peut rester pour les établissements hospitaliers, devienne portatif et délié pour les applications privées. Mais le problème est des plus faciles à résoudre, et M. Charrière ne le laissera pas longtemps sans solution. Tout nous fait même espérer que la pratique sera en possession prochaine d'un instrument pulvérisateur, plus aisé à transporter que le bain de vapeur, qu'on va déjà administrer à domicile, et jusque dans la chambre et le lit du malade qui le requiert.

Voici les deux figures destinées à faire comprendre les détails de l'appareil et le jeu de la pulvérisation des liquides telle qu'elle s'effectue dans notre méthode nouvelle d'inhalation respiratoire.

La plus petite représente la partie essentielle de l'instrument total. C'est la partie elle-même qui produit la pulvérisation; décrivons-la pour en faire connaître le mécanisme. (Figure 1). Elle constitue l'extrémité du candélabre que l'on voit sur un guéridon dans la figure 2 qui suit; elle s'en sépare et s'y joint à volonté au moyen du pas de vis V. Au-dessus de ce point est le robinet R, qui, ouvert comme dans l'état actuel, permet à l'eau, qui vient par le bas, de monter jusqu'en O O où se trouvent quatre petits trous ou canaux

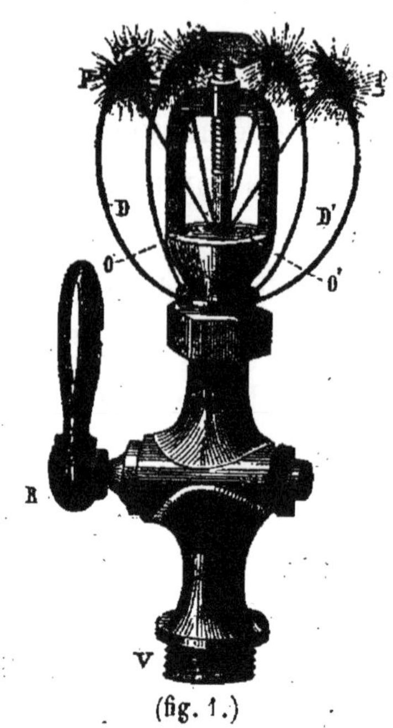

(fig. 1.)

capillaires par lesquels sortent autant de filets liquides. Ces filets d'eau capillaires rencontrent chacun en P P un disque résistant sur lequel ils viennent, selon la pression, se briser en une éclaboussure de particules liquides, assez ténues pour rester quelque temps en suspension dans l'atmosphère. C'est de la poussière d'eau aussi respirable que la vapeur ou le brouillard.

Reste à expliquer la clef de vis A, dont l'extrémité inférieure en O O constitue l'objet de l'invention. Cette partie inférieure de la vis A est disposée en cône et s'enfonce dans une ouverture conique par où s'échapperait tout le liquide si ce cône, s'y adaptant exactement, ne venait la boucher. Mais ce cône porte de la pointe à la base, ou de bas en haut, quatre fines rainures qui font que, lorsqu'il bouche l'ouverture, il reste les quatre vides de ces rainures par lesquelles s'échappent les filets d'eau, qui vont se briser sur les disques.

La figure 2, mettant tout à découvert, est plus facile à comprendre : Une pompe aspirante foulante B, d'une pression possible de 3 ou 4 atmosphères, plonge, par son tube aspirant A, dans un petit réservoir ou source d'eau minérale. Son tube foulant, beaucoup plus long, passe dans une chaudière en C, y fait un tour, et en sort pour pénétrer, pardessous le sol en D, dans la tige médiane du guéridon, et de

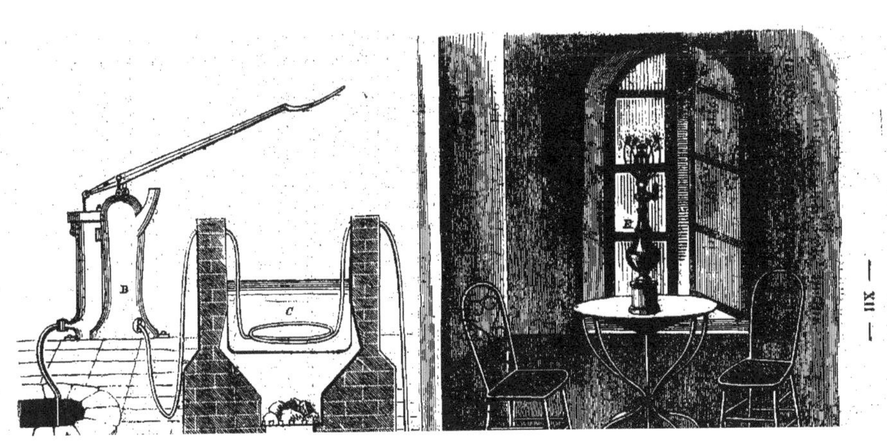
B
C
E

là dans l'intérieur du candélabre, jusqu'à l'extrémité que nous avons ci-devant décrite et où s'effectue la pulvérisation du liquide. La chaudière en C contient de l'eau assez chaude pour qu'en la traversant, l'eau minérale comprimée dans le tube foulant y prenne la température de 20 degrés, qui lui est requise pour être respirée. (L'eau sulfureuse de Pierrefonds, n'ayant à la source que 9 degrés, serait d'une impression trop froide sur les organes de la respiration des malades).

Il est facile maintenant de se rendre compte du jeu de l'appareil et de la manière dont s'opère la pulvérisation liquide.

Un fort ouvrier prend le bras du levier de la pompe; l'eau aspirée par le tube A, est foulée par le tube B dans toute sa longueur, c'est-à-dire jusqu'à l'extrémité du candélabre E. Ne trouvant d'autre issue qu'en ce point, où, comme nous l'avons vu, les quatre rainures de la vis A (figure 1) lui offrent quatre canaux capillaires, l'eau se précipite par là avec d'autant plus de roideur sur les disques pour s'y poudroyer, que la pression exercée par l'ouvrier sur la pompe est plus considérable. A la pression de 4 atmosphères le liquide est si vivement éclaboussé sur les disques, qu'il n'en tombe rien par terre et que tout est transformé dans l'espace en un brouillard qui, au lieu de s'abaisser, s'élève et reste deux ou trois minutes suspendu dans l'atmosphère, quand la salle est bien chargée.

La pulvérisation à ce degré ne peut pas être figurée; il faut, pour le croire, avoir vu chaque disque devenir le centre d'un tourbillon pulvérulent d'un mètre de diamètre, et qui va encore en s'étendant selon le mouvement de l'air.

La figure 2 est une coupe géométrique de la Salle de respiration de Pierrefonds. Nous l'avons fait faire pour donner une idée de l'ensemble de l'appareil ; mais la pompe et le fourneau sont séparés du salon où les malades respirent, assis ou en se promenant.

Ce salon est fait pour contenir 24 personnes ; la pulvérisation s'y effectue par trois candélabres à quatre ou six jets capillaires chacun. L'eau consommée pour une séance de 45 à 50 minutes est de 125 litres ; il pourrait suffire d'un hectolitre et même moins.

Tel est l'appareil qu'on pourrait installer dans une salle d'hôpital et de maison de santé, soit pour le traitement des affections de poitrine par les Eaux sulfureuses naturelles, qui ne sont rares nulle part et surtout à Paris, soit pour d'autres maladies avec toutes les solutions magistrales que l'on voudrait faire dans de l'eau.

Tel est enfin l'appareil qu'il faut, non pas simplifier, mais diminuer de poids et de volume, jusqu'à ce qu'il soit assez mobile et portatif pour être introduit dans la chambre d'un malade auquel, pour une affection pulmonaire ou autre, la respiration d'un liquide médicamenteux serait indiquée.

On voit que l'instrument se prêtera assez facilement aux réductions voulues. Cependant, il ne faut pas perdre de vue qu'il faut une certaine pression du liquide pour en produire la pulvérisation; ainsi ce serait du côté de la pompe que viendrait l'obstacle, s'il peut y avoir aujourd'hui des difficultés de ce genre pour la mécanique.

PREMIÈRE PARTIE.

EXPOSÉ DE LA THÉORIE MÉDICALE

DES

SALLES DE RESPIRATION

NOUVELLES

A L'EAU MINÉRALE POUDROYÉE

POUR LE TRAITEMENT CURATIF DES MALADIES DE POITRINE.

DE LA MÉTHODE INHALATOIRE

DANS LE TRAITEMENT

DES MALADIES DE POITRINE

PAR RAPPORT

AUX SALLES DE RESPIRATION NOUVELLES

DES ÉTABLISSEMENTS D'EAUX MINÉRALES.

I. — COUP-D'ŒIL GÉNÉRAL SUR LES INHALATIONS RESPIRATOIRES.

La méthode des inhalations pulmonaires, appliquée à la thérapeutique des maladies chroniques de la poitrine, que nous avons, il y a douze ans, tenté de remettre en honneur, va subir probablement une nouvelle phase dans laquelle il est possible qu'elle se complète.

En résumant dans notre ouvrage, publié en 1845 (1), l'estime générale que, dès l'antiquité, la médecine a professée pour cette méthode qui applique le remède sur le

---

(1) *La phthisie et les autres maladies de poitrines traitées par les fumigations de goudron* etc. Un volume in-8° de 530 pages 2me édition 1846, à Paris, chez Labé libraire éditeur, Place de l'École de Médecine.

siège du mal, nous avons été logiquement conduit à adopter la substance médicamenteuse que l'expérience séculaire avait signalée entre toutes. L'histoire des inhalations pectorales semble faite pour distinguer, entre toutes, les substances aromatiques qui proviennent du pin et du sapin, dont le goudron passait pour l'essence la plus concentrée.

Les inhalations respiratoires de goudron, telle est donc la formule dans laquelle vint se consommer, à la fin du XVIIIe siècle, l'innombrable matière médicale de nos anciens, concernant les lésions chroniques de la poitrine.

Voilà pour le passé, voyons pour le présent.

La médecine moderne qu'on croit, en fait de phthisie, différer de l'ancienne, comme le doute scientifique diffère de la naïveté crédule, ou mieux comme le système de l'incurabilité diffère de la doctrine de la curabilité. La médecine moderne, disons-nous, n'a pas été peu féconde en médications antiphthisiques. D'abord, les applications topiques, considérées de son point de vue localisateur, lui ont paru assez *rationnelles*; ensuite, les produits nouveaux de la chimie ont tenté son zèle d'observation : tous les gaz et beaucoup de vapeurs y ont passé ; le poitrinaire a subi l'épreuve, l'un après l'autre, de tous ces agents aussitôt déchus qu'éprouvés.

Bref, de tant de matières et d'essais, il ne reste que quelques mentions honorables pour le chlore, l'iode, etc. Mais au milieu de toutes ces ressources éphémères, il y avait les eaux minérales, qui continuaient de guérir les affections des organes respiratoires ; et le praticien qui ne croyait ni à la guérison de la phthisie, ni à la puissance des produits chimiques qu'il venait d'expérimenter, ne laissait pas que d'envoyer ses malades à Bonnes et au Mont-d'Or.

Les eaux de Bonnes étaient meilleures; mais les eaux du Mont-d'Or étaient respirées dans des Salles d'inhalations. L'un compensait l'autre, et ces deux stations se sont partagé, depuis le commencement de ce siècle, le nombre des poitrinaires qu'on y envoyait assez tôt pour en éprouver les bons effets.

Eh bien, nous disons que dans ces deux appréciations comparatives se trouvait, avec un raisonnement tout naturel, la formule dans laquelle viendrait se consommer la thérapeutique moderne des maladies de la poitrine.

Faites que les sulfureuses de Bonnes soient administrées par l'inhalation pulmonaire comme les eaux du Mont-d'Or, et la médication est complète. Oui, complète, si l'on y apporte un perfectionnement, dont la simplicité seule peut expliquer les retards.

En effet, qu'au lieu d'être respirées à l'état de vapeur qui les déminéralise, les eaux sulfureuses soient respirées dens un état de division pulvérulente qui leur conserve tous leurs principes médicamenteux, et la théorie est parfaite. C'est ce perfectionnement que nous venons présenter à l'hydrologie médicale. Résumons ici notre pensée.

Les respirations de vapeurs de goudron sont dans la thérapeutique ancienne, ce que les respirations vraies d'eaux sulfureuses seront bientôt dans la thérapeutique moderne des maladies chroniques de la poitrine.

Nous n'avons été que l'historien convaincu des premières, nous serons le propagateur dévoué des secondes. Qui sait ce que la médecine réalisera de la combinaison judicieuse de toutes les deux. Un jour prochain peut-être, l'atmosphère goudronnée, comme habitation ordinaire des malades, sera-t elle associée aux respirations hydro-sulfureuses, comme séances quotidiennes; et de cette association des deux substances les mieux recommandées, il peut sortir enfin un traitement curatif à ces affections, qui frappent un si cruel tribut sur l'humanité.

II.— LES SALLES DE RESPIRATION NOUVELLES ET L'ACCUEIL QUI LEUR A ÉTÉ FAIT PAR LA MÉDECINE.

Si l'accueil honorable que la médecine a fait au nouveau mode d'administration des eaux minérales, que nous avons proposé pour le traitement des maladies de la poitrine, est d'un heureux présage pour ses applications futures, il nous semble de notre devoir de réunir ici les pièces plus ou moins officielles qui, déjà publiées, doivent servir d'autorité scientifique aux Salles de respiration nouvelles et de point de départ à leur histoire.

Ce bon accueil, nous le devons sans doute à la faveur méritée que prennent de nos jours les eaux minérales en thérapeutique, mais surtout à l'intérêt permanent qu'inspirent au médecin les maladies des voies respiratoires. Tout ce qui tend à réaliser l'intention médicale de traiter ces affections par les bronches, c'est-à-dire en appliquant le remède sur le mal, est assuré de l'adhésion du praticien.

Si les Salles de respiration, dans les établissements d'eaux minérales, étaient d'institution récente, aussi bien qu'elles sont une continuation de l'antique, nul doute qu'elles ne fussent fondées sur un autre principe que celui de la vaporisation des eaux. Les premières notions de la physique et de la chimie aurait certainement appris aux inventeurs modernes que l'eau minérale vaporisée n'est plus que de l'eau dépourvue, par le fait, de la majeure partie de ses élément minéralisateurs ; en d'autres termes de l'eau distillée, de l'eau sans médicament.

Les salles de respiration qu'on trouve dans quelques stations thermales, ne sont donc probablement que la suite du *Vaporarium* des Romains, que nous avons utilisé de confiance pour les inhalations pulmonaires ; nous aimons les choses toutes faites. Aussi, pourrait-on hasarder de dire que c'est le défaut de base scientifique qui explique le peu de développement et la vulgarisation restreinte qu'a eu ce mode d'administration par excellence de l'eau minérale, pour le traitement des maladies de la poitrine.

Les premières lignes de critique que nous fûmes obligé d'écrire à l'endroit de ces salles de respiration firent l'effet du mot de l'énigme : chacun sembla se reprocher de n'y avoir pas songé plus tôt. C'est qu'en vérité, il ne fallait qu'y penser pour voir d'abord par où pêchait la méthode existante, et chercher ensuite un autre moyen que la vaporisation pour faire respirer de l'eau minérale.

On verra bientôt ce que produit une base scientifique de plus ou de moins en thérapeutique. Nous n'avons fait que poser la théorie des inhalations respiratoires par l'eau minérale pulvérisée, et voilà que, sans attendre le jugement de la pratique, qu'on dit souveraine en médecine, plusieurs établissements d'eaux sulfureuses se hâtent d'instituer des des salles de respiration sur le modèle de la nôtre. M. Ossian Henry, le premier, n'a pas craint d'exprimer, devant l'Académie de médecine, le vœu que les stations hydrominérales, qui possèdent des eaux recommandées contre les affections pulmonaires, suivent l'exemple de Pierrefonds. Dans quelques années, la plupart des établissements thermaux auront leur salle de respiration à l'eau poudroyée.

C'est que la même raison qui fait comprendre qu'à l'état de vapeurs l'eau minérale ait perdu sa minéralisation, fait comprendre par contre que la même eau, à l'état de division fragmentaire dans l'espace, en un mot *pulvérisée* (1), doit conserver sa minéralisation intégrale. Ce que l'on ne se figurera pas avant de l'avoir vu, nous le savons, c'est le degré de division et de ténuité auquel on peut porter le liquide par l'appareil de M. de Flubé, pour le faire respirer aussi parfaitement que s'il était réduit en vapeurs dans l'atmosphère.

---

(1) Le mot *pulvérisée* et ceux de *brisée* et de *poudroyée* dont nous nous servirons ici, sont indispensables. Ils présentent il est vrai quelque chose d'inusité en matière de liquide ; mais il n'en est pas qui rendent mieux le fait différentiel du nouveau mode d'administration médicale, suivi dans les nouvelles Salles de respiration, où l'eau, réduite à l'état fragmentaire, se trouve ainsi suspendue dans l'atmosphère de la Salle. Le mot *divisée*, s'entendant aussi bien d'un liquide en vapeur que d'un liquide finement brisé, laisserait une sorte de confusion dans ce que nous venons formellement distinguer : l'eau pulvérisée et l'eau vaporisée. Les anciennes Salles de respiration dans les établissements thermaux sont à l'eau *vaporisée*, les nouvelles, celles que nous venons inaugurer, seront à l'eau *pulvérisée*.

III. — LA MÉTHODE DES RESPIRATIONS N'A PAS CESSÉ D'ÊTRE LE BUT DE LA THÉRAPEUTIQUE DES MALADIES DE POITRINE.

Une fois démontré que l'eau minérale peut pénétrer dans les voies aériennes avec tous les principes médicamenteux qu'elle porte de sa nature, les salles de respiration seront justifiées devant l'expérience. Depuis Hippocrate, en effet, la médecine des affections de poitrine n'a eu qu'un objet dominant : introduire le remède, s'il y en a, jusqu'au contact des organes lésés; et Mascagny, qu'on cite toujours à ce propos, n'a fait que résumer cette intention traditionnelle, quand il a dit : « Si jamais on guérit la phthisie, c'est par « les voies respiratoires que le médicament devra pénétrer « dans l'organisme du malade. »

D'ailleurs, si la pratique a sanctionné sur des résultats thérapeutiques l'existence des salles de respiration à la vapeur qui distille l'eau, à plus forte raison, devra-t-elle sanctionner l'innovation de nos salles où l'eau, divisée dans l'espace, est respirée avec tous les principes actifs qui la caractérisent. Le tout est de savoir si les eaux minérales employées possèdent vraiment des vertus artériaques ; jusqu'ici, les sources sulfureuses ont eu la réputation de cette prérogative. L'expérience nous enseignera si elles sont les seules à mériter cette réputation; nous croyons qu'elle en désignera d'autres; la nature est trop riche pour s'être réduite à un seul médicament.

La méthode des inhalations pulmonaires, dans l'histoire du traitement des affections de poitrine, abonde en matière médicamenteuse et en procédés pratiques. Presque tout ce que l'expérience a désigné comme d'un bon emploi, a été tourné pour être aussi administré par les voies respiratoires. Ainsi, le goudron et la résine, que nos anciens ordonnaient d'abord *ad magnitudinem fabæ*, furent, dans la suite, l'objet de divers procédés fumigatoires, ayant pour but de les faire respirer. Trouvait-on enfin une substance utile dans la phthisie, on cherchait aussitôt s'il ne serait pas possible de l'administrer par les bronches.

L'on se tromperait, peut-être, si l'on pensait que le médecin de l'antiquité, qui n'était certes pas localisateur par doctrine, préférait en l'espèce la médication topique à la médication générale. Sans être aussi avancé que les modernes en physiologie, il supposait à bon droit que les organes de la respiration étaient un foyer d'où le médicament pouvait être porté dans toute l'économie et y produire son effet général. L'effet local, dans l'intention thérapeutique de nos aïeux, ne venait qu'en seconde ligne.

En un mot, l'inhalation pulmonaire, comme méthode d'administration pour les maladies de la poitrine, est restée dans la science à titre de médication élective. Elle n'a jamais empêché d'ordonner les médicaments par d'autres voies ; mais la voie respiratoire a été de tout temps reconnue comme la voie d'élection pour le traitement de la phthisie et des autres affections intra-thoraciques.

IV. — LES RESPIRATIONS CURATIVES ONT DEUX INTENTIONS, COMME LA MALADIE DE POITRINE A DEUX CAUSES.

Maintenant, comment agissaient les matières médicamenteuses inhalées ou respirées, sur les organes malades? C'est là une question thérapeutique dépendante de la conception pathologique que l'on se faisait de la maladie. Les explications sur ce point étaient donc variables comme les systèmes. Chacun produisait la sienne en la déduisant de la cause qu'il supposait présider à la lésion, et il raisonnait bien. Nous ne faisons pas mieux ni autrement.

A notre avis seulement, l'explication n'était pas satisfaisante, parce qu'on ne voyait jamais qu'une cause morbide là où il y en a deux. La méthode respiratoire se ressentait de ce défaut; et quand une inhalation réussissait, on demeurait encore en reste devant la science pour expliquer comment elle avait atteint le résultat. Faisons rapidement comprendre notre pensée.

Une bronchite, une laryngite chroniques, par exemple, quels qu'en soient le principe et le début; qu'elles soient, dis-je, primitives ou consécutives, se présentent en pathologie avec ces deux considérations bien distinctes:

1° La cause morbide qui préside nécessairement à la maladie depuis le commencement jusqu'à la fin.

2° La cause secondaire, qui, agissant accidentellement sur les lésions, active, irrite ou exaspère la maladie.

Je sais toute l'importance de la première de ces deux considérations; je sais ce qu'il y a de vrai dans l'axiome aphoristique: *Sublata causa tollitur effectus*, et je n'aurai pas l'imprudence de m'inscrire contre. Mais je sais aussi tous les empêchements, tous les retards que peut mettre à cette victoire sur la cause morbide, la négligence de la cause d'excitation.

Dans le grand nombre des substances que la médecine

traditionnelle a expérimentées contre les maladies de poitrine, il doit y en avoir certainement qui auraient eu prise sur la cause première ; mais la cause secondaire était là, et rien ne faisant obstacle à son action subversive sur la lésion, le malade n'éprouvait pas du médicament spécifique l'effet réparateur qui eût eu lieu sans elle.

V. — L'AIR ATMOSPHÉRIQUE, PAR SON OXYGÈNE PROBABLEMENT, EST LA CAUSE QUI ACTIVE LA MALADIE.

Dans les affections organiques des bronches et du larynx dites bronchites et laryngites, il y a donc, outre la cause pathogénique qui suit sa marche morbide, une cause d'excitation permanente qui lui prête son funeste concours. Cette cause ennemie, c'est l'air atmosphérique, dont l'agent pernicieux est probablement l'oxygène, séparé par l'acte même de la respiration et de l'hématose.

Il y a douze ans que nous avons émis et publié cette opinion, et la discussion qui vient d'avoir lieu à l'Académie de médecine, à propos de la méthode sous-cutanée, n'a fait qu'y ajouter une sanction supérieure. Les lésions superficielles des muqueuses respiratoires, à raison même du contact incessamment renouvellé de l'atmosphère, sont au moins dans le cas des plaies cutanées extérieures. Si celles-ci s'indignent à ce contact, à plus forte raison les solutions de continuité des surfaces muqueuses doivent-elles subir une influence analogue. L'épithélium au dedans comme l'épiderme au dehors ont été faits pour l'air atmosphérique; là où ils manquent, la nature est à découvert : elle est aux prises avec le chimisme, comme diraient les physiologistes Allemands.

Maintenant que ce soit l'oxygène de l'air qu'il faille accuser de cette action dans les maladies qui nous occupent, il n'y a que des présomptions plausibles à cet égard. L'air vif des coteaux (non pas l'air rare des hautes montagnes, ne confondons pas), l'air vif est mauvais aux poitrinaires; ce fait d'observation est séculaire en médecine. Ce qui n'est guère moins constant, c'est que l'air bas et tiède, chargé d'émanations qui peuvent diminuer la quantité ou atténuer la qualité de l'oxygène atmosphérique, est d'un séjour plus propice pour ces mêmes malades. L'air des étables à vaches n'est que l'une des cent atmosphères diverses que nous pourrions citer à l'appui de notre opinion.

Les Anglais, s'il y ont pensé, n'ont peut-être pas eu tort d'avoir conservé aux maladies les plus graves de la poitrine le nom antique de *consomption*. Rien ne peut mieux exprimer l'action subversive de l'oxygène, cause d'oxidation universelle, que ce mot.

Selon cette théorie qui dédouble la maladie en ces deux causes distinctes, rien n'est plus facile que d'établir le traitement d'une bronchite et d'une laryngite chroniques. Il suffit, en effet, ayant égard à chacune des deux causes qui y président, d'instituer une médication qui contienne un médicament contre la cause pathogénique en même temps qu'un moyen qui s'oppose plus ou moins à l'action nuisible de l'oxygène sur les lésions existantes des bronches ou du larynx.

La perfection consisterait, on le pressent, à trouver le médicament de la maladie dans le moyen préservatif de l'oxygène, ou le moyen préservatif dans le médicament. Il les faut tous les deux ensemble, car il est nécessaire qu'ils agissent concurremment. Une substance qui devrait agir, même héroïquement, sur la cause première du mal, verrait ses bons effets empêchés par la cause secondaire, qui vient en ranimer sans cesse les lésions. Par contre, une substance qui ne ferait que s'opposer aux effets de l'oxygène, aurait encore bien moins de résultats.

La question thérapeutique des affections qui nous occupent se résume donc en cette formule : un agent médicamenteux général et un agent préservatif local. Il ne s'agit plus que du mode d'administration le mieux approprié de ces deux agents.

VI. — LES ORGANES RESPIRATOIRES SONT LA VOIE D'ÉLECTION POUR LE TRAITEMENT DES MALADIES DE POITRINE.

Toutes les voies de l'organisme sont bonnes, sans doute, pour toutes les médications ; mais si nous avons égard aux enseignements de la tradition, qui reste toujours le meilleur guide pour le praticien, les organes respiratoires eux-mêmes sont la voie d'élection pour le traitement des maladies de la poitrine. Les anciens, qui n'en avaient jamais dédoublé les deux causes morbides, comme nous venons de le faire, n'ont jamais eu qu'un but dans la thérapeutique de ces maladies : celui de mettre le remède sur le mal.

Ils avaient de très bonnes raisons ; mais nous avons sur eux l'avantage de connaître les deux conditions que doit réunir le remède. Nous savons, comme eux, qu'une substance médicamenteuse, portée dans l'organe de l'hématose, est aussi bien départie et généralisée dans l'économie, que si elle elle était introduite dans les organes de la digestion ; mais nous savons mieux qu'eux qu'il faut qu'une substance vienne modifier l'action locale de l'air sur les altérations superficielles de la maladie.

On pourrait sans doute diviser la médication : administrer, dis-je, le médicament proprement dit par l'estomac, et le modificateur atmosphérique par les bronches ; mais si le modificateur porte avec lui le médicament, l'administration n'en sera, selon nous, que plus rationnelle, puisqu'elle a ce caractère de médication élective que la médecine a toujours eu en estime particulière.

D'ailleurs, et c'est ici le cas d'en dire un mot, quel est le médecin qui, sous prétexte de pouvoir mettre le remède sur le mal, se privera, dans l'espèce qui nous occupe, des ressources que lui présentent les voies digestives pour administrer le médicament? Est-ce que nos aïeux, qui faisaient respirer les émanations balsamiques, n'administraient pas concurremment les baumes eux-mêmes à l'intérieur? Est-ce que le séjour, dans les forêts résineuses ou dans les atmosphères goudronnées, leur interdisait les doses de goudron ou les décoctions de bourgeons de sapin par les intestins? Est-ce que l'habitation des étables à vaches n'inspire pas l'idée d'ordonner le lait?

Il en sera de même dans les établissements dont les eaux minérales auront des vertus artériaques ou pectorales : jamais le médecin, sous prétexte que le malade respire l'eau sulfureuse dans les salles d'inhalation, ne se croira dispensé de l'ordonner à la buvette quotidienne, non plus qu'en bains et en douches, quand il le jugera utile, ne fût-ce que comme mode adjuvant ou complémentaire du traitement curatif.

Ce que nous venons de dire pour la bronchite et pour la laryngite chroniques, peut être dit de la phthisie elle-même, si jamais on revient du système d'incurabilité auquel on l'a soumise en ces derniers temps. Oui, s'il y a un traitement de la phthisie, ce traitement doit être composé de l'administration d'une substance qui ait pouvoir thérapeutique sur l'essence de la maladie, et ensemble de l'emploi d'un moyen qui ait pour effet d'atténuer l'action de l'oxygène atmosphérique sur les parties pulmonaires envahies par l'altération propre à cette maladie. L'un de ces points, sans l'autre, laissera toujours quelque chose à désirer pour le résultat curatif qu'on se propose. L'un avec l'autre, la médication est rationnelle et complète; puisqu'elle atteint le mal, d'une part, dans la cause primitive qui la produit, et de l'autre, dans la cause secondaire qui l'entretient.

VII. — LES EAUX MINÉRALES SULFUREUSES SONT LA SEULE MATIÈRE MÉDICALE DES MALADIES DE POITRINE AUJOURD'HUI.

Conduit à ces termes, il est évident que le problème thérapeutique des affections de la poitrine se réduit à chercher et à trouver une médication, dont la matière médicale réunisse les deux pouvoirs curatifs correspondants à ces deux causes morbides. Or, nous avons vu, quant à l'administration, que la mieux justifiée devant l'expérience est celle des inhalations pulmonaires; reste donc à découvrir la matière médicale la mieux choisie pour ce traitement.

La matière médicale des maladies de poitrine n'est pas

ce qui manque dans les annales de la thérapeutique. Les livres sont remplis de médicaments spécifiques ; mais, dans le nombre de ceux que la pratique moderne a conservés, les eaux minérales sont inscrites aux premiers rangs. Ces eaux minérales, dernière confiance du médecin aujourd'hui, sont généralement de nature sulfureuse, en attendant que l'observation en signale d'une autre minéralisation.

Voilà donc la matière médicale trouvée ; or, comme nous venons de voir que le mode d'administration le mieux approprié était celui des inhalations pulmonaires, le problème se trouve résolu dans les Salles de respiration nouvelles à l'eau sulfureuse poudroyée.

Tout se tient, on le voit, dans notre conception pathologique et thérapeutique des affections chroniques des voies respiratoires. Si nous ne nous faisons illusion, il ne manque, pour compléter notre exposé, que de faire voir en terminant comment l'eau sulfureuse poudroyée dans l'atmosphère et respirée par le malade peut remplir le double rôle voulu, c'est-à-dire le rôle de *Médicament* à l'adresse de la cause primitive qui a produit la maladie, et le rôle de *Moyen modificateur* de l'oxygène de l'air, cause secondaire qui entretient et active la maladie :

1° Comme médicament, nous venons de le dire, les eaux sulfureuses sont inscrites dans les livres de la matière médicale, pour leurs propriétés curatives dans les maladies de poitrine. Celles de Bonnes et de Pierrefonds, par exemple, ont fait preuve d'efficacité spéciale contre ces affections. On trouvera, dans la suite, que d'autres eaux minérales, iodurées, chlorurées, arséniées, et notamment les eaux de mer, possèdent aussi des vertus artériaques positives.

2° Comme moyen modificateur de l'oxygène de l'air, eu égard aux effets d'excitation que ce gaz produit sur les lésions chroniques des voies respiratoires, une atmosphère imprégnée d'eau sulfureuse poudroyée paraît de prime-abord devoir remplir cet objet. Que l'on se rappelle ce que l'expérience a trouvé d'avantageux à ce que les poitrinaires vécussent dans ces milieux où l'air est moins sec et même moins pur. Que l'on se rappelle tout ce que l'observation a noté en faveur des atmosphères saturées d'émanations organiques, telles que celles des étables à vaches, des forêts de pins, comme séjour de ces malades, et l'on comprendra que c'est probablement à la diminution de l'oxygène qu'il faut attribuer les améliorations constatées.

L'expérience médicale, notre guide, n'a pas d'autre raisonnement : Si le poitrinaire se trouve mieux dans un air où l'oxygène soit atteint dans sa quantité ou dans sa qualité, c'est que l'oxygène est nuisible, et, par contre, que son atténuation serait utile.

Or, les plus simples notions de la physique nous permettent d'avancer que, dans les *Salles de respiration* à l'eau poudroyée, les malades doivent trouver une moindre quantité d'oxygène que dans l'air ordinaire. Ne fût-ce que par son déplacement, il est certain que la poudre d'eau, qui est fort drue, doit occuper une portion notable de l'espace que remplirait sans elle l'air atmosphérique.

Et puis, ne peut-on pas concevoir que l'eau qui accompagne l'oxygène jusqu'à son contact avec les muqueuses respiratoires, en amoindrisse l'effet phlogistique, soit par enveloppement du gaz lui-même, soit par irrigation des organes lésés ?

L'air extérieur, on l'a constaté, est d'autant plus irritant sur les lésions superficielles, que celles-ci ont une surface plus aride, et que l'air est lui-même plus sec. De là, l'indication des épithèmes humides que l'on applique sur les plaies. Du reste, il est d'observation que les poitrinaires respirent plus aisément dans les temps mous que dans les jours secs et froids.

Ainsi, soit par le fait de déplacement ou d'enveloppement de l'oxygène, soit par le fait de la fomentation des organes, il est certain que l'eau poudroyée, dans les Salles de respiration, doit atténuer l'action de ce gaz, sous le rapport de sa quantité et sous celui de ses qualités irritantes.

VIII. — COMMENT LES RESPIRATIONS D'EAUX SULFUREUSES AGISSENT SUR LES DEUX CAUSES DE LA MALADIE DE POITRINE.

Il reste, je le sais, un point de la plus haute importance, celui de savoir en quoi les éléments minéralisateurs de l'eau sulfureuse poudroyée peuvent modifier, par combinaison ou mélange, la proportion normale de l'oxygène de l'air. Cette question, qui exigeait l'intervention de la chimie, nous l'avons laissée à qui de droit. On trouvera deux pièces que nous appelons justificatives de cet ouvrage ; ce sont des solutions que nous avons demandées à des hommes dont on n'invoque jamais en vain l'obligeance et le savoir ; disons ici seulement que ces solutions sont favorables à notre thèse. On y verra, en effet, que l'oxygène pourrait bien entrer en combinaison ou mélange avec les éléments de l'eau sulfureuse divisée dans l'espace, et par là se trouver moins irritant sur les organes lésés de la poitrine.

L'enchaînement logique de cet exposé de faits nous autorise suffisamment, je crois, à tirer cette conclusion qui est la fin de notre travail. Oui, l'eau sulfureuse rendue propre à la respiration dans le traitement des affections de poitrine réunit la double condition d'agir : 1° comme médicament sur l'essence de la maladie ; 2° comme moyen d'atténuation sur la cause qui l'active.

Jusqu'à nous, faute de dédoubler par exemple une bronchite chronique en ses deux causes, en sa cause efficiente ou profonde, dis-je, et en sa cause adjuvante ou superficielle, il a été plus que difficile de déterminer l'action curative de ce grand nombre de respirations médicamenteuses, imaginées contre les maladies de poitrine. On s'est contenté de dire : l'inhalation de telle substance gazeuse, volatile ou vaporisée est d'un bon effet. Il restait à savoir, selon nous, si c'est par son action sur l'une des deux causes ou sur les deux à la fois que ce bon effet était obtenu. La pratique se tenait pour satisfaite ; mais la science plus exigeante n'en pouvait faire autant.

La simple vapeur d'eau ordinaire, nous l'avons vu, pouvant agir sur la cause d'irritation, sur l'oxygène, et le malade se trouvant soulagé par ces inhalations humides, on disait : la vapeur d'eau respirée est efficace. Ainsi s'expliquent peut-être les bons effets obtenus dans les Salles de respiration à la vapeur.

Tel gaz iodé, chloruré, arsenié, hydro-carboné, etc. (on les a tous mis à l'essai) pouvant agir sur la cause profonde de la maladie sans influencer la cause superficielle, et le malade se trouvant soulagé par ces respirations sèches, on disait : l'inhalation de tel gaz est efficace. Le médicament ne remplissait cependant qu'une partie de l'indication thérapeutique.

On remarqua bientôt que ces inhalations gazeuses seraient meilleures si on les accompagnait dans les bronches de quelque humidité ; on y mêla des vapeurs d'eau, et le bénéfice fut plus marqué. Ainsi s'expliquent, avec probabilité, les améliorations obtenues dans ces Salles de respiration où l'eau minérale vaporisée peut et doit entraîner avec elle les principes volatils qui entrent dans sa minéralisation.

Tout s'explique dans notre théorie des deux causes morbides et des deux agents respectifs qu'elles exigent pour être convenablement combattues. Mais, en montrant l'action particulière que peuvent avoir les inhalations, tantôt sur l'une, tantôt sur l'autre cause pathologique, notre théorie montre aussi les deux conditions que les inhalations doivent réunir pour atteindre concurremment les deux causes à la fois; ce qui est, selon nous, le beau idéal du traitement des affections pulmonaires (1).

---

(1) M. Guéneau de Mussy, sous le titre de *Traité de l'Angine glanduleuse et observations sur l'action des Eaux de Bonnes dans cette affection*, vient de publier un ouvrage que nous sommes heureux de pouvoir invoquer à l'appui de nos idées. L'auteur ne précise pas comme nous ces deux causes de la maladie; mais les deux intentions du traitement qu'il indique suffisent à faire voir qu'il ne lui a manqué pour compléter à Bonnes la médication de la laryngite que l'appareil pulvérisateur de Pier-

Cette théorie suscite, dans les esprits difficiles, deux objections auxquelles nous devons préparer une réponse.

D'abord, on nous demande si notre guerre à l'oxygène atmosphérique, comme cause secondaire de la maladie, tend à supprimer complètement ce gaz. Il semble, en effet, que lorsqu'on craint un agent, le mieux serait de l'anéantir.

Je réponds que nous ne demandons des choses que ce qu'on peut en obtenir. L'oxygène étant nécessaire à la respiration, à l'hématose, à la vie, nous ne pouvons vouloir en supprimer que ce qui ne ferait pas défaut à ces fonctions. D'ailleurs, que faut-il ici ? que l'oxygène de l'air ne produise pas son impression fâcheuse sur les lésions des voies respiratoires. Eh bien, il serait possible que dans nos Salles de respiration, l'oxygène restât intact dans l'atmosphère, mais que les surfaces lésées, qu'il faut préserver de son impression, fussent préservées d'une manière ou d'une autre, par la poussière d'eau sulfureuse inspirée qui vient s'étendre sur elles.

---

refonds. Après avoir noté le bon emploi de la Buvette et des Bains, il cherche de quelle manière on pourrait administrer l'eau sulfureuse comme topique, et il rappelle, n'ayant rien de mieux, les *injections par les narines*, conseillées par M. Fontan. Mais M. Gueneau de Mussy leur préfère avec raison la douche, dans laquelle, la surface cutanée recevant le jet, les organes respiratoires trouvent dans l'air du cabinet les vapeurs et les éclaboussures liquides qui en résultent, c'est à dire ce qui se rapproche le plus de la Salle de Respiration à l'eau poudroyée. Sur cela seul, M. Guéneau de Mussy nous permettra de le compter au nombre des partisans de l'innovation. (Voir à la fin de ce volume un extrait de son livre).

On peut nous demander encore, si en faisant respirer de la vapeur d'eau et boire des eaux sulfureuses, on n'arriverait pas au même résultat. Je réponds que cette séparation est possible; ainsi s'expliquent même les bons effets obtenus dans ces stations thermales, où la Salle de respiration est desservie par la vaporisation, et où le malade use de la Buvette.

Mais la perfection, sans préjudice de la buvette, des bains, des douches, etc., consiste toujours à faire respirer l'eau sulfureuse avec tous ses éléments médicamenteux. Nous avons vu que les bronches sont la voie préférable pour le traitement de leurs propres lésions; ensuite, il ne faut jamais diviser dans un médicament naturel ce que la nature y a réuni.

Enfin, de cette série de considérations, nous croyons pouvoir conclure que les Salles de respiration à l'eau minérale poudroyée, qui font leur introduction dans l'hydrologie médicale par les eaux de Pierrefonds, sont justifiées devant la science. Le plan théorique satisfait en même temps la raison et remplit les exigences de la physiologie.

La pratique en sera-t elle aussi satisfaite? C'est ce que l'observation prochaine nous dira. Ce qui est de bon augure, c'est l'assentiment général que, dès le premier exposé que nous en avons fait à l'Académie et ailleurs, ont reçu nos Salles de respiration; mais c'est surtout l'empressement que les stations d'eaux sulfureuses mettent à en instituer de pareilles avant ce verdict de l'observation clinique, obligatoire de toute innovation médicale.

La Salle de Pierrefonds ne date que du milieu de la saison 1856, et la saison 1857 s'ouvre en France avec trois établissements qui en possèdent d'identiques toutes prêtes à fonctionner. Les travaux et les intentions à notre connaissance nous permettent de dire que la saison 1858 en trouvera de pareilles disposées dans la plupart des établissements d'eaux sulfureuses, et probablement aussi sur les bords de la mer.

Ce sera partout l'appareil de Pierrefonds qui poudroyera l'eau minérale ; M. de Flubé, son inventeur, ne veut pas d'un monopole qui ressemblerait à une spéculation contre la santé publique. L'établissement de Pierrefonds se contente d'être le premier ; ce titre satisfait son ambition. Quant à la clientelle, hélas ! les maladies de poitrine suffiront à tous les établissements.

IX. — DE L'APPAREIL PULVÉRISATEUR DE L'EAU DÉPEND LA MÉTHODE INHALATOIRE EN FAIT D'EAU MINÉRALE.

La question de l'appareil pulvérisateur, disons-en un mot, est d'une importance capitale dans le sujet qui nous occupe : de sa confection en effet dépend l'existence de la Salle de respiration ; de ses dispositions mécaniques dépendent les conditions médicales qu'il doit réaliser. Ces deux propositions connexes sont faciles à prouver.

Les conditions de l'appareil sont relatives d'abord à l'eau minérale, quant aux propriétés physiques et chimiques qu'il faut lui conserver en la poudroyant, et relatives ensuite au malade, eu égard au but curatif que l'on se propose d'atteindre par la respiration. Examinons ces deux points.

1° Quant à l'eau minérale, celui qui connaît les sulfureuses en particulier n'ignore pas qu'elles sont, entre toutes, les plus sensibles à l'action des agents extérieurs, et même à l'agitation de leurs molécules.

Le meilleur appareil des Salles de respiration sera donc celui qui exposera le moins l'eau sulfureuse premièrement à l'agitation moléculaire, et secondement à l'action des agents, avant de l'introduire dans les organes respiratoires.

Eh bien! nous ne pouvons pas prévoir ce que l'industrie mécanique réalisera dans ce but ; mais la connaissance des divers appareils que M. de Flubé a trouvés avant d'arriver à celui qui a fixé sa préférence et la nôtre, nous permet de croire qu'on perdra du temps et des peines pour en trouver un qui soit mieux approprié à sa destination. Ainsi nous avons entendu parler d'un instrument qui poudroyerait l'eau avec une boîte criblée et par un mouvement d'expansion centrifuge. Notre devoir est de prévenir que cet appareil serait défectueux au premier chef, quand même il pulvériserait les liquides en perfection. L'eau minérale ne résisterait pas à l'agitation qu'elle subirait dans la boîte tournante avant de sortir par ses trous.

L'instrument de M. de Flubé n'est qu'un tube de 4 mètres à deux ouvertures : par l'une il aspire l'eau de la source, par l'autre il la poudroye dans l'espace d'une chambre. Point d'agitation du liquide entre les deux extrémités que celle qui le fait avancer dans un tube toujours plein. En résumé, pas un atome d'air mêlé avec l'eau sulfureuse dans le court trajet qu'elle parcourt jusqu'au moment où elle est poudroyée ; pas un atome des gaz naturels qu'elle contient ne peut sortir que dans la salle ; et aussitôt réduite en poussière, le malade peut la respirer, puisque s'il le voulait, il pourrait avancer la bouche et les narines jusqu'au point où s'opère la pulvérisation liquide.

Eu égard à la conservation des minéraux, qui est le témoignage sommaire de l'heureuse confection de l'instrument, les analyses de la poussière d'eau, faites dans la Salle de respiration même par le savant rapporteur de l'Académie de médecine, M. O. Henry, nous dispensent, je crois, de toute autre preuve démonstrative.

Nous n'aurons garde d'arrêter les recherches qu'on fera pour trouver mieux ou aussi bien que l'appareil de M. de Flubé; plus on cherchera plus on fera honneur à notre innovation. Ce qu'il importe, c'est que l'eau, respectée dans sa minéralisation subtile, soit rendue propre à la respiration, et pénètre l'arbre bronchique jusqu'à ses rameaux les plus déliés. Nous allons voir en passant si l'instrument de Pierrefonds remplit convenablement cet objet.

2° Que se propose-t-on quant au malade dans les Salles d'inhalation d'eaux minérales ? Sans doute que le médicament aille à sa destination. Or nous venons de voir que le médicament est conservé, puisque la poussière humide n'a perdu aucun des éléments de l'eau sulfureuse ; reste donc à savoir si l'appareil produit une division telle du liquide médicamenteux que celui-ci soit vraiment respirable et respiré.

Touchant cette division nécessaire de l'eau, notre affirmation ne serait rien si nous n'avions encore à l'appui le témoignage de M. O. Henry et l'admiration de M. Jules François, qui sont venus voir fonctionner l'appareil lorsqu'il n'était encore qu'à l'état provisoire. Ces deux hommes, qui résument à titres divers la plus haute compétence dans la matière en question, nous épargnent la longue citation des médecins qui nous ont fait l'honneur de leur visite à Pierrefonds. Il suffit de voir pour affirmer.

L'appareil de M. de Flubé divise donc l'eau minérale dans l'espace, de manière à la rendre aussi respirable que pouvait le faire la vaporisation elle même dans les anciennes salles d'inhalation thermale.

Un point de perfection à atteindre était celui de poudroyer *toute* l'eau qui entre dans la salle. Il ne faut pas qu'il y ait des gouttes ni même des goutelettes de pluies mêlées avec la poussière ; c'est autant de perdu, et c'est un inconvénient. Eh bien, jamais l'instrument qui opérera par la force centrifuge ne réalisera cette condition aussi complétement que celui de Pierrefonds.

La poussière d'eau se distingue des gouttelettes en ce que celles-ci tombent perpendiculairement, et dans le temps ordinaire que mettent les corps graves pour tomber. La poussière d'eau, au contraire, ne suit ni cette ligne, ni cette loi ; elle reste plus longtemps suspendue dans l'air, qu'elle pénètre et avec lequel elle semble faire masse ; mais qu'un rayon de soleil traverse le milieu, l'arc-en-ciel se dessine et manifeste la présence de l'eau, et de l'eau à l'état fragmentaire, ce qui est la condition requise et *sine qua non* des nouvelles salles de respiration.

Ce serait, ici, l'occasion de parler même de deux sortes de poussière d'eau qui se forment dans l'acte de cette pulvérisation. Il y a, en effet, une partie de cette poussière qui, au lieu de tomber et de rester dans les limites de la projection, s'élève et se disperse au-delà. Celle-ci, qu'on serait porté à soupçonner être de l'eau vaporisée, est encore certainement de l'eau à l'état fragmentaire. Nul doute encore qu'en cet état de division, qui la rend plus légère que l'air, elle ne pénètre dans les bronches les plus profondes du poumon.

L'étude de M. Jamin, que nous reproduisons dans cet ouvrage pour constater qu'il n'y a pas d'eau à l'état de vapeur dans notre Salle de respiration, est une pièce précieuse, puisqu'elle prouve, par le fait, que l'appareil de M. de Flubé remplit ainsi la double condition que nous lui avons reconnue nécessaire au point de vue du médicament et au point de vue du malade.

Au reste que le génie de la mécanique s'exerce à faire mieux ; la chose en vaut la peine, et la médecine sera reconnaissante. Mais qu'il nous soit permis d'avertir en notre qualité de médecin d'eaux minérales, que l'eau sulfureuse agitée ou soufflée est une eau perdue pour les inhalations pulmonaires ; car sa combinaison médicamenteuse ne résiste pas à ces deux opérations.

X. — LES SALLES DE RESPIRATION NOUVELLES DEVAIENT COMMENCER DANS UN ÉTABLISSEMENT D'EAUX SULFUREUSES.

Si les salles de respiration sont naturellement faites pour servir au traitement spécial des maladies chroniques de la poitrine, les eaux sulfureuses, ou il faut nier l'expérience des temps, devaient être les premières à recevoir ce nouveau mode d'administration thérapeutique. Salles de respiration, maladies de poitrine, eaux sulfureuses sont donc trois choses qui se tiennent réciproquement dans le domaine de l'hydrologie médicale.

D'autres eaux minérales sans doute seront un jour prochain appropriées sous cette forme à ces mêmes affections. Nous voulons parler de celles notamment qui contiennent des éléments iodés, chlorés, arseniés ; mais elles ne prendront probablement pas la première place qui reste acquise aux sources sulfureuses.

Si les eaux de Vichy eussent été pour les maladies des organes respiratoires, il est à présumer, qu'après l'expérience de M. le docteur Barthez, qui en est le premier mot, les inhalations nouvelles auraient commencé par Vichy.

Si les eaux du Mont-Dore avaient été des sulfureuses, nous ne pouvons pas croire que la salle de respiration à la vapeur que possède cette station thermale n'eût abouti depuis longtemps au perfectionnement que nous venons proposer.

Il nous semble enfin qu'aux sulfureuses, reconnues efficaces contre les lésions de la poitrine, était réservé d'inaugurer cette transformation.

Bonnes ou Pierrefonds devaient donc être les stations qui possèderaient les premières salles de respiration nouvelles. Remarquez, en effet, que si Pierrefonds a devancé Bonnes en réalisation, M. Daralde avait devancé le docteur Sales-Girons, du moins en idée vague. Nous verrons plus loin, en effet, que l'éminent inspecteur des eaux de Bonnes ne se hâtait pas d'imiter les salles à vaporisation, sous prétexte qu'il serait mieux de faire respirer l'eau tout entière, ou avec sa minéralisation intégrale.

Quand on voit Pierrefonds, station de date toute récente, prendre les devants sur les autres stations d'eaux sulfureuses à vieille renommée, on s'explique difficilement le privilége de priorité en ce genre qui lui a été fait. Mais, selon nous, Pierrefonds méritait cette préférence pour le généreux usage qu'il devait faire de son innovation. Qui sait, dis-je, si un autre établissement à sa place n'eût pas gardé l'appareil de ces inhalations pour lui seul, jugeant ses intérêts propres au dessus des intérêts généraux de la science ?

C'est parce que la chose est possible, qu'en voyant le propriétaire de Pierrefonds mettre aussitôt l'appareil qu'il a inventé au service des autres établissements, nous disons que Pierrefonds méritait la priorité de ce perfectionnement. Il était bon que la chose fût ainsi.

Cette explication, qui n'exprime qu'une opinion à nous, n'oblige personne; elle s'est trouvée sur notre voie, nous l'avons éditée, voilà tout. Quant à ce que nous voulions démontrer dans ce paragraphe, je crois que cela sera moins sujet à contradiction : il est évident, en effet, que les salles de respiration, en raison même de leur destination, devaient commencer dans une station d'eaux sulfureuses.

XII. — APRÈS LES EAUX SULFUREUSES, LES EAUX DE MER SERONT LES MIEUX UTILISÉES EN RESPIRATION.

Maintenant on peut se demander, avec quelque intérêt, quelles sont, après les sulfureuses, les eaux minérales que le mode de respirations nouveau peut initier ou introduire dans la thérapeutique des maladies de poitrine?

Nous l'avons fait pressentir en divers passages de ce travail ; il est certain que ce procédé d'administration, si rationnel sous tous les rapports, va tenter d'abord l'émulation des établissements dont les eaux portent un élément reconnu de quelque utilité dans le traitement des affections qui nous occupent. Le plus petit chiffre de chlore, de brôme, d'iode, d'arsenic suffira pour y faire adopter notre système d'inhalation respiratoire ; et la pratique dira bientôt s'il y avait opportunité ou convenance. Mais pour nous, l'eau qui est destinée à subir une véritable révolution par le fait des nouvelles salles de respiration, c'est l'eau de la mer.

Toutes les considérations spéciales appellent ce nouveau mode d'administration sur les côtes. Si vous interrogez les médecins sur la manière d'agir de ces eaux, la majorité vous répond que c'est par la brise, que le poitrinaire respire sur les plages, qu'elles opèrent. Or, la brise, qu'est-ce autre chose que de l'eau minérale poudroyée par la nature, comme nous le fesons dans nos salles par un instrument *ad hoc?* Mais la brise est inconstante et même rare; elle ne vient que par les vents marins. Notre instrument, moins capricieux, en fera quand on voudra et là où l'on voudra.

Quant à la minéralisation de l'eau de mer, eu égard aux maladies de poitrine, ne trouverions-nous pas une autorité importante dans les études de M. Amédée Latour, le rédacteur en chef de l'*Union médicale*, pour estimer la combinaison chlorée de ces eaux marines, autant ou moins que celle des eaux sulfureuses ?

Relativement à leur efficacité positive dans les affections

chroniques des voies respiratoires, nous pourrions évoquer l'expérience non interrompue des médecins, depuis l'époque la plus éloignée jusqu'à ces derniers temps, où la statistique, mise en demeure de se prononcer en Angleterre, a publié le rapport suivant pour la phthisie, la plus grave de ces affections :

« L'armée de terre lui a payé le tribut de neuf à dix décès sur mille soldats. »

« L'armée de mer, de trois à quatre seulement pour le même nombre de mille. »

Et l'on sait que les statistiques faites sur les armées sont à la fois plus faciles et plus fidèles. Celle-ci démontre donc que le séjour de la mer possède à l'égard de la phthisie des propriétés qu'on ne trouve pas dans l'intérieur des terres. De la phthisie aux autres affections des voies respiratoires la conclusion rappelle l'axiome : qui peut le plus peut le moins.

Pour ces raisons, et pour d'autres que nous n'évoquons pas, il est démontré qu'après les eaux sulfureuses, ce seront les eaux de la mer qui tireront le plus grand profit de l'adoption des salles de respiration nouvelles.

Il est au midi de la France, sur les bords de l'Océan, une plage où la médecine semble avoir fait réunir toutes les conditions requises pour la cure des maladies de poitrine ; jusqu'à la forêt de sapin qui l'ombrage, et dont l'arome aimé des anciens complète l'atmosphère. Les eaux, les lieux et les airs d'Arcachon nous dispenseront d'aller chercher à l'étranger un plus propice séjour pour les poitrinaires.

C'est à Arcachon que les salles de respiration nouvelles, suppléant en tout temps la brise marine, doivent s'établir comme dans une des stations où elles ont le plus de bien à réaliser.

Nous nous réservons de traiter, dans un travail, à part, la question des eaux de la mer eu égard aux maladies de poitrine et à leur administration par les respirations.

XI. — LES SALLES DE RESPIRATION NOUVELLES NE VIENNENT PAS DÉTRUIRE LES ANCIENNES, MAIS LES COMPLÉTER.

Un reproche, si on peut appeler la chose de ce nom, nous a été adressé à tort lorsqu'on a prétendu que nous visions à supprimer les salles d'inhalation à la vapeur dans les établissements thermaux.

Rien de pareil n'est entré dans notre esprit. Nous avons dû faire connaître ce qui en était, pour faire comprendre le perfectionnement que nous venions proposer. La critique, maintenue dans ces limites, était un droit.

Fallait-il dire, peut-être, que la vapeur des eaux minérales emporte avec elle les principes fixes de ces eaux, contrairement aux premières notions de la physique. Cela seul eût rappelé que la vaporisation est le moyen de la distillation, et la distillation le moyen de la déminéralisation des liquides.

Nous n'avons dit, par conséquent, que ce que tout le monde savait, et notre tort, si c'en est un, c'est d'y avoir fait penser ceux qui avaient ordonné jusque-là les respirations hydrominérales de confiance, se reposant sur le médecin des eaux pour l'administration des médicaments naturels qu'elles contiennent.

Si les praticiens, qui envoyaient les malades de la poitrine aux salles de respiration à la vapeur, ont cru que les eaux y étaient réellement respirées avec leurs minéraux, notre critique était plus qu'un droit, elle était un devoir; nous l'avons rempli.

Que les salles de respiration à la vapeur soient connues pour ce qu'elles sont, que le médecin n'en attende pas plus qu'elles ne peuvent donner ; en un mot, que la vérité soit faite sur elles, et nous sommes les premiers à vouloir qu'elles subsistent, et à dire qu'elles peuvent, par l'humidité et par les quelques gaz qui imprègnent cette humidité, avoir leur indication thérapeutique dans certains cas d'affections de l'appareil respiratoire.

Il est si vrai que nous ne voulons pas la suppression des respirations à la vapeur, que M. Jules François ayant à compléter cette année, à Aix en Savoie, tout un système inhalatoire, y a fait construire, l'une à côté de l'autre, une salle de respiration à l'eau vaporisée et une salle de respiration à l'eau pulvérisée. Il a fait plus, si nous sommes bien instruit : il a cru devoir faire instituer une salle de respiration où la vapeur se mêle avec la poussière de l'eau minérale ; combinant ainsi la méthode ancienne avec la nouvelle. M. Jules François nous a fait ainsi l'honneur de comprendre notre pensée mieux que M. Durand-Fardel, qui n'a sans doute pas voulu s'en donner la peine. M. Durand-Fardel est toujours très pressé.

En résumé, les salles de respiration nouvelles ne viennent pas supplanter les anciennes ; elles n'en seront au contraire que le perfectionnement pour ceux qui voudront administrer les eaux minérales avec toute leur minéralisation; elles n'en seront encore que le complément pour ceux qui voudront faire respirer ces mêmes eaux en vapeurs et en poussière, selon les deux indications qui peuvent avoir lieu dans la pratique.

On a pu croire aussi, de ce que nous nous attachions particulièrement à faire apprécier l'importance de la nouvelle administration pour les maladies de poitrine, que les autres modes balnéatoires n'avaient plus d'utilité pour nous. Ce soupçon paraîtra plus qu'injuste lorsqu'on aura lu les Mémoires divers que nous avons communiqués aux sociétés savantes et publiés dans les journaux. On y trouvera en effet l'expression réitérée de l'estime que nous faisons de toutes les ressources que l'expérience a pu multiplier dans les établissements thermaux, pour l'application des eaux minérales.

Quoiqu'il n'y ait que trois principaux ordres d'organes, la peau, la muqueuse respiratoire et la muqueuse digestive pour l'administration médicale des eaux, on ne saurait assez varier les modes d'emploi hydrologiques à l'égard de chacun de ces organes, si on veut pouvoir subvenir profitablement à tous les cas qui peuvent se présenter au praticien.

De même que l'injection ascendante ne remplacera jamais la boisson, et que le bain ne remplacera jamais la douche, de même, dans notre pensée, l'inhalation de l'eau divisée ne doit pas remplacer celle de l'eau vaporisée. Gardons tous les moyens, usons-en à propos; le poitrinaire nous fournira l'occasion de les utiliser concurremment si nous connaissons bien les variantes de sa maladie.

Ce qui ne nous empêche pas de dire que, si nous étions contraint d'opter parmi tous les moyens d'application pour n'en prendre qu'un seul, notre choix se porterait sans balancer sur les respirations à l'eau poudroyée, comme étant celui qui remplit le mieux les conditions requises par la thérapeutique rationnelle des maladies chroniques de la poitrine. Mais il ne s'agit pas heureusement d'opter, il s'agit de combiner, d'associer les moyens et de les mettre à profit selon les cas et les indications.

M. le Dr Debout, ayant à répondre pour nous à quelqu'une de ces difficultés qui accueillent d'ordinaire les innovations, l'a fait en ces termes, et nous en remercions sa bonne amitié : « Ce n'est pas le Dr Sales-Girons qui a fait le premier la critique des vapeurs dans les salles d'inhalation thermale, c'est M. le baron Thénard. Reconnues défectueuses par la chimie, M. Sales-Girons nous apporte les moyens de les compléter en médecine. Il faut lui tenir compte de ce service, et ne pas lui supposer d'autres intentions que celles qu'il exprime. »

XIII. — LES SALLES DE RESPIRATION NOUVELLES SERONT UN MOYEN D'ÉCONOMIE ET D'ORDRE DANS LES ÉTABLISSEMENTS THERMAUX.

Nous croyons avoir émis une opinion assez juste lorsque nous avons dit que c'est le défaut de base scientifique qui a fait que les salles de respiration anciennes n'ont pas eu tout le développement que comportait ce mode d'administration. Qu'est-ce en effet que trois établissements thermaux en France, quand il y en a plus de trente qui auraient pu en être dotés (1) ?

Pas une étude spéciale n'a été publiée sur ces salles : on en a fait des mentions fugitives à propos d'autre chose ; en un mot, l'empirisme le plus obscur a protégé cette médication. Qu'un médecin se fût mis seulement une heure à y penser la plume à la main, la plume est bonne conseillère, il aurait vu par où elle péchait, et la vapeur comme moyen d'administrer des eaux minérales lui eût paru un contre-sens ou une inadvertance.

Les salles de respiration nouvelles vont justifier notre opinion : la base scientifique qui les accompagne va leur servir de passeport, comme on va le voir, pour s'installer partout où les anciennes auraient dû trouver accès. C'est que, outre les raisons physiques et chimiques qui leur servent de fondement, les inhalations nouvelles se présentent avec des raisons médicales qui leur assurent l'avenir.

Quand même elles ne donneraient au médecin que la garantie positive que son malade y trouvera tous les éléments dont la nature a doué l'eau minérale pour en faire un médicament, cela ne suffirait-il pas pour l'adoption et même pour le succès des nouvelles respirations ? Mais elles offrent deux avantages entr'autres, qui ont leur prix dans cette grande question de l'hydrologie médicale.

Le premier de ces deux avantages, c'est l'économie de l'eau minérale. Il faut savoir ce que peut conseiller la pénu-

---

(1) Ces trois établissements sont le Mont Dore, le Vernet, et Amélie-les-bains, en France.

rie d'eau dans certains établissements où le débit des sources ne répond pas à la consommation, pour apprécier l'importance de cette économie. Il est au moins inutile de signaler les expédients inventés pour suppléer à ce qui manque ; disons seulement que la loyauté médicale les récuse.

Eh bien, les salles d'inhalation nouvelles, en permettant de faire respirer CENT malades avec la quantité d'eau nécessaire pour CINQ bains, seront un moyen de vérité plus conforme avec notre caractère. Les sources les moins abondantes suffiraient à cette consommation, et l'erreur ne sera plus nécessaire. Quelle cause de prospérité nouvelle dans ces stations thermales, où, faute d'eau, le traitement des maladies de poitrine était réduit à la buvette !

Le deuxième avantage n'est pas moindre que le premier ; il se rapporte aux médecins des eaux. Qui de nous, pour le dire en deux mots, n'est affligé dans sa conscience et dans son amour-propre, en voyant une grande partie des malades esquiver les conseils du médecin-inspecteur, et sans autre guide que l'habitude, se mettre dans le bain ou sous la douche, comme on ferait de l'eau tiède et inerte d'un lavoir public.

Les accidents ne corrigent personne, et ceux qui se retirant après leur saison sans avoir obtenu le bénéfice promis, s'en prennent à l'inefficacité des eaux plutôt qu'à l'économie mal entendue qu'ils ont voulu faire du médecin.

Ce que les *Règlements* affichés sur tous les coins de l'établissement n'ont pu obtenir, les salles de respiration nouvelles le réaliseront par la force même des choses. Leur nouveauté d'abord fera qu'elles ne rencontreront ni tolérances, ni habitudes à braver ; le médecin en reste donc le maître et l'arbitre. Ensuite, quel malade prendrait sur lui d'aller s'exposer à une inhalation hydrominérale sans au préalable avoir mis l'inspecteur à même de savoir s'il y a, et dans quelle mesure, opportunité ou nécessité à suivre cette médication ?

La question du médecin envisagée, comme elle doit l'être, du point de vue qui honore la médecine, est de la plus haute importance en matière d'hydrologie médicale ; si les eaux minérales sont un médicament, le malade pour en user dépend du médecin. Cette vérité, qui n'a été encore reconnue qu'en théorie, les salles de respiration nouvelles peuvent la réaliser en pratique ; et comme dans les stations pour les maladies de poitrine l'inhalation sera le principal du traitement, on peut dire que l'ordre est établi dans ces stations du jour où elles seront munies d'une salle de respiration.

Nous appelons ordre en hydrologie médicale la direction du malade par le médecin, le désordre étant, certainement, la négligence du médecin par le malade.

XIV. — CE QUE NOUS ENTENDONS PAR L'EXPRESSION : MALADIES DE POITRINE.

Disons d'abord que ce n'est pas nous qui avons inventé l'expression *Maladies de poitrine;* nous l'avons trouvée toute faite et, n'ayant pas besoin dans ce travail d'une plus grande précision que celle qu'implique cette expression générale, nous l'avons adoptée comme suffisante à notre dessein.

Que si on demandait cependant ce que nous entendons par *maladies de poitrine*, nous répondrions tout simplement, comme les ouvrages modernes, qu'à partir de l'arrière cavité buccale jusqu'à la cellule parenchymateuse des poumons, il y a une muqueuse susceptible de lésions chroniques, et que ce sont ces lésions, trop localisées peut-être sous les noms modernes de *laryngite*, de *trachéite*, de *bronchite* et de *tuberculisation*, que nous désignons sous la dénomination collective de *maladies de la poitrine*.

Du reste, ne parlant des affections des organes respiratoires que par rapport au nouveau mode d'inhalation hydrothermale, chacun aurait pressenti de quelles lésions il pouvait être question dans cette étude générale.

D'autre part, nos respirations médicamenteuses étant faites indifféremment pour l'une comme pour l'autre de ces maladies, il était inutile de les signaler ici par leur nom spécial.

Maintenant la critique, qui est ingénieuse, peut nous demander encore si nous oublions les angines, la pharyngite, l'œdème de la glotte, le mal de gorge, le rhume, la fluxion, les catarrhes, l'asthme, la phthisie, etc.? Nous répondons que nous comprenons toutes ces divisions morbides dans les quatre grandes divisions que nous avons admises, de même que nous comprenons ces quatre divisions dans l'expression *maladies de poitrine*. Il suffit pour nous que ces subdivisions pathologiques soient du ressort thérapeutique des inhalations d'eau sulfureuse, pour que nous nous croyions dispensé d'entrer dans le détail de ce qu'on appelle, par exemple, les angines granuleuses, glanduleuses, papillaires, folliculeuses, etc. Cette précision, fort importante sans doute dans un traité des affections respiratoires, serait superflue dans un traité de la médication qui leur convient à toutes indistinctement.

Il y en a qui ont pensé qu'il était oiseux de diviser les maladies quand on n'aurait qu'une même médication pour les traiter. En principe, ou comme règle de conduite, nous croyons que cette opinion serait subversive de la science; mais dans notre position, c'est-à-dire dans une étude où nous ne parlons des affections qu'à propos des respirations qui s'adressent à toutes, il nous était permis de ne pas spécifier.

Sans trop résolument s'inscrire contre cette localisation pathologique, fruit de l'observation contemporaine, qui sait si toutes ces lésions de la muqueuse de l'arbre aérien ne sont pas analogues et même identiques de nature, et si les divisions par siége qu'on y a distinguées, ne sont que la même maladie plus ou moins profondément placée? S'il en était ainsi, ce serait pour nous une excuse de plus d'avoir négligé les sections pour nous attacher au fait pathologique dans sa plus grande généralité.

L'asthme et la tuberculisation, que nous serions obligés de signaler à part, l'un à cause de son essence nerveuse, et l'autre comme propre au tissu pulmonaire, rentrent néanmoins dans notre cadre des maladies de poitrine, parce que la médication respiratoire dont il s'agit ici leur est applicable et de la même manière qu'aux autres maladies. La phthisie elle-même, que nous ne confondons pas tout-à-fait avec la tuberculisation, y rentre pour la même raison.

Les lésions de la muqueuse respiratoire ont de leur essence quelque chose d'analogue qui les lie et en fait une classe à part : elles affectent les organes de la respiration d'une manière toute particulière.

C'est ce qu'ont noté tous les observateurs qui ont vu que la laryngite, par exemple, peut s'étendre au-dessus et au-dessous du canal aérien, aux bronches et aux arrières cavités de la bouche, et presque jamais à l'œsophage. On dirait qu'il y a, malgré toutes les petites différences de siége, une sorte d'unité morbide entre toutes ces lésions du tube respiratoire. Cette unité pourrait bien venir autant de ce que le tube est un, comme appareil pour une même fonction, que de ce que l'air atmosphérique concourt comme cause dans toutes ces affections. Qu'on y réfléchisse, et on verra qu'en les réunissant toutes dans une seule dénomination, nous n'étions pas si éloignés du vrai qu'on pourrait le croire de prime-abord.

Si toutes ces raisons ne suffisent pas à notre justification, que l'aveu de notre intention nous sauve. Nous avons appelé maladies de poitrine les lésions des organes respiratoires qu'on peut atteindre topiquement et modifier thérapeutiquement dans nos salles de respiration (1).

(1) Si nous étions entré dans le détail nominal des affections qui peuvent ressortir à notre médication, on comprend que nous eussions fait entrer dans ce cadre, l'amygdalite, l'atrophie ou l'hypertrophie de la luette, le coryza chronique, punaisie et l'emphysème qui peuvent être si puissamment influencés par l'eau sulfureuse dans les salles de respiration.

XV. — CE QUE NOUS ENTENDONS PAR LE MOT POITRINAIRE, DANS CETTE ÉTUDE.

Quant au mot *poitrinaire* dont il nous reste à parler, le lecteur voit déjà par ce qui précède dans quel sens nous devons l'avoir pris dans le cours de ce travail. L'explication que nous venons de donner, en effet, de l'expression *maladies de poitrine*, peut être relativement transportée au mot poitrinaire; car, dans notre étude de la médication respiratoire, le poitrinaire est un individu affecté d'une maladie de poitrine, laryngite, bronchite, etc.

Je n'ignore pas que cette dénomination en passant de la langue vulgaire dans la médecine, y a pris une sorte de synonymie avec celle de *phthisique*; mais ce n'est pas dans ce sens extrême que nous avons entendu le prendre, quoique, jusqu'à un certain point, il fût possible de justifier cette acception, si nous voulions la lui avoir donnée.

Nos anciens, qui ne connaissaient pas la tuberculisation, et par suite ce qu'elle donne de tranché aujourd'hui au mot *phthisie* qu'on lui a conservé, appelaient phthisique ou poitrinaire tout individu qui se mourait d'une lésion des voies respiratoires sans distinction de siége sur le trajet de l'arbre aérien. Nous pourrions faire comme eux ; s'il y avait erreur, nous nous tromperions au moins en bonne compagnie.

Plus près de nous, n'a-t-on pas fait de la laryngite une phthisie laryngée ; et ne pourrait-on pas faire une phthisie trachéale, une phthisie bronchique, comme on dit encore de nos jours, une phthisie tuberculeuse ou pulmonaire? Toutes les maladies de poitrine peuvent aller se confondre avec la phthisie, à laquelle elles aboutissent en définitive dans le plus grand nombre des cas, si l'on y est bien attentif.

On le voit donc, le mot *poitrinaire*, souvent employé dans ce travail, se trouverait justifié par le fait même de sa synonymie avec le mot *phthisique*. Le pronostic d'une bronchite est sans doute moins grave que celui de la phthisie ; mais dans la règle générale, sauf la marche morbide qui en est plus lente, la bronchite qui suit son développement fatal, arrive à produire le même effet que la phthisie, si ce n'est la phthisie elle-même.

En somme, la phthisie est le nom général ou commun de toutes les lésions chroniques de l'appareil respiratoire dont le procédé morbide, si l'art n'y fait obstacle, aboutit un peu plus tôt ou un peu plus tard à la mort. Je veux dire qu'il y a de la phthisie dans la laryngite et la bronchite, comme il y en a dans la tuberculisation. La différence de siège explique les différences nosologiques ; mais toutes se ressemblent et s'assemblent au fond de la maladie, qui est la signification primitive de la phthisie : Φθιω, je dessèche. Toute maladie chronique de la muqueuse respiratoire a pour effet de dessécher et de flétrir l'organisme du sujet qu'elle affecte.

Sans oser dire qu'on a eu tort de confondre dans une synonymie complète le mot *tuberculisation* avec celui de *phthisie*, nous croyons pourtant qu'on eût mieux fait de laisser au premier la signification de lésion partielle qui lui vient de l'organe qu'assiège le tubercule, et de conserver au second la signification de maladie générale qui lui vient du système d'organes qu'elle affecte, nous voulons dire l'appareil respiratoire.

Notre intention n'est pas de faire dans ce travail une part quelconque à la critique des opinions modernes; nous les respectons toutes, et nous apprécions ce que chacune d'elles a fourni pour son contingent dans la science. Mis en demeure d'expliquer le sens que nous donnions à l'expression *maladies de poitrine* et au mot *poitrinaire*, nous avons jugé devoir entrer dans ce court détail. Ce que nous avons dit pour répondre à cette question n'implique pas de notre part moins de respect pour les maîtres du temps passé que pour ceux des temps modernes.

XVI.— CE QUE NOUS ENTENDONS PAR LE MOT IRRITATION.

Le mot *irritation*, dont il est souvent fait usage ici pour désigner l'effet de l'action spéciale de l'air ou de l'oxygène (1) sur les lésions de la muqueuse respiratoire, requiert une courte explication sur la signification que nous avons entendu lui donner.

D'abord il ne faudrait pas qu'il pût faire supposer que

(1) Nous disons : L'air ou l'oxygène, pour n'être pas absolu dans cette question, quoique certaines données de l'observation (nous l'avons vu) nous permissent de penser que c'est surtout l'oxygène qu'il faut accuser de l'altération fâcheuse que subissent les surfaces déjà lésées.

nous sacrifions en rien au système de Broussais. Nous n'aurons pas été l'un des premiers à dégager la pathologie des affections de poitrine du joug de la doctrine dite physiologique, pour changer d'avis lorsque l'opinion générale est devenue favorable à notre sentiment.

Le mot *irritation*, pris dans le sens que la théorie de Broussais donne à l'inflammation locale, ne rend point l'idée que nous nous faisons de cette action de l'oxygène sur une lésion de la surface bronchique, par exemple.

Il semble au premier abord, je le sais, que cette action implique de sa nature quelque chose de la stimulation, de l'excitation, de l'*irritation* enfin, et qu'en conséquence, si on voulait s'opposer à ses effets, il faudrait la combattre par des moyens calmants, adoucissants, en un mot *antiphlogistiques*.

Telle n'est pas notre pensée ; elle serait plutôt le contraire; car une lésion de la muqueuse respiratoire, à l'état chronique bien entendu, nous ferait plutôt l'effet d'une de ces plaies cutanées, indolentes, qu'on ne traite avec succès que par des applications qui en relèvent le ton et en réveillent l'acuité.

Bordeu, le génie médical des eaux sulfureuses en tant que médicament des maladies de poitrine, l'avait ainsi compris lorsqu'il écrivait contre la pratique de son temps le remarquable passage qui suit :

« Sous prétexte d'adoucir, de calmer et d'éteindre, on « n'emploie, dit-il, que lavages, laitages et sirops, comme « si tout le reste était contraire et mortel pour la poitrine. « Mais cette opinion m'est suspecte ; il faut, selon moi, pé- « nétrer, agacer, fondre, diviser, animer, au lieu d'adou-

« cir. — Peut-être, ajoute ailleurs le spirituel observa-
« teur, les remèdes un peu actifs sont-ils les seuls adoucis-
« sants dans les maladies de la poitrine. »

Entre ces deux manières de voir et de faire, celle de Bordeu serait sans doute plus de notre goût; mais au fait, ce n'est ni dans le sens de sthénie, ni dans le sens d'asthénie que nous prenons le mot *irritation*, lorsque nous lui faisons exprimer l'action de l'atmosphère sur les lésions de la muqueuse respiratoire. Expliquons-nous donc.

L'action propre de l'oxygène est d'oxyder; d'où le mot *oxydation*, si on voulait bien le transporter par la pensée du domaine de la matière minérale à celui de la matière organique, exprimerait le mieux le sens que nous donnons au mot *irritation*. Or, comme l'oxydation minérale est connue, il ne serait pas difficile d'imaginer une oxydation organique.

Seulement la chimie dite organique, qui a déjà étudié ce sujet, n'a pas, à notre avis, assez différencié cette dernière oxydation selon que la surface vivante qui en est le siége est à l'état physiologique ou à l'état pathologique. Pour la chimie, tout ce qui est organe est organe, que le tissu soit mort ou vivant, qu'il soit sain ou malade (1).

Il y a pourtant cette différence en l'espèce : si l'organe est à l'état physiologique, l'oxygène, dominé par les forces

---

(1) Si la chimie organique enseignait que l'action de l'air sur les muqueuses respiratoires est la même, que les muqueuses soient intègres ou qu'elles soient ulcérées, il faudrait douter de la chimie ; il doit y avoir, selon nous, toute la différence du bien et du mal, de l'ordre et du désordre.

Il en est des érosions, des granulations, etc. de la membrane bronchique, par exemple, comme des plaies exposées à l'air :

de la nature, est approprié aux besoins de l'organisme et sert à la vie ; si, au contraire, l'organe est lésé dans son enveloppe, épiderme ou épithélium, l'oxygène s'exerçant sur un point altéré, y surmonte les forces de la nature, et opère au préjudice de la vie.

Les agents extérieurs, qui concourent au profit de l'organe lorsqu'il est dans les conditions hygides, reprennent leur empire contre lui lorsqu'ils le trouvent affaibli ou à l'état morbide ; c'est la loi générale des éléments. L'homme

---

tout ce qu'on a dit de celles-ci dans la discussion académique sur la méthode sous-cutanée serait applicable à celles-là.

Or, il y a dans toute plaie à ciel ouvert deux éléments à considérer : l'un, qui est vivant et qui travaille, moyennant quelques sacrifices, à en éliminer un autre qui est mort. Celui-ci, de son côté, tend à envahir de proche en proche les parties vivantes, quand par son procédé de la pyogénie, il n'empoisonne l'ensemble de l'organisme.

Les Allemands ont parfaitement éclairé ce point de haute pathologie dans leur théorie du *Chimisme* morbide. Ils appellent Chimisme tout travail de détérioration des organes malades par les agents extérieurs. La vie organise pour l'homme: la chimie désorganise pour l'univers. Dans l'état de santé, l'homme soumet les éléments et se les approprie ; dans l'état de maladie, au contraire, les forces extérieures dominent les forces vitales et tendent à faire rentrer par la décomposition les éléments organiques dans le réservoir commun qui est l'univers physique et chimique. Le monde organique et le monde inorganique sont en lutte, l'une agissant avec la vie, l'autre avec la physique et la chimie. La plus petite plaie est le théâtre de ce conflit, les deux agents s'y trouvent aux prises, comme dans la maladie la plus générale.

est comme à l'état de siége au milieu de l'univers qu'il domine, tant qu'il se porte bien. Un point malade, c'est le défaut de la cuirasse, ou une brèche, par où l'ennemi ne manquera pas de l'attaquer.

Ainsi l'action de l'oxygène atmosphérique sur la muqueuse des bronches, affectée de la lésion dite bronchite chronique, serait donc une oxidation d'organe malade.

On nous demandera peut-être si cette oxidation est une irritation que l'on traite par les émollients. Nous repondons que cette question n'a plus de raison d'être, et qu'il ne s'agit pas plus d'émollients que d'irritation, tout cela étant trop vague.

Il faut savoir désormais *comment* l'air ou l'oxygène dénature les tissus malades qu'il frappe, comment il se combine avec leurs sécrétions morbides ; en définitive, comment il entretient et endigue les érosions, les granulations, les ulcérations, etc. ? Quand les causes secondaires de la laryngite, par exemple, seront connues, elles indiqueront elles-mêmes les moyens qui peuvent d'une part, atténuer les effets de l'oxygène, et d'autre part mettre les parties lésées plus ou moins à l'abri de cette action subversive.

Est-ce que, si l'oxydation laryngique avait pour effet d'irriter l'organe, il suffirait d'administrer les émollients ? A quoi servirait de viser sur l'effet ? L'oxydation étant la cause, il s'agit de l'empêcher de se produire en atteignant l'oxygène dans sa qualité ou dans sa quantité ; il s'agit de préserver la partie lésée de son contact. Si vous en venez à bout, quand même les médicaments seraient excitants, soyez assuré que vous calmerez l'irritation.

C'est ainsi seulement que se justifie l'opinion de Bordeu,

c'est ainsi que s'explique l'heureux effet des inhalations toniques et actives de l'eau sulfureuse dans nos salles de respiration. Nous croyons que l'air irrite les lésions bronchiques; nous croyons que les respirations d'eau sulfureuse sont excitantes, et nous voyons des soulagements et des guérisons. Aucune autre théorie que celle de l'oxydation organique ne rendra compte de cette contradiction (1).

On a objecté contre les eaux sulfureuses, par rapport aux maladies de poitrine, en disant que c'est mettre du soufre sur le feu (2). A cette objection très sérieuse on a répondu que les

---

(1) Avertissons ici par prudence scientifique que cette idée de l'*Oxydation organique morbide* n'est qu'une hypothèse encore, et que nous en ferons aisément le sacrifice lorsqu'il y en aura une autre qui rende mieux raison de ce qui est contradictoire sans elle. Deux excitations ne font pas une sédation; deux combustions ne font pas un rafraîchissement. Il vaut mieux croire que les éléments de l'eau sulfureuse se mêlent aux éléments de l'air; ceux-ci ne peuvent plus produire l'oxydation subversive sur les lésions spéciales de l'appareil respiratoire; c'est donc à la chimie d'expliquer comment agit la poussière d'eau sulfureuse sur l'oxygène de l'air et sur les lésions de surface; comment enfin agissent sur celle-ci l'air et l'eau sulfureuse qui y arrivent ensemble.

(2) M. Amédée Latour, qui est l'auteur de cette objection, l'a étendue des eaux sulfureuses à l'huile de foie de morue. *C'est de l'huile sur le feu!* a-t-il dit dans une étude toute récente. Malheureusement pour cette opinion, la médecine n'a pas de médicaments plus utiles que ces deux substances. Agissent-elles en incendiant l'organisme? ce n'est pas probable; prions donc M. A. Latour de susciter des recherches pour savoir comment les eaux sulfureuses et l'huile de foie de morue se comportent pour prévenir ou amoindrir les effets oxydants de

affections à l'état chronique ne sont plus de l'ordre inflammatoire. On a, disons-nous, nié la majeure pour détourner la conclusion. Notre théorie vient résoudre le différend : nous mettons de l'eau sulfureuse dans l'air atmosphérique respiré, et sur les organes respiratoires lésés. Que la chimie cherche comment l'oxydation morbide, qui produirait l'irritation, se trouve empêchée ou détruite sur le foyer du mal. Elle doit le découvrir.

Si l'expérience a pu élever à la hauteur d'un fait les vertus artériaques des sulfureuses *digérées*, la chimie doit trouver que les mêmes sulfureuses *respirées* sont au moins aussi efficaces. Il est rationnel de penser qu'en fait de maladies de poitrine ce qui est bon par l'estomac doit être encore meilleur par les voies respiratoires. Le remède sur le mal reste toujours l'un des premiers aphorismes de la médecine universelle. Mais répétons toujours que les respirations ne viennent supprimer ni la boisson, ni aucun des modes de la balnéation pratiqués dans les établissements thermaux.

---

l'air atmosphérique sur les organes de la respiration ; pour savoir, dis-je, comment au lieu d'y brûler, elles y modifient au contraire la combustion. M. Liébig nous fournit la citation qui suit; elle a trait à cette importante question :

« De toutes les substances organiques, les matières alimen-
« taires plastiques sont celles qui possèdent au moindre degré
« la faculté de brûler et de dégager de la chaleur. Parmi les
« éléments qui composent l'organisme, l'azote est celui dont
« l'affinité pour l'oxygène est la plus faible, et, chose encore
« plus remarquable, l'azote, en se combinant avec d'autres élé-
« ments combustibles, les prive plus ou moins de la faculté de
« se combiner avec l'oxygène, c'est à dire de brûler. » (Liébig, lettre 33e).

XVII. — DE LA SAISON THERMALE D'AUTOMNE.

Il est un problême d'hydrologie médicale touchant à la fois aux intérêts de l'économie et de la santé publiques, dont les Salles de respiration nouvelles viennent préparer au moins la solution.

Ce problême, que l'administration eu égard à la fortune des localités thermales, et la science eu égard à la thérapeutique, posent depuis longtemps comme un vœu, est celui de prolonger la saison des eaux au-delà des limites de la saison d'usage. La France sous ce rapport envie l'Allemagne dont les principaux établissements thermaux restent ouverts toute l'année.

La médecine a souvent exprimé le besoin qu'il en fût de même chez nous; mais les traditions, passées à l'état d'habitude, ont empêché que de la part des malades comme de la part des établissements, il fût fait droit à ce besoin. La balnéologie antique,presque toute d'agrément, devait de préférence adopter le temps des chaleurs, la balnéologie moderne, toute d'utilité, en a conservé l'usage.

Nous sommes,en fait de médecine thermale,les successeurs trop fidèles des Grecs et des Romains : nous fesons pour la thérapeutique ce qu'ils fesaient pour le plaisir peut-être plus encore que pour l'hygiène ; les Salles de respiration à la vapeur, continuant encore de nos jours le *vaporarium* antique, en sont une preuve.

Aujourd'hui, la saison des eaux remise en question, ne

serait probablement pas la saison d'été. Les maladies en effet servant d'indication pour le traitement qui leur convient, il est certain que la plupart des affections qui sont du ressort des eaux minérales, n'indiqueraient pas l'été qui est le temps de l'année dans lequel elles tourmentent le moins les malades.

Les affections rhumatiques, les névroses, les paralysies, les diathèses humorales, les maladies de la peau, qui sont les principales d'entr'elles, si elles existent dans le fond, ne sont-elles pas à l'état latent durant la saison d'été? Règle générale enfin l'été n'est-il pas la saison de répit pour les maladies chroniques?

On répondra sans doute que c'est de la haute médecine que celle qui formule la médication des maladies au temps même où elles offrent le moins de résistance.

A cette médecine plus sage que l'homme, on pourrait répondre que les maladies se traitent mieux lorsqu'elles sont présentes que lorsqu'elles sont absentes. Mais ces raisons pour et contre n'ont pas été invoquées pour déterminer la saison des eaux : l'été nous fut laissé par les anciens, nous l'avons conservé, voilà tout.

Conservons-le encore; mais qu'il ne soit pas la saison absolue des eaux minérales, lesquelles coulent toute l'année comme la vie de l'homme et comme les maux qui l'accompagnent.

Si quelque réflexion est propre à nous corriger de l'habitude, c'est certainement celle que nous ferons sur les maladies de poitrine; car c'est à propos d'elles qu'il nous paraîtra plus qu'une anomalie de prendre un poitrinaire pendant l'été, de le traiter par les eaux sulfureuse durant un mois ou deux, et, la fin de septembre arrivant avec la *chute des feuilles*, de le renvoyer aux lieux mêmes où le mal l'a saisi, et où il va le saisir de plus belle.

Si l'hydrologie médicale, répétons-le, était née de nos jours, nul doute que ce ne fût l'automne qu'on eût indiquée comme saison des eaux pour les maladies de poitrine. Or c'est juste au commencement de l'automne que se ferment les établissements thermaux et que rentrent chez eux les poitrinaires, plutôt émus que guéris par un traitement de quelques semaines, quand la moindre réparation organique de ce genre exigerait plusieurs mois de soins pour l'effectuer convenablement.

L'aphorisme toujours trop vrai : *Autumnus tabidis malus !* n'a seulement pas été pris en considération, et c'est lui qui aurait dû primer la thérapeutique des maladies qui nous occupent.

Qu'est-ce qui peut ramener la médecine, qui se dit rationnelle, à une pratique plus conforme à la raison ? Nous croyons pouvoir répondre : les Salles de respiration.

Remarquons en effet qu'il n'y a en France que deux seuls établissements d'eaux minérales qui restent ouverts durant l'automne, et que ces deux établissements sont pourvus de Salles de respiration à l'eau vaporisée. Or si celles-ci ont déjà ce résultat, à plus forte raison les Salles de respiration à l'eau poudroyée, dont la température est plus commode, et qui offrent bien d'autres garanties comme matière médicale, l'auront-elles.

En un mot, toute médication en vue des maladies de poitrine rappelle de préférence la saison d'automne. Nous croyons que les Salles de respiration, loin de faire exception à cette règle, serviront à la mettre en vigueur. Nous ne comprendrions pas qu'on eût trouvé le meilleur mode d'administration du meilleur des médicaments sans se rappeler que la meilleure saison pour l'employer est l'automne. Les faits justifieront nos prévisions.

Mais les Salles de respiration nouvelles auront encore pour effet de faire comprendre que ce n'est pas en trois semaines ou un mois de séjour, à Bonnes ni ailleurs, c'est-à-dire avec une trentaine de verres d'eau que l'on guérit une bronchite chronique, une phthisie laryngée, ni une tuberculisation, même au premier degré.

Les Salles de respiration nouvelles ouvrent une ère de science en hydrologie médicale ; il faudra que tout ce qui a trait aux maladies de poitrine s'en ressente.

Concluons : L'automne une fois conquise à l'hydrologie médicale, le reste viendra de suite :

Ainsi, la saison d'automne servira d'introduction aux autres saisons de l'année.

Puis les maladies de poitrine rappelleront les autres maladies.

Enfin les eaux sulfureuses provoqueront à l'imitation des autres eaux minérales. Les sources de Vichy, de Plombières, et du Mont Dore, etc., etc., ne seraient pas moins utiles en hiver qu'en été.

Quoi qu'il en soit de nos prévisions, l'établissement de Pierrefonds-les-Bains inaugurera cette année même (1857) une saison d'automne.

La Salle de respiration, transportée dans l'intérieur de l'Hôtel des bains, où tout sera disposé pour faire un séjour de malades de poitrine, aussi confortable, que possible nous aura mis à même de dire l'an prochain ce que la médecine peut attendre de ces innovations.

§ XVIII. LES TROIS CONDITIONS REQUISES POUR FAIRE LE MEILLEUR MÉDICAMENT DES MALADIES DE POITRINE.

Le titre de ce paragraphe nous fait un devoir de chercher quelles sont les principales conditions que doit réunir un médicament pour être celui des maladies de poitrine en général.

Comme ce sont les indications des maladies qui déterminent les conditions des médicaments, pour répondre régulièrement à cette question, il suffit de savoir les indications d'une maladie de poitrine.

Or une maladie de poitrine a :

1° Une cause primitive ou organique qui vient du sujet.

2° Une cause secondaire physique ou d'entretien qui vient du dehors. (Voir le paragraphe VII).

De la connaissance de ces deux causes bien distinctes de la maladie, on peut déjà déduire les deux premières conditions en question, et dire que le propre du médicament des lésions chroniques des voies respiratoires est :

1° De s'adresser intérieurement à la cause morbide primitive.

2° D'atteindre et de modifier physiquement l'influence de la cause secondaire.

Voilà pour les deux premières conditions, cherchons la troisième.

Avant la médecine d'observation il y avait une médecine naturelle ou d'instinct, dont le premier aphorisme fut : *Appliquer le remède sur le mal* quand la chose sera possible. La médecine rationnelle est venue, et l'aphorisme n'est pas déchu.

D'où la troisième condition du médicament des lésions de la poitrine consiste à ce qu'il puisse s'administrer de manière à s'étendre sur la lésion elle-même.

Donc. 1° Atteindre thérapeutiquement la cause intérieure de la maladie ;

2° Modifier physiquement la cause extérieure ;

3° Appliquer immédiatement le remède sur la lésion locale;

Telles sont les trois conditions *a priori* que doit réunir le véritable médicament d'une maladie de poitrine.

Maintenant avons-nous besoin de dire que les eaux sulfureuses, reconnues artériaques, lorsqu'on les administre en inhalation dans les Salles de respiration nouvelles, nous offrent, avec les trois conditions exigées, le médicament que nous cherchons.

1° En effet, les sulfureuses de Bonnes, de Pierrefonds et d'autres, qui ont fait leurs preuves en l'espèce, ne laissent point de doute aujourd'hui sur les propriétés curatives qu'elles possèdent contre les maladies chroniques de la poitrine. Puisque prises en boissons seulement elles ont pu produire des guérisons constatées.

Il faut donc regarder ces eaux comme le médicament qui va directement atteindre la cause primitive du mal ; c'est à dire remplir la première condition de notre médicament.

2° Ces mêmes eaux, réduites en poussière respirable, et conservant sous cette forme toute leur minéralisation, nous présentent une atmosphère factice, dans laquelle les agents nuisibles qui sont la cause morbide extérieure, se trouvent modifiés ou rendus impuissants pour entretenir et agraver la lésion ; c'est en cet état qu'elles remplissent la deuxième condition de notre médicament.

Enfin ces mêmes eaux, sous ce mode d'administration inhalatoire, c'est à dire *respirées*, nous offrent comme il sera prouvé par les faits une médication topique, dont les éléments vont s'étendre sur les lésions elles-mêmes ; c'est à dire enfin remplir la troisième et dernière condition de médicament des maladies de poitrine.

Il nous sera pardonné sans doute de trancher ainsi les effets de notre médicament selon les divers modes d'emploi; nous n'ignorons pas qu'il n'en est pas ainsi dans la nature des choses ; mais cette précision qui divise les manières d'agir du remède, est nécessaire pour la compréhension facile de notre théorie.

Ainsi lorsque nous disons que l'eau sulfureuse prise en boisson s'adresse à la cause morbide essentielle, il ne faut pas entendre cela dans un sens absolu. Nous savons aujourd'hui d'une manière positive que de l'eau sulfureuse, lorsqu'on l'a bue, va s'exhaler en partie à travers les voies respiratoires, et par le fait porter ses éléments sulfurés sur les lésions où ils doivent jouer le rôle de médicament topique et respiré. Il semblerait donc qu'il doit suffire de faire boire de l'eau sulfureuse pour obtenir ensemble les trois condtions de notre médicament.

Nous sommes mêmes tout disposé à croire que les guérisons opérées au moyen de la boisson seule de l'eau de Bonnes par exemple, s'explique par ses trois effets. C'est à dire que le médicament bu a agi sur la cause profonde par la circulation intérieure, sur la cause secondaire par l'exhalation pulmonaire et enfin par l'influence locale au topique résultant de cette exhalation.

Mais compter sur la buvette seule pour obtenir ici les conditions de médicament topique sur la lésion pectorale, nous semble illusoire, dès que nous pouvons appliquer directement le liquide lui-même sur les lésions. La nature médicatrice, en portant l'élément sulfuré de l'intestin dans les bronches, nous donne une leçon pratique; mais ce n'est pas à l'estomac de respirer, pas plus que ce n'est au poumon de digérer ; à chaque organe sa fonction propre, quoique chacun participe à la rigueur aux fonctions de tous les autres.

Prenons-y garde, si on veut que la boisson puisse suppléer aux respirations, on pourra répondre que les respirations peuvent suppléer à la boisson. Est-ce que les voies pulmonaires comme foyer d'hématose, ne sont pas des moyens de généralisation organique? Est-ce que l'eau qui y pénètre n'y est pas absorbée et quasi digérée au profit de l'organisme tout entier? Est-ce qu'ainsi l'eau sulfureuse respirée, après avoir d'abord agi topiquement, ne va pas agir généralement et atteindre la cause primitive du mal? De sorte qu'il suffirait de faire respirer, comme nous avons vu plus haut qu'il suffirait de faire boire.

Mais ce raisonnement est plus subtil que pratique; le bon sens enseigne qu'il faut prendre les organes pour leur fonction propre, et les modes d'administration des eaux pour leur intention principale : faire boire, dis-je, les eaux minérales en vue d'attaquer la cause originelle, les faire respirer en vue de modifier la cause accidentelle, en même temps que l'on applique le remède sur le mal. Ainsi se trouve complète la médication des maladies chroniques de poitrine par les eaux sulfureuses, celles, entendons-nous, qui sont reconnues efficaces pour les guérir.

Conserver donc la buvette, l'associer aux respirations nouvelles, avec le bain et surtout la douche, et ne jamais oublier qu'il y a trois ordres d'organes dans l'homme qui y correspondent, la poitrine, l'estomac et la peau, sur lesquels il faut pouvoir agir pour arriver à la cure rationnelle d'une maladie de poitrine. La buvette, la douche, et les respirations sont bonnes, mais la respiration est la meilleure dans la thérapeutique qui nous occupe. La Buvette vient ensuite.

§ XIX. — DE L'ÉPURATION DE L'ATMOSPHÈRE DANS LES SALLES DE RESPIRATION NOUVELLES.

Notre Salle de Respiration n'est pas dite *nouvelle* à cause seulement du mode de la pulvérisation qui a remplacé ou qui perfectionne celui de la vaporisation dans les anciennes; mais aussi à raison des conditions meilleures qui s'y réalisent sous le rapport de la salubrité du milieu.

Or, quelque opinion que l'on professe ici en égard à la contagion, la question de la salubrité, quand il s'agit d'un lieu de séjour, même momentané, de malades de poitrine réunis, sera toujours d'une importance majeure. C'est sur ce point que nous avons à noter les quelques avantages que présente l'innovation.

On sait d'abord que le système de la pulvérisation liquide permet l'ouverture des fenêtres et l'entretien de l'équilibre de température entre le dedans et le dehors : deux conditions qui suffiraient à distinguer fondamentalement les nouvelles salles des anciennes, où toutes les précautions contraires sont prises pour le maintien de la vapeur. C'est même en exagérant cette différence qu'on a pu dire, avec quelque vérité, des premières, qu'on y respire et des secondes qu'on y suffoque.

Mais il s'agit moins, dans ce paragraphe, de la possibilité d'introduire l'atmosphère extérieure que du fait qui purifie sans cesse celle de l'intérieur, sans la renouveler.

Il se passe dans la Salle de respiration nouvelle un phénomène purement physique qui mérite l'attention de l'observateur ; tâchons d'en donner une idée à ceux qui n'en ont pas eu le spectacle.

Dans l'acte mécanique de la pulvérisation liquide il se produit à la fois et ensemble deux sortes de poussière d'eau bien distinctes, cependant. L'une plus grossière, quoique certainement respirable encore, s'étend dans la sphère d'éclaboussure et tombe de là vers le sol avec assez de vitesse ; l'autre, plus fine, plus ténue, et partant plus légère, suit le torrent de la pulvérisation, mais s'en sépare bientôt et se relève pour remonter à la hauteur d'un mètre environ au-dessus de l'appareil pulvérisateur (1).

---

(1) Ce qui prouve que cette poussière plus ténue qui se sépare et s'élève au-dessus du pulvérisateur n'est pas de la va-

Arrivée là, cette poussière fine ne s'y maintient pas ; elle en descend trois ou quatre fois plus lentement que la poudre grossière, et s'y trouve remplacée par celle semblable qui se forme perpétuellement. Remarquons que le flot de

---

peur, comme on serait porté à le supposer si les notions élémentaires de la physique ne s'y opposaient pas, c'est qu'aussitôt que le jeu des pulvérisateurs cesse, de nouvelle poussière ne se formant plus, celle qui est dans l'espace de la Salle tombe sur le sol, et il ne faut pas plus de deux minutes pour que la Salle, qui en était obscurcie, soit complétement vide de toute humidité visible.

Une autre preuve, c'est que, dans les jours de chaleur, lorsqu'à l'intérieur de la Salle le thermomètre marque 30 degrés, par exemple, la poussière fine, ne rencontrant pas dans l'air la densité qu'il a à des degrés inférieurs, ne se maintient pas dans l'espace. Elle se forme, mais elle ne s'élève pas, elle ne s'étend pas ; et le brouillard dont nous avons parlé ne se forme pas aussi épais à beaucoup près.

Maintenant, la poussière fine qui s'élève et tombe ensuite beaucoup plus lentement que l'autre est-elle à l'état vésiculaire comme les brouillards et les nuages ? Je réponds :

D'abord, l'état vésiculaire, inventé plutôt que constaté par les physiciens, est une hypothèse. Rien n'empêche que l'eau purement fragmentée jusqu'à un degré de ténuité assez avancé se soutienne dans l'air sans être à l'état vésiculaire; du moins, toutes les poussières fines, de charbon comme d'autres matières végétales ou minérales, peuvent s'élever et se maintenir quelque temps dans l'atmosphère, échappant ainsi à la loi des corps graves de densité différente. Nous attendrons que la question de l'état vésiculaire, remise aujourd'hui à l'étude, soit résolue. Disons qu'il nous a semblé parfois voir se produire, dans cette pous-

la poussière qui descend ne contrarie en rien le flot de celle qui monte *et vice versa*, comme la rencontre de leurs particules pourrait le faire supposer. Ces deux mouvements contraires reproduisent assez exactement ceux qui ont lieu dans un vase de liquide chauffé par le fond. Sauf la différence du milieu, en effet, ces deux phénomènes paraissent analogues.

Eh bien, la descente continuelle de cette poussière fine et drue comme un brouillard épais à travers l'atmosphère de la Salle, doit avoir pour effet de tamiser l'air et d'entraîner avec elle tout ce qu'il pourrait contenir d'insalubre ou de miasmes morbides. Qu'on se figure l'abaissement continu d'un nuage de poussière d'eau, incessamment renouvelé et incessamment descendant de la hauteur de trois mètres, et l'on comprendra que l'atmosphère soit comme filtrée dans cette tamisation.

Mais tamiser et filtrer comme le peut faire de la poussière d'eau, n'est pas tout, il faut peut-être encore mouiller, délayer, noyer, dissoudre l'élément générateur de la contagion, le miasme impur qui infecterait l'atmosphère ; ce

---

sière fine, le phénomène lumineux de l'arc-en-ciel blanc.

Du reste, que notre poussière fine d'eau sulfureuse soit en vésicules ou en globules pleins, nous sommes en droit de dire qu'elle contient encore tous les principes minéralisateurs qui font défaut dans l'eau à l'état de vapeur ou distillée, ce que constatent, du reste, les épreuves chimiques faites par nous et par M. O. Henry. (Voir, sur l'objet de cette note, l'étude de M. Jamin, professeur de physique à l'Ecole polytechnique, sur la poussière de notre Salle de respiration.)

complément de purification, l'eau de la poussière peut le produire.

Si cette théorie toute matérielle de l'épuration perpétuelle de l'air dans un local est vraie, la Salle de respiration nouvelle réalise la condition indispensable de tout espace clos où l'on réunit des malades de poitrine.

Lorsqu'il y a quelques années, et à propos d'une autre espèce de contagion, il fut d'urgence, au sein des corps savants de chercher les moyens de purifier l'air dans les salles d'hôpital, parmi les systèmes proposés, qui furent nombreux, deux seuls prévalurent, l'avantage même resta au dernier : un courant d'air et un courant d'eau. Dans la Salle de respiration nouvelle nous avons à volonté un courant d'air, et nous avons mieux qu'un courant d'eau.

L'eau poudroyée selon le procédé de Pierrefonds servira probablement un jour pour épurer les atmosphères suspectes des lieux où vivent les malades et même les gens bien portants.

Comparerons-nous maintenant ces conditions heureuses des Salles de respiration nouvelles avec les conditions contraires qu'on semble avoir réunies à dessein dans les Salles anciennes ? Il est trop facile de voir la différence qui résulte des deux systèmes de respiration mis en présence, pour insister.

Qu'on se figure seulement ce qui arrive dans les Salles à vaporisation, à la place du phénomène dont nous avons dit les effets d'épuration atmosphérique dans les Salles à pulvérisation. Au lieu de cette couche de poussière d'eau qui descend et filtre incessamment l'atmosphère de toutes les impuretés morbides qu'elle peut contenir, on voit, en sens contraire, des couches de vapeur qui, par leur densité comparative, s'élèvent et finissent par remplir l'espace de tous les miasmes qui s'y forment ; de sorte qu'à la fin d'une séance, on peut craindre que l'air, qu'il est requis de ne pas rafraîchir ou renouveler, ne conserve toutes les émanations malsaines que la simple prudence conseillerait d'éliminer. La vapeur s'élève, la poussière descend.

Le phénomène qui nous occupe, et auquel nous donnons dans l'espèce une importance grande, n'est pas une hypothèse, c'est un fait qu'on peut constater *de visu*. Les deux sortes de poussière liquide que nous distinguons, se distinguent à l'œil ; leur séparation est aussi évidente que palpable, et l'abaissement perpétuel du brouillard épais que forme la plus déliée dans l'intérieur de la Salle, du plafond jusqu'au sol, se constate de la manière la plus sensible.

Quant à l'action épuratrice de l'atmosphère, que nous attribuons à ce phénomène, c'est, si l'on veut, une opinion. L'expérience ultérieure dira ce qu'elle a de vrai, outre le vraisemblable qu'elle possède sans contredit.

§ XX. — EXTENSION PRATIQUE DES SALLES DE RESPIRATION NOUVELLES.

Dans notre opinion, la Salle de respiration à l'eau poudroyée n'est pas une innovation faite pour ne distinguer que l'établissement où elle aura pris naissance. Nous croyons au contraire qu'elle se multipliera dans les autres stations thermales ; parfois même, il nous semble qu'elle est destinée à marquer une époque dans l'hydrologie curative.

Si les chambres d'inhalation anciennes sont demeurées sans perfectionnement et sans imitation, c'est au défaut de base scientifique, nous l'avons dit, qu'il faut l'attribuer, comme moyen d'administrer les eaux minérales. En effet, si elles supportent l'examen, c'est pour prouver qu'elles sont une erreur de notre temps. Franchement présentées comme moyen d'administrer de la vapeur d'eau chargée des principes volatils, les chambres de respiration anciennes méritaient un autre sort : nous voulons dire qu'en les donnant pour ce qu'elles ne sont pas on a nui à ce qu'elles pouvaient être.

De ces raisonnements et de ces faits, on peut déduire que, la salle de respiration nouvelle, étant en parfaite conformité avec les données positives de la science, rien ne s'oppose et tout concourt à son succès d'extension.

Or, pour nous, qui n'avons en vue que le succès d'estime parce qu'il est durable, disons ce qu'il nous paraît être réservé aux respirations de la poussière d'eau minérale, toujours eu égard, bien entendu, à la thérapeutique des maladies chroniques de la poitrine. En allant donc par rang d'ordre, il nous semble probable que les salles nouvelles doivent être immédiatement adoptées pour l'administration respiratoire :

1° Des eaux minérales sulfureuses ;

2° Des eaux de mer ;

3° Des eaux minérales, iodées, chlorurées et arseniées.

4° Des eaux médicamenteuses factices.

A. D'abord, il est impossible que les respirations nouvelles ne tentent pas l'intérêt des établissements d'eaux sulfureuses et le zèle de leurs médecins inspecteurs, pour les raisons honorables que nous en avons données. Puis la méthode est née dans une station d'eaux minérales sulfureuses; enfin, de toutes les eaux minérales, les sulfureuses ont acquis la prééminence incontestée pour les affections des voies respiratoires. Il est donc aussi naturel que logique de prévoir l'institution immédiate de nos salles de respiration dans les établissements d'eaux minérales sulfureuses. Ajoutons que de tous les modes d'administration médicale, celui-ci est le plus facile et le moins dispendieux, pour ne rien dire des autres avantages.

Les sources sulfureuses doivent tenir, presque comme à l'existence, aux propriétés pectorales qu'on leur attribue. Or, ne pas adopter la salle de respiration nouvelle, c'est abdiquer pour elles le titre qui leur fait le plus grand honneur devant la science et devant la pratique. Enfin, les respirations nouvelles seront une pierre de touche ou un critérium : avant dix ans on saura ce qu'il y a de vrai dans la réputation d'efficacité artériaque qu'on donne à telle source sulfureuse plutôt qu'à telle autre.

B. Quant aux eaux de mer, nous avons presque d'aussi bonnes garanties que nos salles de respiration s'élèveront et multiplieront sur leurs plages les plus propices. Il ne faut pas oublier que notre pulvérisation artificielle n'est qu'une copie de la pulvérisation naturelle que produisent le vent et les flots. C'est donc l'art qui viendra compléter la nature après l'avoir imitée. En outre, il est d'opinion générale, aujourd'hui que les cures de poitrine qui s'effectuent aux bains de mer, sont dues aux particules salines respirées sur les bords. La recommandation moderne ou renouvelée des anciens pour le chlorure de sodium et le sel marin, en justifiant cette opinion sera d'une autorité puissante pour la réalisation de nos prévisions.

La première salle de respiration maritime nous semble avoir sa place marquée sous les pins qui parfument la belle plage d'Arcachon, séjour parfait pour les poitrinaires. C'est aussi là que doit être inaugurée la saison d'automne, de préférence à toutes les localités qui ont été indiquées, en France et à l'étranger. (Voir le § XI, page 32.)

C. Des eaux sulfureuses et marines les respirations nouvelles s'étendront certainement aux eaux de minéralisation iodée, chlorurée et arséniée.

La pratique moderne a fait non sans raison une assez belle part au chlore et à l'iode dans la médication des affections pulmonaires pour que la méthode de la pulvérisation engage l'amour-propre des établissements dont les sources sont riches de ces deux éléments. L'indication en est rationnelle dans le cas où l'état morbide porte sur la diathèse lymphatique ou scrofuleuse, ce qui n'est pas rare.

Mais ce que nous sommes impatients de voir à l'œuvre des respirations nouvelles, ce sont les eaux minérales arséniées. L'arsenic est l'agent hydrologique à l'ordre du jour ; et de tous les organes sur lesquels on lui donne action, celui des voies respiratoires est, dit-on, le plus profondément influencé par lui.

Notre conclusion est donc toute naturelle : Les établissements d'eaux minérales, iodées, chlorurées et arséniées, pouvant prétendre à la cure des maladies chroniques de la poitrine, adopteront notre salle de respiration.

D. Pour ce qui regarde les eaux médicamenteuses factices, on ne saurait trop présumer de leur emploi par l'appareil pulvérisateur. L'eau est le véhicule le plus naturel des médicaments, s'il faut en croire la nature; et l'eau est l'intermédiaire que réclament la plupart du temps les organes bronchiques, lorsqu'ils sont lésés. Les poudres, les gaz, les arômes, les essences, etc., qu'on a fait inspirer, n'ont peut-être trompé l'attente du praticien que parce qu'il a administré ces matières à sec, au lieu de les administrer humides, mêlées, dissoutes ou simplement enveloppées d'eau. Toutes ces médications sont donc à reprendre sous la forme de poussière aqueuse. Or, qui dira ce que, grâce à notre mode de respiration, la thérapeutique pourra introduire dans les voies pulmonaires?

Nous ne voulons noter ici qu'une seule médication, celle de l'hémoptysie.

C'est dans cette affection que la pulvérisation respiratoire a des services immédiats à rendre à la pratique. Jusqu'à ce jour la médecine a été réduite à l'ingestion de médicaments qui pour produire leur effet local devaient traverser l'économie générale. Tout ce que l'on a pu, il faut le dire, n'a servi qu'à faire regretter qu'il fût impossible en l'espèce d'appliquer le remède sur le mal. La médication hémostatique a pour condition première d'être topique.

La pulvérisation liquide vient donc réaliser ce beau idéal. Les eaux de goudron, de Brochieri, de l'Échelle, etc., et mieux que ces recettes, l'eau chargée de perchlorure de fer, peuvent désormais être administrées par les voies respiratoires, et pénétrer immédiatement jusqu'aux surfaces lésées.

Nous publions, parmi les observations recueillies dans notre salle de respiration, deux cas d'hémoptysie réduite par la poussière d'eau sulfureuse, qui sont faits pour nous autoriser à croire que cette lésion, devant laquelle l'art reste impuissant, aura enfin trouvé la médication qui lui convient.

Mais qu'on ne s'y méprenne pas, l'eau sulfureuse froide, rendue respirable au moyen de l'appareil pulvérisateur, ne vient pas supplanter les autres liquides hémostatiques, elle vient les compléter avec des propriétés artériaques qu'ils ne possèdent pas.

---

§ XXI. — DE L'HERPETISME DANS L'ÉTIOLOGIE DES AFFECTIONS DE POITRINE, EU EGARD A NOTRE MÉTHODE THÉRAPEUTIQUE.

Notre dessein, dans ce paragraphe, n'est pas de toucher à la question trop profonde de la cause qui préside à l'évolution primitive de la phthisie ni des autres maladies chroniques de la poitrine ; nous voulons seulement dire un mot de la théorie de l'Herpétisme, à laquelle M. le professeur Chomel a ajouté l'autorité de son grand nom.

De tous les médecins, sans contredit, les inspecteurs d'eaux minérales sulfureuses sont les mieux placés pour constater ce qu'il y a de vrai dans cette théorie qui veut, comme le mot l'indique, qu'il y ait identité, concomitance, alternances, substitution, succession ou antagonisme entre les lésions de la muqueuse respiratoire et celles de nature herpétique qui affectent la surface cutanée.

Les muqueuses sont considérées par les uns, comme la continuation naturelle de la peau; pour d'autres, ces deux enveloppes sont antipodes ou antagonistes d'affections. Selon ces deux opinions extrêmes et selon celles qui leur sont intermédiaires, l'herpétisme, en tant que diathèse, peut prendre une place marquée dans l'étiologie des maladies des organes de la respiration, et la pratique en justifiera tous les jours la théorie.

Il n'y a qu'un inconvénient dont on ne manquera pas de faire une objection, c'est que l'herpétisme, pris sous l'une ou l'autre des acceptions que nous venons de désigner, s'ajuste à la plupart des maladies : ainsi, c'est parce qu'on a, et plus souvent parce qu'on a eu une affection cutanée, qu'on a une goutte, un rhumatisme, etc., etc. Nous citons presque M. le docteur Cazenave.

Mais il serait peu rationnel de récuser une théorie parce qu'elle est plus vaste et plus générale qu'on ne la donne. Il est certain, en outre, que de toutes les affections qu'on peut accuser d'herpétisme, celles qui ont leur siége sur la muqueuse des voies respiratoires sont certainement les plus évidemment soumises à cette diathèse. Toute lésion papillaire, granuleuse, glanduleuse, du pharynx, du larynx, de la trachée ou des bronches, ne peut-elle pas être réputée une affection herpétique de ces organes?

Enfin, si les médications révèlent la nature des maladies, l'efficacité quasi-spécifique dont jouissent sur ces mêmes lésions le goudron et le soufre, les deux agents anti-dartreux par excellence, démontre qu'elles participent certainement de l'essence herpétique qu'on leur attribue dans cette étiologie.

Selon nous, le soin que l'on prendra à prouver que la pharyngite, la laryngite, etc., sont bien de nature dartreuse, aura toujours un but dont nous ferons notre profit, parce qu'il rentre dans l'objet de cet ouvrage. Ce but sera de prouver que les eaux sulfureuses sont bien le médicament qui convient à ces maladies.

Pour le praticien qui raisonne, en effet, rien ne prouve mieux que ces affections sont la manifestation d'un vice herpétique que la cure qu'on en obtient par les eaux sulfureuses. Mais aussi rien non plus ne prouve mieux l'heureuse indication de ces eaux que l'essence dartreuse de ces affections.

Il me semble qu'on avait oublié cette preuve dans le nombre de celles qu'on a données du bon emploi des eaux sulfureuses dans la thérapeutique des maladies de poitrine. Si celles-ci, en effet, sont démontrées être de la nature des dartres, rien de plus rationnel que de regarder les eaux sulfureuses comme leur médicament, et *vice versa.*

On a demandé d'abord pourquoi ces maladies sont envoyées aux établissements de sources sulfureuses? La pratique a répondu : parce qu'elles y guérissent. Ceux qui ne se contentent pas de cette réponse toute empirique ont demandé pourquoi elles y guérissent ? On peut répondre aujourd'hui que les eaux sulfureuses guérissent les lésions de la muqueuse respiratoire, parce que ces lésions sont de nature herpétique.

Parvenu à ce terme, on nous rappellera peut-être que les maladies dartreuses de la surface extérieure réclament de la thérapeutique un traitement local en même temps que le traitement général. Nous répondrons que nos respirations à l'eau minérale poudroyée, lesquelles étendent le médicament sur la lésion de la surface interne, viennent satisfaire à cette double indication, et cela toutefois, nous l'avons dit, sans rien supprimer dans le mode d'administration mis en œuvre dans les établissements thermaux : Buvette, Bains, Douches, etc.

Une conclusion toute aussi naturelle que logique à déduire de ce paragraphe peut être exprimée en cette proposition. La nouvelle méthode des respirations à l'eau sulfureuse poudroyée représente, dans la science, la médication la plus complète et la plus rationnelle qui ait été instituée pour le traitement des maladies chroniques des voies respiratoires.

§ XXII. — DESCRIPTION DE LA SALLE DE RESPIRATION NOUVELLE.

Excepté l'instrument pulvérisateur de l'eau, qui est dans la Salle de Respiration et avec ressemblance de forme, ce qu'est une lampe-carcel dans un salon de lecture, rien n'est déterminé dans les êtres et les dimensions de cette salle.

L'appareil pulvérisateur de M. de Flubé n'a pas d'antécédents dans les ouvrages d'art ou d'industrie ; il n'est, que nous sachions, ni une imitation ni une pièce d'aucune mécanique utilisée ou connue. Sa simplicité, selon nous, concourt à réaliser les meilleures conditions du résultat qu'on se propose par lui.

Un filet d'eau capillaire et continu, lancé avec la pression de trois atmosphères contre un petit disque immobile placé à 7 centimètres de son origine et sur lequel l'eau se brise en poussière, tel est le fond essentiel de l'appareil de M. de Flubé. Groupez au bout d'un tube de deux centimètres de calibre six pareils filets capillaires qui se brisent et poudroient l'eau comme une lampe rayonne la lumière, et vous aurez l'un des trois instruments identiques qui desservent la Salle de Respiration de Pierrefonds-les-Bains (1).

Cet appareil étant adopté pour l'usage qui nous occupe, on reste libre de disposer le local et d'en augmenter le bien-être comme on voudra. Il va sans dire que la capacité du compartiment devra être proportionnée au nombre des filets pulvérisateurs *et vice versa*; car il faut que l'espace puisse être, en dix minutes, rempli de poussière d'eau.

En attendant donc qu'il soit fait une Salle de Respiration modèle pour les accessoires, décrivons celle de Pierrefonds, qui n'aura d'autre mérite, si on veut, que celui d'avoir été la première et d'avoir fourni le principal.

La Salle de Respiration de Pierrefonds-les-Bains est une grande pièce de plain pied avec le sol; elle forme un petit

---

(1) Tout instrument nouveau qui conservera ce filet d'eau comprimée ne sera qu'une copie de celui-ci, et le perfectionnement, s'il y en a, ne portera que sur l'accessoire. Le filet d'eau comprimée qui se brise sur un corps solide constitue réellement l'invention et spécifie le titre du *Brevet* qui en sauvegarde la propriété à son inventeur.

bâtiment faisant comme un appendice à la partie sud-ouest de l'établissement des Bains. Des quatre fenêtres qui l'éclairent, deux s'ouvrent sur le parc et deux sur le lac. On y entre du dehors par deux vestibules, dans lesquels les respireurs revêtent, en passant, le peignoir et la coiffure qui doivent les garantir de l'humidité produite par la poussière d'eau qui les enveloppera durant la séance.

Les dimensions de la Salle sont :

En longueur, 7 mètres ;

En largeur, 4 mètres 50 ;

En hauteur, 3 mètres environ.

La Salle est voûtée et le sol en est incliné au centre pour l'écoulement des eaux.

Dans le sens de la longueur et au milieu, sont disposés, comme des candélabres, et chacun au centre d'un guéridon en fer maillé, trois instruments pulvérisateurs à 6 jets capillaires. Ces dix-huit filets d'eau, lorsque la pression est bien de trois atmosphères, suffisent pour remplir, en dix minutes, l'espace de poussière humide, de sorte que le malade la respire en se promenant sur tous les points. La plus fine, et par conséquent la plus propre à la respiration médicamenteuse, est celle, on le conçoit, qui flotte le plus loin du pulvérisateur. Assez ténue pour rester en suspension dans l'atmosphère, elle laisse toute certitude qu'elle pénètre jusqu'aux bronches les plus profondes de l'arbre respiratoire, à raison même de sa ténuité.

Le nombre de respireurs qu'on peut admettre dans cette Salle, pour une séance, est de quinze. Un plus grand nombre pourrait être admis, vu la possibilité d'ouvrir les fenêtres et les portes pour renouveler l'air et rétablir l'équilibre de température; mais nous croyons convenable de ne pas dépasser le chiffre que nous indiquons.

La quantité d'eau dépensée dans le cours d'une séance, qui dure cinquante minutes, est de cent litres, si la perte de liquide, par le fait de l'imperfection des appareils, n'est pas trop notable.

La pompe aspirante-foulante qui puise l'eau sulfureuse par un bout et la comprime par l'autre, à l'intérieur, dans l'instrument pulvérisateur, est au dehors de la Salle, mais le plus près possible du mur, afin que les tuyaux de conduite, qui vont jusqu'aux filets capillaires, ne dénaturent pas l'eau minérale dans le trajet.

A côté de la pompe, et aussi au dehors, se trouve une chaudière dans laquelle le tube de l'eau foulée fait un tour à l'instar d'un serpentin. C'est en traversant cette partie du tube que l'eau froide de Pierrefonds prend la température de 25 degrés qu'elle doit avoir à l'état de poussière pour ne pas produire d'impression de fraîcheur dans les bronches du malade.

Le costume du respireur, nous l'avons dit, consiste en un surtout ou peignoir d'étoffe de coton, de laine ou de caoutchouc; en un bonnet sans visière de l'une ou de l'autre de ces matières, et une paire de sabots. A l'exception du chapeau, les hommes et les dames n'ont rien à déposer, si on veut, de leur costume ordinaire. Il n'est pas rare, à Pierrefonds, qu'une dame sorte du Salon ou de la promenade du parc pour entrer faire une séance dans la Salle de Respiration.

Un thermomètre à l'intérieur et un autre à l'extérieur de la croisée, indiquent la différence de température du dedans au dehors. Pour éviter les transitions toujours nuisibles aux malades de poitrine, il faut obtenir l'unisson entre ces deux températures, au moins tant que celle du dehors est au-dessus de 20 degrés centigrades.

Il est de règle, durant les séances, que les malades respirent par la bouche plutôt que par les fosses nasales ; nous verrons plus loin la raison de cette recommandation.

Il est bon aussi que la conversation s'établisse entre les respireurs, et qu'elle soit, autant que possible, générale, intéressante et gaie.

Toute Salle bien instituée doit avoir assez d'espace pour permettre le mouvement : se promener et s'asseoir à volonté sont deux conditions du traitement respiratoire. On peut même, comme à Pierrefonds, suspendre aux murs quelques-unes des cordes élastiques de ce qu'on appelle le gymnase de salon. L'exercice des bras et des muscles thoraciques est d'un accessoire bien entendu.

Telle est la Salle de Respiration nouvelle de Pierrefonds-les-Bains, celle qui sert durant la saison d'été. (1857)

La Salle de Respiration qu'on y établit pour servir durant les saisons d'automne, que Pierrefonds inaugure cette année-ci (1857), dans l'Hôtel des Bains, exigera de notre part une description nouvelle. On comprend qu'un traitement de respirations médicamenteuses, pour le temps où l'atmosphère peut subir toutes les variations météorologiques, soit institué dans des conditions bien autrement calculées qu'il n'a besoin de l'être dans la période où l'atmosphère extérieure semble faite pour les malades de la poitrine. En automne, tout est contre eux ; en été, tout est pour eux. Cette différence marque celle qui doit exister entre la Salle de Respiration actuelle, sise au milieu d'un parc, et celle qu'on édifie dans un hôtel dont l'intérieur doit devenir le séjour curatif d'un poitrinaire. Aussi, tout y sera-t-il disposé pour que le malade trouve sans en sortir, au besoin, tout ce qui lui est utile et agréable.

Que ceux des autres établissements thermaux en position de le faire imitent Pierrefonds, et l'on saura, avant qu'il soit longtemps, ce qu'il en est de la curabilité des maladies chroniques de la poitrine.

§ XXIII. — LA PULVÉRISATION COMME MOYEN DE RESPIRATION AUX EAUX EST-ELLE UN MOYEN NOUVEAU?

Le respect que nous avons de ce qui appartient aux autres nous fera toujours un devoir de le distinguer de ce qui nous appartient en matière d'inhalations respiratoires d'eaux minérales.

Si l'empiétement était moins à l'ordre du jour, nous ne demanderions pas mieux que de mettre en commun; mais il en est qui étendent tellement leur part que celle du voisin s'y absorbe, et l'histoire de la science qui veut être juste ne sait bientôt plus comment exercer sa justice distributive. Il faut prévoir cet inconvénient, ne fût-ce que pour l'histoire.

D'abord nous trouvons que chacun de ceux qui ont travaillé en ce genre peut être content de ce qui lui revient :

chacune des idées qu'on a mises en œuvre porte avec elle une application convenable et un procédé ingénieux. Il ne faut pas demander des inventeurs plus qu'ils n'ont voulu inventer.

Le système d'analyse et de chimie, par lequel vient de passer l'hydrologie minérale, ayant fait un devoir de croire que les eaux guérissaient par l'un ou l'autre de ses éléments, par l'une ou l'autre de ses parties constituantes, il était rationnel que le médecin, qui voulait traiter par elles une maladie de poitrine, cherchât à en dégager l'élément ou la partie réputée curatrice. Pourquoi faire respirer l'eau minérale toute entière quand il suffisait de l'un des minéraux qu'elle contenait? L'eau n'était qu'un véhicule inutile, si encore par sa masse il n'était pas nuisible.

L'extrême logique du système pouvait aller en effet, jusqu'à faire présumer que l'eau minérale ne servait qu'à noyer le médicament ou à en faire une dilution trop allongée.

Cette manière de voir n'est pas la faute du médecin, mais bien celle de l'époque dans laquelle il a le malheur de vivre; et ceux-là lui ont payé leur tribut qui ont imaginé les diverses pratiques qui constituent ce que nous avons appelé jusqu'à ce jour *Salles de Respiration*, *Chambres d'inhalation*, *Bâtiments de graduation*, etc.

L'intention est unique et commune, remarquons-le, car c'est là l'important : faire arriver le médicament sur l'organe malade. Partant de ce précepte, mais sous l'influence du système chimique, nous voyons dans tel établissement d'eaux minérales un appareil qui sépare le gaz, dans tel autre un procédé qui réduit en vapeur, dans tel autre un moyen qui spécule sur la chaleur ou qui fait autre chose. Dans aucun nous ne verrons qu'on ait songé à faire respirer l'eau minérale dans sa synthèse native. Le système ne le voulait pas.

Précisons bien notre pensée. Nous disons qu'après avoir eu l'intention de faire respirer un seul des principes de l'eau minérale, on peut avoir eu celle d'en faire respirer plusieurs, de les faire respirer tous. Forçons les choses et supposons qu'on ait voulu multiplier, accumuler, condenser tous les principes dans une salle de respiration. Eh bien, notre intention est différente, comme la doctrine médicale est différente du système chimique. Nous avons voulu faire respirer l'eau minérale elle-même. Pour nous, le médicament, c'est l'eau minérale ni plus ni moins, ni autre, c'est là le titre de notre innovation.

Dira-t-on peut-être que cela eût été trop difficile? Nous répondrons : pas plus difficile que ce que l'on faisait ; on n'y songeait pas, l'idée analytique dominant trop l'esprit. Voilà l'explication. Aujourd'hui que ce système a cédé devant la conception plus rationnelle que les eaux n'ont de vertu que par la combinaison intégrale de tous les éléments qui les constituent, la méthode d'inhalation respiratoire doit se ressentir de ce changement. Nous sommes les disciples de cette heureuse réaction ; nous pensons que l'eau sulfureuse n'est le médicament des affections de poitrine qu'autant qu'elle est administrée en nature. Voilà pourquoi nous avons cherché à la faire respirer sans la dénaturer dans sa triple constitution gazeuse solide, et liquide.

Est-ce à dire qu'à Allevard, par exemple, où par une installation ingénieuse, on est parvenu à séparer tous les principes volatils de l'eau dans une chambre, on n'ait rien fait de bon ? Nullement ; nous croyons seulement que l'intention réalisée est incomplète. Toutes les divisions en nappes, cascatelles et gradins, pluies en gerbes montantes ou descendantes, etc., ne peuvent donner, si les eaux sont froides, que les gaz secs qu'elles contiennent; si elles sont chaudes, que des vapeurs déminéralisées avec ces mêmes gaz. Jamais on n'obtiendra par ces moyens les minéraux fixes qui sont la dose principale; jamais on ne fera respirer ainsi l'eau sulfureuse elle-même dans son intégrité totale et primitive; et il ne faut rien de moins pour être complet.

Sous la forme de gouttes, et même de gouttelettes, l'eau traverse l'atmosphère et n'y répand pas ses éléments; ensuite, sous ces formes, elle n'est ni respirée ni respirable quand même elle entrerait dans la bouche et les narines. C'est de l'eau à boire, et le but est manqué. Il faut donc que l'eau soit poudroyée, réduite en poussière qui reste suspendue dans l'air, laissant toute garantie matérielle qu'en cet état de division elle conserve intacte la minéralisation qui la caractérise. Ce moyen, dont la nature nous offre un échantillon dans la brise marine, est le nôtre; partout où il sera institué, il dispensera des autres et remplira la fonction de tous.

Ainsi l'établissement de Marlioz, à Aix en Savoie, a cru faire mieux que bien en associant la gerbe d'Allevard avec le pulvérisateur de Pierrefonds dans sa salle d'inhalation. Le premier jour d'expérience lui démontrera que la pulvérisation suffit au double emploi avec une supériorité telle, que la gerbe ne sera là que pour surabondance.

Que s'est-on proposé par toutes les méthodes hydro-respiratoires qu'on a imaginées? de faire respirer telle partie constituante de l'eau minérale. Eh bien, la pulvérisation liquide procure ce résultat : elle fait respirer au malade toutes les parties dans le tout ; et je ne compte pas les avantages secondaires de température et d'épuration atmosphériques qu'on avait été contraint de négliger jusque-là

En un mot, les avantages réels des Salles de respiration anciennes se trouvent tous dans la nouvelle, et on n'y trouve aucun de leurs inconvénients.

Ce que nous en disons ne signifie pas de notre part qu'il faille supprimer les modes respiratoires anciens ou les remplacer par le nouveau. La médecine voit naître tous les jours des indications qu'il importe de pouvoir remplir.

De même qu'en parlant des respirations à l'eau vaporisée nous avons dit que la vapeur peut être bien ordonnée dans quelques cas d'affection de poitrine, de même nous dirons des respirations à la manière d'Allevard, que les gaz peuvent trouver leur opportunité d'application dans quelques autres. Conservons donc tout ce qui est fait pour servir au besoin les indications thérapeutiques.

Mais s'agit-il des maladies chroniques de la poitrine en général, de celles contre lesquelles l'eau sulfureuse est déjà reconnue efficace ; pour ces cas, qui forment le plus grand nombre et auxquels il importe de ne pas détruire le remède en le décomposant, il n'y a que la pulvérisation liquide, la pulvérisation par l'appareil de Pierrefonds, ou par tout autre qui la produise avec la même perfection.

Parmi ceux qui ont le plus fait pour la solution du problème, nous devons citer honorablement M. le Dr Buissard, inspecteur des Eaux de La Mothe-les Bains. Nous ne connaissons pas l'installation du *vaporarium* de cet établissement, non plus que l'appareil qui le dessert ; mais, grâce à l'obligeance de notre confrère, nous pouvons dire qu'il s'agit là d'une colonne d'eau qui, se précipitant d'une hauteur de sept mètres par un grand nombre de petits trous, vient se briser contre les parois de la salle.

C'est, comme l'on voit, la copie perfectionnée d'une grande douche, munie d'une tête d'arrosoir. C'est l'idée de M. Guéneau de Mussy, l'idée qui vient au médecin quand il entre dans un cabinet de douche en action. Nous l'avions eue comme tout le monde, mais nous ne l'aurions jamais adoptée, parce que pour avoir de la poussière respirable, il faudrait essuyer des torrents de pluie.

Comme le système d'Allevard est trop sec, celui de La Motte est trop humide. Notons que l'eau minérale dans la salle de ce dernier y arrive à la température de cinquante degrés centigrades !

Au reste, la preuve de fait que notre méthode respiratoire a la supériorité médicale sur celles qui l'ont précédée, c'est que les Salles de respiration vont se multiplier dans les stations d'eaux minérales, et qu'à moins d'être mal avisé on n'en instituera guère qui ne soient à la pulvérisation. Ajournons à cinq ans d'aujourd'hui.

De ce que nous venons de dire il nous paraît légitime de conclure que la Salle de respiration à l'eau poudroyée est une innovation véritable dans l'hydrologie curative.

§ XXIV. — LES SALLES DE RESPIRATION NOUVELLES SE DISTINGUENT ENCORE PAR L'APPAREIL PULVÉRISATEUR.

Considéré sous le rapport de l'appareil, il ne serait pas

moins aisé de faire voir que l'innovation est plus qu'un perfectionnement des méthodes hydro-respiratoires existantes.

Par lequel des moyens antérieurs, en effet, aurait-on pu transformer à peu de frais une chambre ordinaire de sa maison en une salle de respiration? Or, il ne sera pas plus difficile prochainement, grâce à cet appareil, de porter à domicile une *Respiration* qu'un bain de vapeur aujourd'hui.

Et quelle facilité, inouie jusque-là, pour administrer par les bronches tel liquide médicamenteux qui conviendra : eau de goudron dans les catarrhes, solution de perchlorure de fer contre l'hémoptysie, etc.

Une fois reconnu et constaté que l'eau est le meilleur véhicule et le dissolvant par excellence des médicaments; une fois constaté et reconnu que les poumons sont des organes de généralisation thérapeutique plus parfaite que toute autre voie d'absorption et d'assimilation, qu'est ce qui s'oppose à la prévision qu'un jour, qui n'est peut-être pas bien éloigné, on administrera rationnellement telle matière médicale, en dissolution dans de l'eau qu'on pulvériserait pour la rendre respirable au malade.

Une fois enfin reconnu et constaté ce qui semble aujourd'hui hors de doute, à savoir, que les affections septiques, et notamment les fièvres paludéennes envahissent l'organisme par l'inhalation pulmonaire, qu'est-ce qui empêche de prévoir que les quinquinas et autres substances antiseptiques seront ingérés dans l'économie par la voie respiratoire sous la forme facile d'eau poudroyée dans l'atmosphère d'une chambre? Ne paraît-il pas naturel d'introduire le remède par l'organe qui a servi d'entrée à la maladie.

Qu'on nous permette une dernière prévision.

Si l'étiologie qui accuse l'air atmosphérique, et nommément son oxygène, d'être l'agent d'excitation continu des maladies bronchiques, est vraie, ajoutons ici que dans notre pensée cette théorie peut s'étendre aux affections aiguës ou inflammatoires qui comprennent surtout les angines et les croups. Les fausses membranes nous paraissent être le produit d'un travail de suroxygénation ou de suroxydation organique. Qu'on y regarde.

S'il en est ainsi, l'indication est positive, et nos respirations de liquides médicamenteux, poudroyés à la portée des malades par l'appareil, nous semblent devoir être mises à l'épreuve avec les mêmes garanties rationnelles que les moyens les mieux employés de la pratique moderne.

Disons-le donc : l'appareil pulvérisateur de Pierrefonds, pouvant s'appliquer sans distinction à tous les liquides médicamenteux, ouvre une voie nouvelle à la thérapeutique. Cette voie, négligée faute d'un instrument d'administration convenable, est celle de la respiration qui peut être aussi féconde que celle de la digestion et de l'absorption cutanée.

Que l'appareil devienne portatif, et le problème ainsi résolu sera mis en œuvre, nous n'en doutons pas, par tous ceux qu'une innovation des plus rationnelles peut frapper.

[On pourrait prévoir une opposition à tout en médecine qu'il serait difficile d'en prévoir une à la médication dont nous venons de parler; car, répétons-le encore une fois, nous ne venons rien supprimer, rien supplanter, rien remplacer dans les ressources que l'art de guérir a utilisées jusquà ce jour, tant dans les établissements thermaux, que dans les hôpitaux et la pratique ordinaire.

§ XXV. DE LA SAISON OU CURE, SOUS LE RAPPORT DES MALADIES DE POITRINE.

La cure ou la saison en langue d'hydrologie médicale, est le nombre de jours ou de bains prescrit par le médecin consultant au malade qu'il envoie aux eaux minérales.

Cette saison ou cure ainsi définie a eu sa raison, comme ont leur raison les lois et les règles générales. Les circonstances de la médication hydrominérale exigeaient que la durée d'un traitement fût déterminée. La doctrine des septénaires sur laquelle on se fonda, indique la haute origine de cette pratique. Il y eut des cures thermales de deux, de trois ou de quatre semaines.

En fixant un nombre de bains ou de jours, les médecins ne pensaient pas que le malade s'en appliquerait le chiffre d'une manière si absolue. C'était pourtant facile à prévoir. Aujourd'hui, l'un des plus fréquents motifs d'impatience pour le médecin des eaux, est de voir tel malade, qui marche franchement vers la guérison, s'arrêter huit jours avant ce résultat, parce que son médecin lui a dit : trois semaines, et que les vingt et un jours sont échus. Je ne dirai pas sous combien de formes se traduit cette tyrannie de la saison pour le malade. Il faut être médecin d'eaux minérales pour savoir que, pressé de partir deux jours avant le terme, le malade croit pouvoir prendre les deux bains qui lui manquent le jour de son départ.

Les Eaux n'ont été jusqu'en ces derniers temps, qu'un

but de voyage ou de séjour, de plaisir ou de distraction à la campagne ; en les introduisant aujourd'hui dans le domaine médical, nous devons leur appliquer la raison que suppose la science. C'est pourquoi je dis qu'en tant que durée (nombre de bains ou de jours), la saison de malade est une question à remettre à l'étude, comme tant d'autres choses devenues d'habitude en hydrologie.

Mais en laissant à d'autres le soin de voir si tout est pour le mieux à ce sujet, eu égard aux rhumatismes, névralgies, atonies, dermatoses, etc., nous croyons pouvoir nous inscrire contre l'usage des saisons de trois semaines, même d'un mois de durée, lorsqu'il s'agit d'une maladie chronique de la poitrine. La réparation d'une bronchite, d'une phthisie laryngée, d'une angine granuleuse, dans l'espace d'un traitement thermal de vingt ou trente jours, est une illusion, si le praticien veut bien se donner la peine d'y penser.

L'hydrologie, comme branche sérieuse de la médecine ne doit pas laisser croire qu'on guérit une de ces lésions avec deux douzaines de verres d'eaux sulfureuses réparties en un mois. Les eaux ne font pas des miracles ; remèdes naturels, elles font des cures naturelles, à la condition qu'on les administre judicieusement.

Le mieux être qui se manifeste après une saison préordonnée ne devrait être qu'une indication positive que, si le baigneur continuait plus longtemps, il arriverait à la guérison. Mais on prend la voie pour le terme, l'amélioration pour la cure, et le médecin des eaux laisse partir le malade par respect pour le médecin ordinaire qui a fixé le temps du traitement.

Notez bien que les eaux sont le seul médicament dont on détermine d'avance la durée d'emploi. Est-ce qu'on détermine ainsi celle de l'huile de foie de morue, surtout quand elle modifie en bien l'état de l'organisme? Quelle est enfin la médication que l'on suspende pendant qu'elle produit son effet curatif? Il n'y a que les eaux qui aient mérité cette exception peu rationnelle; toute autre médication se continue jusqu'à la guérison, et même un peu après si on veut bien faire.

Ne nous étonnons donc pas qu'on dise que jamais les eaux minérales n'ont guéri une phthisie ; mais répondons que jamais le phthisique n'y est resté assez longtemps pour guérir. Étonnons-nous moins encore qu'on ait écrit que les eaux sulfureuses entre autres hâtent la mort du phthisique ; mais pensons que l'amélioration qu'il y a éprouvée n'est qu'une émotion thérapeutique, laquelle peut être funeste si le malade ne continue pas, et surtout si en cet état d'excitation organique, il retourne, ce qui est l'ordinaire, aux lieux et conditions où il a contracté la maladie.

Il y a là un sujet de réforme qu'il suffit de signaler pour en faire aussitôt comprendre l'importance. Cette réforme, concernant la durée de ce qu'on appelle *cure* ou *saison*, doit partir du médecin des eaux qui sont fréquentées par les malades de la poitrine.

Ceux qui ont une objection toujours prête pour chaque idée de réforme, ne manqueront pas de faire intervenir le grand mot de *saturation* ; et ils fonderont même la légitimité de la saison sur ce que, au bout des trois ou quatre semaines en question, les poitrinaires sont saturés d'eaux sulfureuses et n'en retirent plus aucun fruit, si elle ne leur sont nuisibles.

Cette objection ainsi formulée serait puissante, si son argument était l'expression de la vérité des faits ; mais il n'en est rien dans la généralité des cas. Que si pourtant il en est ainsi dans quelque cas particuliers, rien de mieux ordonné qu'une suspension temporaire, telle qu'on la pratique pour d'autres médications. Le médecin des eaux est là pour en juger.

Mais il ne s'agit pas des exceptions dans notre thèse contre les saisons d'usage. Nous entendons parler de ces malades, qui en pleine voie de réparation et nullement saturés, s'arrêtent et se retirent uniquement parce que le terme préfixé de leur séjour aux eaux est échu. Nous ne demandons pas l'absurde; nous voulons ce qu'indique le seul bon sens. En règle générale, interrompre ou suspendre un traitement quand il profite, n'est-ce pas au moins une imprudence? Hé bien, cette imprudence, on peut le dire, est l'ordinaire aux eaux minérales.

Reste une objection encore, et la plus forte, celle de la clôture des établissements thermaux à la fin de l'été, ce qui interrompt de force majeure la médication lorsqu'il serait bon de la continuer. Nous avons répondu à cette impossibilité en fesant voir l'urgence d'instituer une *Saison d'automne* dans la station dont les eaux servent au traitement des affections de poitrine. Toutes les stations de cette espèce ne sont pas dans des climats impossibles à habiter durant cette partie de l'année. Il faudra donc en approprier l'établissement à cette destination, et les salles de respiration feront le reste.

Bref, il importe d'aviser touchant les saisons de malade : il importe, dis-je de les remettre en question quant à la durée. La guérison des maladies de poitrine est à ce prix; la chose en vaut assez la peine.

Il faudrait que *saison* signifiât *cure* selon l'acception primitive du mot. Nous ferons désormais pour notre part tout ce qu'il dépendra de nous pour qu'il en soit ainsi.

§ XXVI. — LES DEUX QUESTIONS DE PHYSIOLOGIE ET DE CHIMIE RELATIVES A LA SALLE DE RESPIRATION NOUVELLE.

Deux sujets d'étude de grande importance pour la valeur positive des faits sur lesquels s'appuie notre méthode thérapeutique, resteraient à toucher dans cette première partie de notre livre. Malheureusement, ces deux études supposent des notions et une spécialité de travaux qu'on rencontre rarement chez le médecin qui se destine à la pratique générale; mais nous pouvons toujours indiquer les thèses, espérant que quelqu'un trouvera de l'intérêt à nous venir en aide pour les traiter.

La première de ces études se rapporte à la constitution organique et fonctionnelle des voies respiratoires ; on y déterminerait la capacité de surface et la propriété d'absorption qu'elles ont pour les médicaments qui en atteignent la muqueuse à l'état sain, mais surtout à l'état morbide qui nous occupe.

C'est la question de physiologie.

La seconde étude se rapporte au milieu dans lequel s'effectue la respiration ; on y déterminerait les modifications qu'éprouvent l'air atmosphérique, et notamment son oxygène, lorsque la salle est plus ou moins chargée de poussière d'eau sulfureuse.

C'est la question de chimie.

A. Ce que tout le monde sait, relativement à la première question, c'est que les organes respiratoires, depuis les cavités buccale et nasale jusqu'aux cellules pulmonaires, présentent au médecin des affections de poitrine, des conditions exceptionnelles comme voies d'administration thérapeutique. En effet, quelle étendue de surface, pour recevoir les médicaments? quelle activité pour les absorber? quel moyen pour les généraliser dans toute l'économie (1)?

1° Cette étendue de surface a été estimée trente fois au moins celle du corps tout entier. Ce que l'on comprendra, si on pense que le poumon qui termine les bronches n'est, à proprement parler, que surface, les aréoles qui le composent étant supputées au nombre de plusieurs centaines de mille.

2° La propriété d'absorption de la muqueuse respiratoire est reconnue supérieure à celle de tous les autres téguments internes ou externes. Les médicaments respirés la pénètrent avec une rapidité qui explique, jusqu'à un cer-

---

(1) D'après M. le professeur Bérard, le volume d'une inspiration est d'environ un demi-litre ; donc à 16 inspirations par minute, il passe 480 litres de gaz dans la poitrine, par heure.

tain point, l'activité d'action de l'oxygène sur le fluide artériel dans l'acte de l'hématose (1).

3° Mais c'est comme organe de transport et de communication des médicaments à toutes les parties de l'économie que les poumons sont remarquables. C'est que la muqueuse aérolaire du poumon seule, par le fait d'une texture admirable, communique avec le sang, la plus parfaite des humeurs et l'élément le plus généralisateur de l'organisme. Or, la masse totale du sang se trouve plus de vingt fois par heure en rapport avec cette muqueuse (2).

Comme voie de médication en général, l'arbre respiratoire pourrait être mis en parallèle avec tout autre système organique du corps humain ; mais, pour les lésions chroniques de la poitrine qui seules nous intéressent ici, la voie des bronches reste évidemment spéciale et sans comparaison ; elle est naturelle, en un mot. Le tube digestif, l'enveloppe cutanée et l'organe respiratoire sont sans doute les trois

---

(1) Toutes autres choses égales, l'absorption est d'autant plus active que les membranes offrent plus de ténuité ; l'absorption augmente aussi en raison de la vascularité de l'organe ou de la partie, et aussi en raison de la pression barométrique ou atmosphérique.

M. Claude Bernard a constaté que l'absorption s'effectue avec une rapidité extrême à la surface des muqueuses des glandes salivaires. Mais la muqueuse bronchique, selon lui, l'emporte encore sous ce rapport sur les salivaires.

(2) La masse du sang d'un homme ordinaire est de 12 kilogr. environ. Elle passe par les poumons en quelques minutes ; Héryng dit en *une* minute.

grandes voies thérapeutiques ; mais la dernière, outre qu'en l'espèce elle satisfait à l'aphorisme, *mettre le remède sur le mal*, reste comme la plus immédiate et la moins détournée. Ce qui ne veut pas dire que les autres soient à dédaigner, même pour la cure des maladies de poitrine.

La physiologie du système de la respiration, organes et fonction, est toute faite; il n'y a plus qu'à l'instituer au point de vue de la médication respiratoire : c'est un travail de pure érudition qui payera sa peine à celui qui l'aura entrepris. Passons à la question de chimie.

B. Il s'agit de savoir les changements que subit l'air atmosphérique dans la salle de respiration nouvelle par l'effet de son mélange ou de sa combinaison avec la poussière d'eau sulfureuse. Or nous ne savons qu'une chose à cet égard, mais elle est d'intérêt majeur pour notre théorie, c'est que la proportion normale d'oxygène y descend d'après une expérience de M. Ossian Henry, de 21 à 19, 5.

S'il est vrai, comme nous l'avons supposé, que l'oxygène soit la cause d'excitation ou d'entretien de l'affection, ce sera donc, comme on le dit vulgairement, autant de pris sur l'ennemi. Point n'est besoin de rappeler à ce propos que nous ne voulons pas la suppression de cet élément nécessaire à la vie, mais seulement une diminution de quantité compatible avec l'hématose, c'est-à-dire l'atténuation de ses propriétés sur-excitantes sur les lésions (1).

---

(1) Selon Lavoisier. *Mém. de l'Acad. des Sc.*, 1789, p. 567.

1° Un homme au repos et à jeun, par une température de 32 degrés, consomme par heure : 24 litres d'oxygène.

La diminution de quantité est donc un fait réalisé dans la salle de respiration nouvelle. Quant à l'atténuation de ses qualités, elle n'est probablement pas moins certaine, si on réfléchit que l'atmosphère y est, pour ainsi dire, noyée d'eau, et que les surfaces lésées y sont humectées et comme arrosées sans cesse par le même liquide ; ce qui doit sans contredit faire l'effet d'une fomentation ou au moins d'une enveloppe qui empêche le contact immédiat de l'oxygène sur la muqueuse affectée.

Quant à la conservation des principes médicamenteux de l'eau minérale, dont nous aurions dû parler avant tout dans cette question chimique, les expériences dont il est fait mention dans le rapport de M. O. Henry à l'Académie ne laissent aucun doute à ce sujet. C'est bien de l'eau sulfureuse que l'on respire dans la salle de Pierrefonds ; la forme de poussière qui lui est donnée ne change rien à son intégrité naturelle, puisqu'en définitive, dans cet état, l'eau ne subit qu'une division fragmentaire.

2° Par une température de 15 degrés : 26 litres et demi ;

3° Pendant la digestion : 37 litres et demi.

4° En travaillant à élever en 15 minutes un fardeau de 7 kilogr. à une hauteur de 200 mètres, il consomme par heure 63 litres et demi d'oxygène.

5° En travaillant à élever le même poids dans le même temps à une hauteur de 212 mètres, il consomme 91 litres d'oxygène par heure.

6° Enfin dans les conditions ordinaires d'existence, l'homme consomme par heure 42 grammes 22 d'oxygène, et exhale 47 grammes 80 d'acide carbonique.

Ainsi, les deux premières considérations chimiques nous montrent, l'une, que l'oxygène est atteint dans ses quantité et qualité, et l'autre, que l'eau sulfureuse n'a rien perdu de ses propriétés médicamenteuses dans la salle de respiration, par le fait de la pulvérisation. Ces deux points résolus nous permettent d'attendre avec patience la solution des autres.

Il reste encore à faire une étude dans laquelle la physiologie et la chimie s'associent pour le même but.

Ainsi, s'assurer par des expériences faciles si, après les séances de respiration, il se fait des éructations sulfurées comme lorsqu'on a bu de l'eau minérale.

Si l'haleine, la transpiration cutanée ou les urines manifestent, à l'odeur ou aux réactifs, la présence d'éléments sulfureux: toutes expériences faciles, sur lesquelles nous attendrons le jugement de ceux qui sont plus compétents et que rien n'engage ni pour ni contre l'innovation.

MM. Ossian Henry, père et fils, ont fait annoncer sous presse un ouvrage qui vient résoudre ces questions, et bien d'autres que nous n'indiquons même pas : il faut attendre la lumière de sa source. M. Henry, père, connaît notre salle de respiration mieux que nous ; il l'a étudiée sous tous les rapports qui lui incombent à titre de chimiste et de membre de l'Académie de médecine ; les convenances nous feraient donc un devoir de compter sur lui, si ce n'était notre intérêt.

§ XXVII. — DE L'ABSORPTION DES SUBSTANCES MEDICAMENTEUSES PAR LA MUQUEUSE RESPIRATOIRE.

Dans la discussion qui s'engagea après la lecture de mon Mémoire, à la Société d'hydrologie, sur la question de savoir si la poussière d'eau sulfureuse pénètre bien dans les voies bronchiques, on verra que, lorsqu'on eut contesté le fait, on éleva, sur des analogies, le doute que les minéraux fussent absorbés par l'économie. Le présent paragraphe a pour objet d'élucider le double sujet.

A. Premièrement, l'eau pénètre-t-elle dans les bronches par le fait de la respiration naturelle ?

On en douta, se fondant sur l'expérience de lapins emprisonnés dans un sac muni de poussière de charbon, et qui, au bout de deux ou trois jours, ne présentèrent pas trace de cette matière dans les canaux respiratoires.

Mais voici, par contre, ce qui est aussi d'expérience : « Chez les mineurs qui vivent au milieu de la poussière de charbon de terre, et dont les poumons prennent une teinte noire, on trouve des concrétions de houille qui engorgent les extrémités radiculaires des bronches. » Nous prenons ce fait dans le Traité de physiologie de M. J. Béclard, qui ne l'a, certes, pas inventé.

En admettant ces deux expériences contradictoires comme l'expression de la vérité, comment s'explique leur contradiction positive?

Nous croyons qu'elle s'explique comme nous l'avons dit alors : en considérant que les lapins et la plupart des animaux respirent par les narines, et que l'homme respire ordinairement par la bouche, la différence d'organes introducteurs de l'air extérieur doit rendre compte de la différence du résultat observé.

M. Guérard, de l'Académie de médecine, qui prit part à cette discussion, cita des faits recueillis dans les fabriques à l'atmosphère poudreuse. Il est d'observation, dit-il, que les ouvriers qui chantent et parlent beaucoup sont plus promptement atteints par les affections propres à l'industrie que ceux travaillant sans parler ni chanter. Ce qui pour nous équivalait à dire que ceux qui respirent par la bouche et à grande inspiration sont plus exposés que ceux qui respirent la bouche close ou par les narines.

Aussi est-il de recommandation expresse dans notre Salle de Respiration à l'eau poudroyée de respirer par la bouche et de causer.

A l'appui du point en litige, nous relatons à la troisième partie de cet ouvrage l'expérience qui a été faite à Pierrefonds, au mois d'août dernier, par M. Ossian Henry et M. de Flubé. Un jeune porc, ayant les naseaux préalablement bouchés et la gueule ouverte, a été soumis durant une demi-heure à la poussière d'eau chargée d'un sel ferreux. L'animal, ouvert immédiatement après, les bronches profondes témoignèrent, aux réactifs du fer, que le liquide minéralisé avait pénétré dans tous les canaux respiratoires. Notons que le sel de fer était à l'état de dissolution dans l'eau poudroyée.

B. Secondement, les principes fixes des eaux minérales

sont-ils absorbés par la muqueuse respiratoire qu'ils atteignent ?

Si sur cette deuxième question on avait cité l'expérience de poussières insolubles qui s'accumulent dans les bronches, pour prouver qu'elles ne sont pas absorbées, rien de plus conforme à la *théorie*, qui nous enseigne que tous les systèmes circulatoire, chylifère, lymphatique et sanguin sont sans ouvertures dans l'économie ; rien de plus conforme à la pratique. Les expériences les plus délicates, nous dit M. Béclard, ont été faites en vain pour produire l'absorption du noir de fumée, qui est pourtant la poussière la plus ténue, mais insoluble (1).

Le témoignage de M. le professeur Bérard pourrait encore être invoqué à ce sujet. Les poussières insolubles ne passent pas dans l'économie par le moyen de la respiration; mais si les matières insolubles ne passent pas dans l'organisme, les matières solubles, et surtout celles qui sont en dissolution dans l'eau, le pénètrent avec une facilité remarquable, lorsqu'on se sert à cet effet de la voie respiratoire ; il n'y a même pas de voie plus prompte ni plus sûre que celle-là, Tous les physiologistes sont d'accord sur ce point et sur celui-ci, à savoir que la muqueuse pulmonaire absorbe les liquides avec une aptitude toute particulière (2).

(1) M. Bérard professe que l'absorption n'introduit dans l'économie aucune molécule solide, quelle que soit sa ténuité. Ainsi, d'après des expériences qu'il a faites avec MM. Robin et Bernard, il a pu conclure que la poudre de charbon n'est pas absorbée.

(2) L'absorption dans les voies aériennes montre que les substances absorbées passent dans les veines avant qu'il y en ait

Qu'est-ce que l'eau minérale en général, et que sont les eaux sulfureuses en particulier? Je crois que nous pouvons répondre : Un médicament liquide dans lequel les principes fixes, ici mis en question, se trouvent en parfaite dissolution dans l'eau.

Point ne s'agit de savoir si, extraits ou séparés de l'eau, ils seraient dissous par la muqueuse et absorbés ensuite par la circulation ; les principes fixées ici ne font qu'un avec l'eau ; leur combinaison avec elle constitue le médicament lui-même. Il faut respecter leur union pharmaceutique naturelle, sous peine de détruire le remède, ou de n'en avoir que les éléments épars.

La conception de l'eau minérale ainsi posée, la question qui nous occupe est résolue. Oui, l'eau sulfureuse, arrivant par la respiration dans les organes pulmonaires, y est absorbée avec tous les minéraux qu'elle porte en dissolution. Or, si nous rappelons d'une part que cette voie d'absorption est des plus actives, et d'autre part que la dissolution est des plus parfaites, notre conclusion affirmative n'en sera que fortifiée (1).

---

trace dans les vaisseaux lymphatiques. (Expériences de Magendie et Delile.

(1) L'absorption de l'eau à l'état liquide et des sels solubles par les surfaces respiratoires est un fait constant. L'eau et les sels pénètrent dans le système circulatoire. Les expériences de Panizza démontrent que les substances respirées passent dans le sang des cavités gauches du cœur avant de passer dans les cavités droites, dans les veines avant les artères. (*Élém. de physiologie* des Drs Béraud et Ch. Robin, t. I, page 84.

Mais, dans tout ceci, nous n'avons parlé que d'organes et d'absorption à l'état physiologique, tandis que c'est l'état pathologique qui fait l'objet de notre étude. La muqueuse respiratoire, en effet, depuis le pharynx jusqu'aux bronches capillaires, chez les sujets pour lesquels sont faites les respirations médicamenteuses, est lésée d'altérations qui en modifient la surface sur un point ou sur un autre de son étendue. En un mot, l'épithélium y offre des solutions de continuité diverses dont la plupart ont été assimilées en général à des lésions herpétiques, excroissances papillaires, érosions, granulations, ulcérations, etc., toutes lésions qu'on peut considérer comme avides d'humidité, et qui absorbent les liquides avec une énergie dont l'activité indique comme un vœu de la nature médicatrice. Du reste, M. Ch. Robin dit dans ses *Etudes physiologiques* que l'absorption des surfaces est plus grande lorsqu'il s'y est formé des bourgeons charnus.

Les fomentations et autres applications propres à humecter les téguments privés d'épiderme viennent remplir cette indication. L'exsudation morbide qui les recouvre d'ordinaire ne s'explique pas autrement, et la guérison rapide qui s'effectue pour les ulcérations non spécifiques des surfaces naturellement humectées, comme dans l'intérieur de la bouche, prouve la vérité de notre raisonnement.

Des granulations de la muqueuse aérienne, nous pourrions conclure aux tuberculisations pulmonaires. On sait que Bayle et Laënnec ne mettaient pas de différence, quant à l'origine morbide, entre les granulations du larynx et les tubercules à l'état primitif qui se développent vers les bronches.

Nous pourrions donc établir comme un fait, non-seulement l'absorption des liquides médicamenteux dans les voies respiratoires, mais encore soutenir que cette absorption s'opère avec plus d'activité sur les points lésés de leur surface, à travers ces altérations d'épiderme qui caractérisent la pharyngite, la laryngite, la bronchite chroniques, etc.

§ XXVIII. LES SALLES DE RESPIRATION NOUVELLES NE SONT PAS SEULEMENT POUR PIERREFONDS.

Les soupçons d'intérêt particulier sont aujourd'hui trop naturels à l'esprit humain pour que nous ne prévenions pas à temps ceux qui pourraient nous atteindre. Expliquons-nous.

En voyant si souvent répété dans le texte de cet ouvrage le nom de *Pierrefonds*, l'idée viendra probablement que toutes nos vues sont exclusivement tournées au profit de cette station d'eaux minérales.

Quelles que soient nos affections bien légitimes pour un établissement dont les belles destinées rappelleront peut-être nos premiers efforts, nous adjurons nos confrères de croire que les intérêts de la médecine ont prévalu pour nous sur tous les autres.

Si l'innovation des salles de respiration a commencé par Pierrefonds, les médecins lui tiendront compte de cette initiative; mais cette innovation elle-même doit s'étendre à tous les établissements dont les eaux minérales jouissent de propriétés artériaques. Sans cette conviction, jamais nous n'aurions osé dédier ce livre à l'homme dont le nom représente en France l'hydrologie médicale dans ce qu'elle a de plus élevé.

Du reste, nous avons une autre preuve de nos sentiments à cet égard dans le fait même de la mise en vente de l'appareil pulvérisateur. Certes, M. de Flubé pouvait se le réserver pour lui, pour Pierrefonds; malgré ce droit que d'autres propriétaires eussent regardé comme un devoir, nous n'avons pas eu de peine à lui faire comprendre ce qu'il y aurait de généreux de sa part à mettre pour la somme de quarante francs (le prix de revient de l'appareil) une station thermale en possession de ce nouveau mode d'administration hydrologique. Nous devons être le premier à l'en remercier.

Uriage, St-Honoré, Marlioz, trois stations sulfureuses dont la salle de respiration est en activité, n'ont eu qu'à demander l'appareil de Pierrefonds; d'autres le demandent qui le recevront; dans quelques années, la plupart des établissements d'eaux pour la poitrine en seront pourvus. En cet état de choses, il faut avouer que le sentiment exclusif qu'on nous prêterait serait bien contredit par les faits.

Espérons donc qu'il nous sera fait l'honneur de croire sur notre parole que l'amour-propre d'avoir apporté si peu que ce soit dans la science de la vie nous est plus cher que celui d'avoir enrichi un seul établissement.

Mais Pierrefonds mérite qu'on lui soit reconnaissant de sa conduite envers les autres stations thermales. Il a fait graver son nom sur ses appareils; que celles qui s'en servent s'en souviennent, ou du moins qu'elles ne l'effacent pas lorsqu'elles feront annoncer des salles de respiration qui fonctionnent par ces appareils et qui probablement n'existeraient pas sans eux. (1)

---

(1) Cette pensée de reconnaissance que nous eussions toujours réputée inutile, nous est suggérée par ce qui vient de se passer à Aix en Savoie, pour l'ouverture de la Salle de respiration nouvelle de Marlioz. On a lu dans les journaux avec quelle solennité s'est faite cette inauguration, le 3 août 1857.

Après la bénédiction religieuse donnée à cette salle, qui semble ouvrir une ère nouvelle pour les Eaux de la Savoie, des discours ont été prononcés par quatre des principaux représentants de l'autorité et de la science du pays. Or, dans ces quatre discours remarquables, nous n'avons trouvé, pour rappeler l'origine et la provenance de l'appareil, que les lignes que nous allons extraire du discours de l'orateur qui représentait la médecine dans cette solennité ; nous copions :

« Aujourd'hui la Salle d'inhalation de Marlioz fonctionne et nous nous en applaudissons. En effet, si Aix possède des Salles d'inhalation chaudes, rivales de celles du Vernet et d'Amélie-les-Bains, Aix n'avaient pas de Salles de respiration froides.

« Cette lacune vient d'être comblée par la *création* que nous « inaugurons aujourd'hui ; Aix n'a donc plus rien à envier à « Allevard, à Pierrefonds et à Saint-Honoré. »

L'orateur continue :

« Si l'idée de cette création a dû naturellement se présenter à « l'esprit de plusieurs, le principal mérite en appartient en entier à celui qui l'a mise en œuvre.

« Aussi la commission médicale vote des remercîments au « propriétaire de Marlioz. »

Se douterait-on à ce langage que la Salle de Marlioz ait attendu qu'on lui eût perfectionné ses deux appareils à Pierrefonds? Cette conduite ne changera rien aux dispositions de M. de Flubé; elle aura peu d'imitateurs, il faut l'espérer.

Mais il nous restera de cette cérémonie le souvenir d'avoir vu la religion entrer pour la première fois dans un établissement thermal par la Salle de respiration nouvelle.

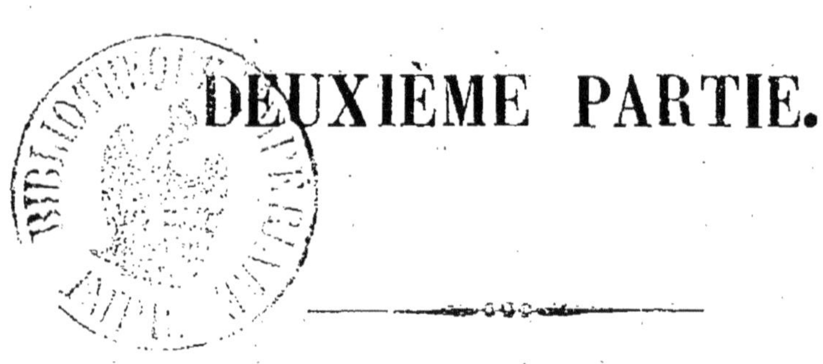

DEUXIÈME PARTIE.

TRAVAUX DIVERS

SUR LA SALLE DE RESPIRATION NOUVELLE

PRÉSENTÉS A L'ACADÉMIE DE MÉDECINE

OU LUS A LA SOCIÉTÉ D'HYDROLOGIE MÉDICALE DE PARIS,

PAR

M. le Dr Sales-Girons.

Cette deuxième partie de l'ouvrage comprend :

1° Les Mémoires qui marquent l'origine de la Salle de respiration nouvelle ;

2° Le Rapport de la Commission nommée par l'Académie pour l'examen du perfectionnement, et la Discussion qui eut lieu au sein de la Société d'hydrologie sur le même sujet.

3° Les observations cliniques recueillies dans la Salle de respiration de Pierrefonds dans les deux saisons thermales de 1856 et 1857 et qui ont été communiquées aussi à l'Académie et à la Société d'hydrologie.

4° Quelques articles de journaux.

Ces pièces que nous considérons comme les titres authentiques de la Salle de respiration nouvelle, pourront être de quelqu'intérêt lorsque le perfectionnement qu'elle réalise sera justifié devant la pratique et adopté dans les établissements dont les eaux minérales seront jugées bonnes en inhalation respiratoire. Nous n'avons pas d'autre intention en les publiant.

SUR LES INHALATIONS D'EAUX MINÉRALES

et sur

LA SALLE DE RESPIRATION NOUVELLE

instituée par lui

A L'ÉTABLISSEMENT DES EAUX SULFUREUSES DE PIERREFONDS-LES-BAINS.

MÉMOIRE

PRÉSENTÉ A L'ACADÉMIE IMPÉRIALE DE MÉDECINE (Séance du 20 mai 1856),

Par M. le Dr Sales-Girons,

Rédacteur en chef de la *Revue médicale*,
Médecin inspecteur des Eaux de Pierrefonds.

Monsieur le Président,

J'ai l'honneur de soumettre à l'Académie, cette étude sur les inhalations respiratoires d'eau minérale, considérées dans le passé et l'avenir de l'hydrologie médicale en France.

Je crois la question assez importante, pour me permettre de demander que ce travail soit soumis à l'examen de l'Académie (1).

Agréez, Monsieur le Président, etc., Dr SALES-GIRONS.

---

§ I. — Importance médicale des inhalations respiratoires d'eaux minérales.

L'importance thérapeutique des inhalations en général et des inhalations pulmonaires en particulier, dans les établissements thermaux, n'est pas seulement incontestable, elle est incontestée. La pratique, quel-

---

(1) Ce mémoire soumis à une commission de l'Académie de médecine fut l'objet d'un rapport favorable que nous publions à la suite.

qu'imparfaite qu'elle en ait été, en constate l'efficacité, et la théorie l'explique et la justifie.

Les maladies des organes respiratoires réclament cette médication comme une ressource que toutes les autres manières d'administrer les eaux minérales ne sauraient suppléer. En outre, de toutes les méthodes locales ou localisées, la science ne reconnaît bien légitime que celle des inhalations, parce que l'organe auquel elles s'adressent (les poumons), remplit des fonctions aussi générales que locales.

Que l'on cherche à quoi tient la fortune exceptionnelle de quelques établissements d'eaux minérales en France, on trouvera que c'est à une installation spéciale; pour administrer leurs eaux sous la forme inhalatoire et qu'on appelle dans l'un, la *Chambre d'aspiration*, dans l'autre, la *Salle de respiration*, dans celui-ci le *Bain d'inspiration* ou d'*inhalation*, dans celui-là, le *vaporarium*; pour dire dans tous le compartiment où les malades vont respirer les vapeurs humides produites par la vaporisation des eaux.

Avertissons avant d'entrer en matière, qu'il ne s'agit pas dans cette note des gaz plus ou moins libres ou volatils qui se dégagent des sources et qu'on utilise en inhalations ; mais seulement des eaux minérales en vapeur, administrées sous la forme respiratoire. Il s'agit donc ici de respirations humides ou liquides et non de respiration gazeuse.

L'histoire des inhalations dans les établissements thermaux aura désormais deux époques bien distinctes. Ces deux époques ont l'une fini, et l'autre commencé l'an dernier, dans une séance mémorable de la *Société d'hydrologie médicale de Paris*. Dès aujourd'hui on peut déjà appeler celle qui passe *l'Epoque naïve* (1) et celle de l'avenir *l'Epoque scientifique* des inhalations hydrominérales. Justifions ces dénominations.

Mais d'abord, quelle est l'intention, et quelle est l'attente d'un médecin qui envoie ses malades de la poitrine à telles eaux sulfureuses (2) et leur ordonne de les

---

(1) Cette expression de critique trop absolue contre les Salles de respiration à vapeur serait supprimée si nous ne devions pas publier textuellement ces mémoires. En effet, la réflexion nous a appris que ces salles peuvent avoir leur utilité dans plusieurs cas. Toutes les ressources d'administration devant être conservées dans les établissements thermaux, nous sommes d'avis aujourd'hui que les salles de respiration nouvelles ne perdront rien à s'établir en face des anciennes.

(2) Nous disons *les eaux sulfureuses* parce que ce sont elles qu'on administre de préférence en inhalations respiratoires, et parce que ce sont celles qu'on a reconnues les plus efficaces contre les affections de poitrine ; mais il est plus que probable que d'autres Eaux minérales seront utilisées en respiration. Les eaux de mer surtout, pour leurs sels, nous semblent devoir être employées sous cette forme et dans la même intention thérapeutique.

prendre sous la forme respiratoire ? C'est, sans contredit possible, de leur faire administrer par cette voie d'élection, les eaux *avec les minéraux qu'elles contiennent*. Sans ces minéraux, en effet, les eaux ne sont que de l'eau claire. Il ne valait pas la peine de dépayser à grands frais un patient que le voyage contrarie ou incommode pour ne pas dire plus.

Eh bien ! le siècle de la médecine dite rationnelle aura été victime d'une inadvertance qui pourra surprendre nos neveux. Les médecins semblent ne s'être pas demandé avant 1856, si les eaux minérales, dans l'état où on les fait respirer aux malades sont encore minéralisées de tous leurs éléments. La confiance leur a tenu lieu de science ; ils se sont reposés sur l'inspecteur de l'établissement, qui n'y avait pas pensé davantage, et qui, comme eux, avait oublié de s'adresser cette question préjudicielle :

La vapeur d'eau minérale est-elle minérale elle-même comme l'eau ?

Il n'en fallait pas davantage, en effet. Cette question faisait que le médecin allait s'enquérir des moyens, mis en œuvre dans les établissements thermaux pour rendre l'eau minérale respirable ; et les mots de *vaporisation* et de *vapeurs*, car on vaporise l'eau à cet effet, amenait cette réponse négative : Non, les eaux minérales vaporisées ou en vapeurs ne conservent plus leurs minéraux, c'est-à-dire leurs principes actifs ou médicamenteux; vaporisation étant presque synonime ici de *déminéralisation.*

Est-il possible, se serait dit alors le praticien, d'avoir imaginé de distiller les eaux minérales pour les donner comme médicament ? La vaporisation n'est-elle pas le moyen de priver les liquides des minéraux fixes qu'elles portent ? Est-il possible d'avoir pendant des siècles, administré les eaux sous cette forme, et d'avoir cru qu'on en administrait les éléments minéraux? Mais si on avait voulu les donner sans ces éléments, comment s'y serait-on pris ?

Il y aurait là une suite de questions qui prouveraient trop peut-être que le passé des inhalations thermales mérite jusqu'à un certain point qu'on l'appelle l'*époque naïve* des inhalations.

---

§ II. — Comment les Salles de respiration à la vapeur furent incidemment remises en question.

C'était au commencement de l'année dernière que M. le Dr Barthez, médecin de l'hôpital militaire de Vichy, lut une note sur les vapeurs d'eaux minérales à la Société d'hydrologie médicale de Paris. Il résultait des expériences faites par cet honorable confrère, que ces vapeurs ne portent plus les minéraux contenus à la source. Ce fait, qu'on aurait pu prévoir de la théorie de la distillation, fit sur cette assemblée d'hydrologues comme l'effet du mot d'une énigme.

La discussion s'ouvrit sur ce sujet ; il y eut néanmoins quelques résistances à l'innovation qui devait suivre la lecture de M. Barthez. On n'osait pas croire franchement que l'erreur pût être si durable et si générale.

Cependant un membre de la Société s'inscrivit pour fournir à la séance prochaine la preuve matérielle que les vapeurs portaient encore les éléments minéralisateurs des eaux. Ensuite l'expérience médicale était là qui constatait des améliorations et des guérisons résultant de l'usage des vapeurs dans les salles de respiration de tel et tel établissement. Il fallait donc qu'il y eût des minéraux dans les vapeurs.

A la séance suivante de la Société d'hydrologie parut M. le baron Thénard, qui venait traiter la question *ex professo*.

Les conclusions de l'illustre chimiste, qui parla deux heures durant sans interruption, furent, comme on s'y attend :

1° Que les vapeurs d'eau minérale, dans les appareils d'inhalations ordinaires, ne peuvent point conserver les minéraux *fixes* qui caractérisent cette eau.

2° Que si on trouve quelques-uns de ces principes dans les vapeurs, il faut les attribuer aux éclaboussures produites dans les vases d'ébullition, par un bouillonnement poussé avec trop de violence. Les vapeurs du reste entraînent d'ordinaire avec elles des fragments d'eau minérale en nature, ou qui n'a pas été vaporisée. Ces fragments s'appellent même *particules d'entraînement* en physique industrielle.

M. Barthez avait déjà remarqué dans ses expériences, que lorsqu'on projette de l'eau minérale sur une plaque de fer très chaud, outre la vapeur qui produit de l'eau distillée, on pouvait encore trouver dans l'air des éléments minéralisateurs; mais il fallait les attribuer à la portion d'eau qui avait été éclaboussée plutôt que vaporisée.

Ainsi s'expliquaient les améliorations et les guérisons dont on pouvait arguer en faveur de la minéralisation persistante dans les vapeurs des salles d'inhalation.

L'induction pratique et médicale que l'on pouvait tirer de ces faits était facile et naturelle : les salles de respiration sont utiles et doivent être conservées dans les établissements thermaux; seulement il faut y transformer les vapeurs, ou pour mieux dire, les y remplacer par de la poussière d'eau minérale qui en porte tous les principes médicamenteux fixes; et si les éclaboussures ont pu produire des résultats thérapeutiques constatés, que ne peut-on pas espérer d'une atmosphère toute imprégnée d'eau à l'état fragmentaire état, dans lequel on est assuré que chacun des fragments contient les éléments de l'eau minérale elle-même? Telle fut du moins notre manière de voir.

La *Revue médicale*, dont le rédacteur en chef eut quelque part à l'issue de cette importante question, fut la première dans la *Presse scientifique* à publier les premiers travaux sur cette innovation (1). Le Mémoire de M. Barthez et un autre sur le même sujet de M. Jules François, ingénieur des établissements thermaux de la France, parurent dans les deux cahiers de février 1855, avec des réflexions qui tendaient à attirer l'attention des médecins sur un sujet dont la conséquence pouvait être un événement dans la pratique des eaux minérales (2).

§ III. Réaction produite sur les esprits.

Aussitôt après ces premières notifications, il se produisit comme il arrive en pareil cas, des preu-

---

(1) Notre part dans cette discussion consista simplement dans quelques conseils donnés à M. Barthez pour maintenir sa thèse. La première mention qui en fut faite dans la *Revue médicale* remettait les salles de respiration anciennes en question.

(2) Nous publions plus loin ces mémoires de M. le Dr Barthez et de M. Jules François.

ves de toute part et de toute espèce, en faveur de l'idée nouvelle. Ainsi les bains de mer n'avaient été efficaces que par la poussière d'eau salée que les flots brisent dans l'air et que le vent promène sur la plage.

Enfin la société d'hydrologie au sein de laquelle avait si glorieusement éclos et germé cette idée, n'a pas cru pouvoir mieux faire, pour lui donner tout le retentissement qu'elle mérite, que d'instituer pour son premier prix de 1857 un concours dont voici textuellement la question :

« Des vapeurs qui proviennent des eaux minérales « ou qui en sont obtenues artificiellement, au point de « vue chimique et thérapeutique, et du mode d'instal- « lation des appareils et des salles d'inhalation. (1) »

---

(1) On voit que celui qui a rédigé le texte de cette question a sacrifié à l'habitude en se servant du mot *vapeurs*, lequel peut induire en erreur bien des concurrents, qui penseront peut-être qu'il est de rigueur d'opérer avec des vapeurs proprement dites. Si on ne voulait pas, comme il était bien permis, s'inscrire contre les vapeurs, il fallait donner au concurrent, de l'eau minérale et lui laisser toute liberté. Alors la question pouvait se formuler en ces termes et c'eût éte mieux :

« Chercher quelles sont les meilleures formes respiratoires à donner à l'eau minérale, pour que sous ces formes, elle contienne encore ses principes minéralisateurs. »

Plus immédiatement encore, on pouvait écrire :

« Chercher les moyens de remplacer, dans les salles d'inhala-

Telle est l'origine et l'histoire du changement qui va s'opérer dans cette partie de l'application thérapeutique des eaux minérales. La critique des anciennes salles de respiration est faite pour le passé; la théorie des inhalations scientifiques est donnée pour l'avenir ; de nouvelles salles de respiration doivent être instituées dans les établissements hydrominéraux. La France, qui n'est venue qu'après l'Allemagne en fait de thermes, peut se mettre en avant d'elle par cette innovation.

L'établissement de Pierrefonds-les-Bains, qui pressent ses destinées et qui s'y prépare dignement, n'a pas attendu que l'annonce officielle d'un prix et d'un concours fût faite pour se mettre à l'œuvre. Aussitôt après l'exposition savante de M. Thénard, l'inspecteur des eaux de Pierrefonds s'entretint du sujet avec M. de Flubé, le propriétaire, et n'eut pas

---

tion, les vapeurs qui ne portent pas les éléments minéraux de l'eau par une poudre humide qui les contienne, et qu'on puisse respirer avec l'atmosphère. »

La question ainsi posée, disait d'emblée ce qu'il fallait chercher et ce qu'il fallait éviter. Or, il faut éviter les vapeurs si on veut faire respirer l'eau avec tous ses minéraux ; vaporisation, distillation, déminéralisation, sont trois mots presque synonymes dans la matière en question.

grand peine à le convaicre de l'opportunité d'établir une Salle de respiration, fondée sur les nouvelles données de la science.

§ IV. Premières études sur la Salle de respiration nouvelle à Pierrefonds.

Les études commencèrent sur ce problème : Quel est l'appareil ou le moyen de briser, de pulvériser de l'eau sulfureuse au sortir de la source, de manière à la rendre respirable à plusieurs malades réunis en société dans une chambre ? En un mot, comment faire de la poussière d'eau froide au lieu de la vapeur d'eau chaude ; tel était le nœud de la question et le beau idéal de son exécution.

L'inspecteur proposait de briser l'eau avec du vent. La pratique vulgaire de se remplir la bouche d'eau et de la souffler ensuite pour mouiller un linge ou le rendre instantanément humide, lui paraissait le modèle en petit de l'appareil à réaliser en grand. Au lieu des intermittences nécessaires du modèle, l'appareil devait avoir un jeu continu; c'était toute la différence.

L'inspecteur s'en référait pour l'invention et l'exécution de l'instrument aux soins du propriétaire, dont le génie de la mécanique lui était connu.

Une série de machines diverses et d'essais variés

prouvèrent que l'idée de pulvériser l'eau, en la soufflant violemment à travers des têtes d'arrosoir criblées de trous capillaires, était possible et praticable ; mais l'exécution exigeait des travaux d'art qu'il fallait ajourner.

Dans le cours de ses recherches expérimentales, M. de Flubé avait noté un moyen qui pouvait en attendant réaliser le projet, et même servir de solution au problème posé plus haut.

Voici donc l'appareil et le principal instrument de pulvérisation hydro-minérale, qui fut institué pour fonctionner dans la salle de respiration à la saison prochaine, dans l'établissement des eaux sulfureuses de Pierrefonds-les-Bains.

Une pompe aspirante foulante, est établie à l'extrémité même d'un tube, qui part immédiatement de la source sulfureuse et communique à une colonne vide de 8 mètres de hauteur, s'élevant au-dessus du plafond et au milieu d'une chambre assez spacieuse. Cette colonne, pénétrant dans la chambre, s'y divise en quatre branches disposées en carré et terminées chacune à deux mètres du sol, par un robinet qui ouvre et ferme un trou capillaire. A dix centimètres de ce trou, est fixé un petit disque métallique légèrement bombé du côté qui fait face au trou, et selon un angle de 70 degrés environ avec la direction du jet.

L'appareil de pulvérisation humide est décrit là ; il suffit de le mettre en jeu.

A cet effet, un ouvrier prend le levier de la pompe, aspire l'eau sulfureuse de la source et la foule dans la colonne vide, jusqu'à ce qu'elle soit bien remplie. Cela fait, on ouvre les robinets à jets capillaires, lesquels, projetés sous la pression de la colonne d'eau et de celle de la pompe, viennent se briser sur le petit disque bombé en une poussière aussi fine que celle d'un brouillard épais. Un cheveu exposé à cette poussière humide se couvre d'une série de petites perles d'eau, absolument comme cela a lieu sur les fils d'araignée qu'on voit tendus aux plantes dans une matinée brumeuse.

La portion d'eau qui n'est pas brisée sur le disque s'écoule en gouttes, par attraction moléculaire, le long d'une ficelle dont le bout inférieur se perd sous le sol de la salle (1).

Supposez maintenant quatre personnes malades assises ou se promenant dans l'espace poudreux,

---

(1) Cette description, qui s'applique à l'état primitif de l'appareil et de la Salle de respiration de Pierrefonds, n'est conservée que pour l'histoire des modifications successives qui ont déjà changé toutes ces dispositions. Une description nouvelle est nécessaire pour représenter les choses en leur état actuel.

Le lecteur trouvera plus loin, avec une gravure qui lui viendra en aide, un paragraphe spécialement destiné à cet objet. Ce

couvertes d'une vareuse ou d'un manteau de caoutchouc, et la description est complète. On peut dire en vérité qu'elles respirent au milieu d'un brouillard d'eau minérale à l'état fragmentaire.

J'ai dit que faisant tant que de chercher à bien faire, nous avions visé à la perfection, qui est d'opérer avec de l'eau froide, afin de n'avoir ni la crainte ni les inconvénients de la vaporisation. A cet effet, l'eau sulfureuse de Pierrefonds a été prise pour les expériences à sa température naturelle, c'est-à-dire au-dessous de 10 degrés centigrades.

Mais la science ne demande pas cette rigueur ; d'ailleurs l'analyse chimique a prouvé que les eaux d'Enghien et de Pierrefonds peuvent être élevées jusqu'à la température de 60° sans subir d'altération appréciable dans leur synthèse minérale. Il nous a donc semblé utile d'opérer avec de l'eau à 25 degrés, qui ne produise aucune impression de température sur les bronches. Mais à ce degré le phénomène de la division liquide dans l'espace double d'intensité ; cela s'explique par l'effet destructif de la cohésion moléculaire de l'eau, cohésion que le froid produit sur le liquide.

C'est donc l'eau à 25 degrés que nous mettons en

---

qui n'est point changé et ce qui est fondamental dans l'invention de l'appareil, c'est le jet capillaire qui va se briser par la pression sur un petit disque.

usage pour les inhalations respiratoires ; la chambre d'ailleurs sera tenue à la température la plus convenable selon l'état des malades (1).

L'avantage de la pulvérisation de l'eau sur la vaporisation sera notable encore sous ce rapport : c'est qu'on pourra, non seulement renouveler l'air dans la salle, ce qui était interdit pour les vapeurs, de crainte de les condenser et de produire ainsi un refroidissement trop brusque, mais on pourra opérer, si l'on veut, les fenêtres ouvertes.

§ V. — Analyse chimique de la poussière d'eau sulfureuse dans la Salle de respiration de Pierrefonds.

Mais ce n'est là, pour ainsi dire, que de la théorie. Quelque probabilité qu'on pût avoir *a priori*, sur la conservation intégrale des éléments médicamenteux de l'eau minérale lorsque celle-ci n'est que brisée, cela n'a pas suffi à notre conviction ; nous l'avons

---

(1) Ce mémoire fut présenté à l'Académie de médecine au mois de mai 1856. La Salle de respiration était déjà prête ; mais les séances des malades n'y furent ouvertes que lorsque M. O. Henry, rapporteur de la commission académique, l'eut pour ainsi dire officiellement visitée et approuvée ; ce qui eut lieu à la fin du mois de juillet suivant.

donc demandée à la certitude ni plus ni moins, c'est à dire à la chimie.

Il est positif que les sels fixes, tels que les sulfates de soude et de chaux, les bicarbonates de magnésie, les chlorures de soude, la matière organique, etc., doivent se trouver dans les plus petites parcelles de l'eau divisée ; mais l'un des éléments primitifs, l'acide sulfhydrique, susceptible de transformation au contact de l'air, peut être compromis dans ce mouvement de *tamisation*, si on nous passe le mot, que subit l'eau en cet état pulvérulent dans l'atmosphère.

Il a donc fallu s'assurer si l'acide sulfhydrique de l'eau minérale persiste ou résiste, en cet état de division atmosphérique. A cet effet, les deux réactifs probants ont été mis en usage, et la réaction a témoigné du fait :

1° Le papier imprégné d'acétate de plomb ;
2° La dissolution aqueuse de l'azotate d'argent.

L'un et l'autre ont subi les changements qu'ils subissent dans l'eau minérale de la source elle-même.

Il n'y a donc plus de doute : la science qui, faute d'un appareil, au moyen duquel on vérifiât le fait, n'avait fait que prévoir les résultats, peut aujourd'hui les constater par l'expérience, à l'établissement de Pierrefonds-les-Bains.

Maintenant, que des études ultérieures viennent

perfectionner ce premier appareil d'inhalation scientifique, que nous prenons la liberté de faire connaître à l'Académie de médecine, Pierrefonds ne pourra que s'en féliciter. Ce qu'il veut aujourd'hui, c'est beaucoup moins se vanter d'être le premier et le seul en France, que servir de point de départ aux modifications et perfectionnements, qui ne manqueront pas de se réaliser ; heureux si nous pouvons croire avoir servi la science et la médecine, en stimulant l'amour-propre des autres établissements.

Le fait est qu'une ère nouvelle, si nous ne nous abusons trop, s'ouvre pour les eaux minérales ; car elles n'ont pas encore été utilisées, on peut le dire, (les sulfureuses au moins) pour la plus belle et la plus importante de leurs applications thérapeutiques, je veux dire les inhalations pulmonaires, en vue des affections chroniques des organes respiratoires (1).

Au retour de la saison de 1856, j'aurai l'honneur d'apporter à l'Académie les résultats de l'observation clinique que j'aurai recueillis dans la salle de respira-

---

(1) Nous croyons devoir publier immédiatement après ce mémoire le Rapport de l'Académie de médecine, auquel il donna lieu. On y verra que la commission ne s'en tint pas aux termes de ce travail, mais que le Rapporteur lui-même vint sur les lieux, pour vérifier toutes nos assertions.

tion de Pierrefonds ; je ne serai satisfait que si la pratique justifie tout ce qu promet la théorie (1).

---

(1) On verra plus loin, le Mémoire que nous eûmes l'honneur d'adresser à l'Académie sur ce sujet pour remplir notre engagement ; il est intitulé : « *Première série d'observations cliniques*, recueillies dans la Salle de Respiration nouvelle, durant la saison thermale de 1856. » Nous espérons pouvoir y joindre la deuxième série d'observations de la session de 1857.

RAPPORT

FAIT A L'ACADÉMIE DE MÉDECINE

Par MM PATISSIER et O. HENRY,

SUR

LES INHALATIONS D'EAUX MINÉRALES EN GÉNÉRAL,

et

SUR LA SALLE DE RESPIRATION NOUVELLE

Instituée à PIERREFONDS

PAR

M. le Docteur SALES-GIRONS.

—

(Extrait du Bulletin de l'Académie de médecine, septembre 1856.)

Vous le savez, Messieurs, les eaux minérales sont depuis très longtemps administrées en boisson, en bains, douches, lotions, étuves, etc., et aujourd'hui surtout, à l'imitation des Romains, on a voulu agrandir le cercle de ces applications thérapeutiques en utilisant les vapeurs naturelles ou artificielles de ces eaux, pour les faire absorber par la vaste membrane muqueuse des bronches. Dans ce but, on a construit à l'instar du *vaporarium* antique des *salles d'inhalation* ou *de respiration*, dans lesquelles les malades sont soumis, pendant un temps plus ou moins long, à la respiration de ces vapeurs. Expérimentée au Mont-Dore, au Vernet, à Amélie-les-bains et à Allévard, cette médication a déjà produit de bons résultats curatifs.

On a cherché à expliquer ces résultats : une discussion à ce sujet s'est élevée dans le sein de la Société d'Hydrologie médicale de Paris. Là on s'est demandé si les vapeurs d'eaux minérales contenaient à la fois les principes fixes et gazeux des eaux ou seulement ces derniers. M. le Dr Sales-Girons a soutenu dans la *Revue médicale* que d'après le *mode actuel* d'installation des salles d'inhalation, les malades ne trouvaient à respirer, ce qui est rationnel, que les principes volatils, et seulement quelques traces des autres, *entraînés mécaniquement*.

Persuadé qu'il devait être plus avantageux de faire absorber aux organes pulmonaires tous les éléments qui minéralisent les eaux, cet honorable confrère a tenté de résoudre ce problème, dans la salle de respiration qu'il a fait instituer cette année (1856), à l'établissement des eaux sulfureuses de Pierrefonds, près de Compiègne.

C'est le principe sur lequel reposent cette innovation et son mode d'exécution qu'il vient soumettre à l'appréciation de l'Académie impériale de médecine, dans le mémoire qu'il lui a présenté, et qui a pour titre :

Etude médicale sur les inhalations respiratoires d'eaux minérales et sur la salle de respiration de Pierrefonds-les-Bains. Vous nous avez chargés, M. Pâtissier et moi, de vous en rendre compte, et je viens aujourd'hui, en son nom comme au mien, m'acquitter de cette mission.

L'eau minérale de Pierrefonds est, comme on le sait, de la même nature que celle d'Enghien, près Paris ; c'est une eau sulfureuse froide, formée secondairement, dans laquelle on trouve comme principes minéralisateurs dominants : *l'acide sulfhydrique à la fois libre et combiné à la chaux, des bicarbonates de chaux, de soude et de magnésie, les sulfates des mêmes bases et quelques autres substances salines.* Moins forte que l'eau d'Enghien en matière *sulfureuse,* l'eau de Pierrefonds n'en est pas moins digne d'une attention sérieuse par les bons effets qu'on en retire chaque année dans les affections des voies respiratoires.

Il était probable que ces résultats deviendraient plus décisifs encore et plus multipliés lorsqu'on mettrait cette eau minérale dans des conditions plus favorables à son absorption pulmonaire; c'est ce qu'a voulu obtenir M. Sales-Girons, en réduisant l'eau de Pierrefonds dans sa salle d'inhalation sous la forme d'une division telle qu'elle *simule une sorte de poudre ou de poussière,* et se mêle ainsi *complètement* à l'air de la chambre où sont placés les malades.

Dans cette salle, qui doit être spacieuse, il est facile de causer en circulant librement, d'y jouer même, afin d'abréger l'ennui du séjour. De plus, les fenêtres peuvent être tenues ouvertes pendant tout le temps de l'inhalation, ce qui offre un avantage pour tranquilliser les personnes qui auraient l'appréhension de se voir accumulées avec des individus atteints d'affections graves de la poitrine.

Examinons maintenant à l'aide de quel appareil on est parvenu à réaliser l'idée de M. le Dr Sales-Girons.

Cet appareil ingénieux, inventé et exécuté par M. de Flubé, propriétaire de l'établissement de Pierrefonds, et aussi habile mécanicien qu'artiste distingué, consiste en une colonne creuse, cylindrique, d'un petit diamètre, de 6 à 8 mètres de longueur, dans laquelle, à l'aide d'une pompe aspirante et foulante, on fait arriver l'eau minérale à 30° centigrades environ. A la partie inférieure de cette colonne qui rappelle un peu la disposition du *filtre-Réal* destiné à un autre usage, on a placé des robinets qui permettent à l'eau de s'échapper par trois ou quatre trous capillaires donnant lieu alors à autant de jets. Ces jets viennent *frapper vivement* des disques un peu bombés, placés à une certaine distance, et cette projection rapide détermine immédiatement une telle division dans l'eau qu'on voit celle-ci se répandre dans l'atmosphère sous forme *de fumée blanche*. Les portions du liquide condensées sur le bord des disques sont arrêtées à l'aide de fils, à la surface desquels elles coulent pour se perdre sous le sol. Les pompes fonctionnent pendant tout le séjour des malades dans la chambre respiratoire, et l'eau ne cesse pas un instant de se diviser et de remplir l'atmosphère(1).

Après avoir examiné le jeu de l'appareil pulvérisateur qui sert dans la salle de respiration de Pierrefonds, et qui est destiné s'il réussit, à être appliqué dans les autres etablissements thermaux, vos commissaires avaient surtout la mission de s'assurer si l'eau ainsi divisée conservait au moins en partie tous ses principes minéralisateurs. L'un de nous, M. Ossian Henry, a pu se rendre sur les lieux mêmes et y faire les expériences nécessaires à cet examen; en voici le détail :

1° En séjournant dans la salle de respiration, les fenêtres même ouvertes, on est frappé d'abord *d'une odeur sulfureuse* non désagréable, analogue à celle

---

(1) Cette description avons nous dit se rapporte à l'état primitif de la salle et des appareils aujourd'hui une nouvelle disposition, dans la pratique a démontré l'utilité est adopter, comme on poursa la voir dans le paragraphe où nous fesons la description du nouvelle état de choses. Une gravure aide à l'intelligence du texie. Voir ci-devant page 75. (*Note de l'auteur*).

qu'on remarque dans tous les cabinets ou salles de bains des établissements d'eaux sulfureuses.

2° La respiration n'y est point gênée. (La température de la salle est tenue à 20 degrés environ).

3° Si l'on place des assiettes ou des entonnoirs dans différents points de la chambre d'inhalation, on peut recueillir aisément les parties de *l'eau divisée en poussière,* qui se condensent; ce sont elles qui ont servi à notre analyse chimique.

4° Les solutions d'azotate d'argent, des papiers imprégnés d'azotate de plomb, disposés aussi dans la chambre, ont pris des *teintes bistrées, noires ou grisâtres,* reconnues produites par les sulfures métalliques formés.

5° Quant aux liquides obtenus par la condensation naturelle de l'eau divisée, ils ont présenté l'existence de toutes les substances propres à l'eau sulfureuse de Pierrefonds, et la *présence des éléments sulfureux* à côté de certaines quantités d'hyposulfite, n'y a pas été douteuse.

Ainsi le but que s'était proposé M. Sales-Girons se trouve atteint.

Quoique les premières applications de la nouvelle méthode inhalatoire du médecin-inspecteur de Pierrefonds aient parfaitement répondu à ses espérances, l'Académie ne saurait encore se prononcer sur les avantages qu'elle peut présenter. Aussi telle n'a pas été la prétention de l'auteur, qui s'est réservé de lui soumettre, à la fin de la saison, le résultat de ses observations physiologiques et thérapeutiques.

On peut toutefois présumer ces avantages; car déjà on s'est très bien trouvé d'applications hydrothérapeutiques ayant quelque analogie et faites en Allemagne, à certaines salines (celles de Kreusnach et de Nauheim), auprès desquelles on promène les malades, qui absorbent les particules d'eau salée entraînées par le vent.

Toutefois en attendant les résultats cliniques promis par M. le Dr Sales-Girons (1), nous croyons pouvoir dire que *sa méthode est fondée sur des principes rationnels*. Si l'expérience vient confirmer ses prévisions, nous espérons que le nouveau procédé, appliqué à la salle de respiration de Pierrefonds, sera imité dans d'autres établissements thermaux.

En conséquence, vos commissaires estiment qu'il y a lieu de remercier M. Sales-Girons de son intéressante communication et de déposer honorablement son Mémoire dans les archives de l'Académie.

---

(1) On lira plus loin les deux séries d'observations cliniques faites en 1856 et 1857, que nous avons déjà soumises à l'Académie, pour répondre à cet engagement.

MÉMOIRE
SUR LES INHALATIONS PULMONAIRES

et sur

LA CHAMBRE DE RESPIRATION NOUVELLE DE PIERREFONDS,

LU A LA SOCIÉTÉ D'HYDROLOGIE MÉDICALE DE PARIS.

PAR

M. le Docteur Sales-Girons.

Séance du 8 décembre 1856.

SUIVI DE LA DISCUSSION A LAQUELLE IL DONNA LIEU.

Messieurs,

Sachant ce que valent les moments de la Société, sachant ce que vaut aussi votre attention particulière, j'ai donc pris mes mesures pour concilier de si précieuses choses avec l'importance de la question d'hydrologie médicale dont je vais avoir l'honneur de vous entretenir.

Il s'agit, comme le porte l'ordre du jour, des inhalations respiratoires d'eau minérale au point de vue de leur application thérapeutique aux maladies de la poitrine dans les établissements thermaux.

Permettez-moi deux lignes d'histoire pour commencer régulièrement par le commencement.

§ Ier. Historique.

Dans une de vos séances de 1855, M. Barthez, notre savant collègue, nous lut une note dont l'avenir devra prendre date en l'espèce qui nous occupe comme d'un point de départ.

Cette note n'était autre chose que la relation d'une série d'expériences que l'auteur avait tout récemment faites pour s'assurer si les vapeurs de l'eau de Vichy en conserveraient toute la minéralisation, et, dans le cas où cette minéralisation y ferait plus ou moins défaut, par quel procédé on pourrait l'y conserver intégralement. Il y a, selon nous, dans l'intention de ces recherches, un germe de développement qui peut accroître, s'il est possible, la fortune actuelle de l'établissement de Vichy.

La conclusion formelle que M. Barthez déduisait de ses recherches peut être résumée en ces termes: Non, la vapeur d'eau minérale de Vichy ne retient aucun des éléments fixes de cette eau. Et la conclusion particulière semblait pouvoir s'étendre, dans la pensée de notre confrère, à la vapeur de toute espèce d'eaux minérales.

Dans la séance qui suivit de près, M. Jules François, l'ingénieur au savoir duquel ressortissent la plupart de nos stations thermales pour quelque institution utile, vous présenta dans un Mémoire, (1) comme un programme complet sur les vapeurs hydro-minérales et sur la manière de les produire le plus avantageusement possible, eu égard à leurs applications les plus variées. Dans cette étude savante, composée probablement avant la lecture de M. Barthez, M. François ne s'enquiert pas si les vapeurs retiennent les principes fixes des eaux minérales avec lesquelles on les produit; il s'en remet sans doute au médecin qui les ordonne et les administre. L'œuvre de l'ingénieur est de proposer les meilleurs modes de production et d'administration des vapeurs; M. Jules François voulut se maintenir dans ces limites.

Dans la séance qui suivit cette lecture, s'ouvrit la discussion sur la conclusion de M. Barthez. Les opinions des membres de la Société, si j'ai bonne mémoire, se partagèrent sur le point fondamental de savoir si les éléments fixes accompagnent oui ou non les vapeurs naturelles ou artificielles des eaux minérales dont elles proviennent. La majorité ne nous

---

(1) Voir le journal la *Revue médicale*, cahier du 28 fév. 1855.

parut pas favorable à la négation absolue du médecin de l'hôpital militaire de Vichy, qui maintint sa conclusion.

Le bruit ou l'importance du sujet, je ne sais, nous valut à la prochaine réunion la présence de M. le baron Thénard. Vous n'avez pas oublié, messieurs, que l'illustre chimiste traita une heure durant la question *ex professo*, on peut le dire. Le résumé de son exposition fut que, en général, si les vapeurs d'une eau minérale contenaient encore des principes fixes propres à cette eau, on pouvait accuser l'ébullition trop active ou le bouillonnement tumultueux d'avoir éclaboussé le liquide, et d'avoir ainsi enlevé, avec les vapeurs, ce que M. François avait désigné sous le nom de *particules d'entraînement*.

D'où chacun de nous, messieurs, put tirer, pour son usage propre, la conclusion que la vaporisation tranquille, normale, n'enlève des eaux minérales, (sauf les gaz qui n'ont pas attendu l'ébullition pour s'envoler) que de l'eau claire ou distillée.

Je ne sais pas si le mot *distillation* fut textuellement prononcé ; mais il nous vint spontanément à la pensée, comme le mot d'une énigme facile, pour faire la critique des établissements dont les *Salles de respiration* seraient alimentées à la vapeur. Chacun vit, en effet, que les malades de la poitrine n'y devaient respirer que de l'eau à peu près pure ou dépouillée de ses principaux éléments, contrairement sans doute à l'intention du médecin qui les ordonnait. Le médecin avait sans contredit la persuasion que le malade respirait, avec les vapeurs, les minéraux qui font de l'eau minérale un véritable médicament.

Il pouvait cependant rester dans ces vapeurs la particule d'entraînement; mais personne ne fit objection ou appel pour cette particule. C'eût été en vérité se contenter de trop peu.

Enfin, messieurs, la *Société d'hydrologie médicale*, appréciant la valeur de la question, et pressentant ses conséquences futures, termina la session de 1856 en faisant des inhalations respiratoires d'eaux minérales le sujet d'un prix pour 1857: vous en savez les termes. (1)

Telle est la première moitié de l'histoire des salles d'inhalation; je crois qu'on la demandera un jour aux archives de notre compagnie.

§ II. Institution de la première Salle de Respiration perfectionnée.

Médecin inspecteur des sources sulfureuses de

---

(1) Voir ci-devant page 117 l'exposé de la question de ce prix.

Pierrefonds-les-Bains, que je crois destinées à prendre rang dans la thérapeutique des maladies chroniques de la poitrine, mon attention dut être vivement stimulée par cette discussion; il est facile d'en deviner la raison.

Je sais, par mes études favorites sur ces maladies que depuis Hippocrate, nos anciens maîtres, si généralisateurs qu'ils aient été, n'ont jamais eu qu'un point de mire à l'égard de la phthisie, c'est de la traiter localement ou par les bronches. Le beau idéal de la thérapeutique, qui consiste à pouvoir *mettre le remède sur le mal*, n'a pas cessé un instant d'être l'objet des recherches, surtout en ce qui concerne le traitement des affections bronchiques et pulmonaires; et Mascagne n'a fait que traduire cette idée séculaire en formule pratique, lorsqu'il a écrit que : « Si « jamais on trouve un remède contre les maladies « de poitrine, c'est par les voies respiratoires qu'il « devra pénétrer dans l'organisme du malade. »

Si les sources sulfureuses de Pierrefonds sont donc marquées pour servir la médecine des lésions des voies respiratoires, la pensée devait naturellement nous venir de les administrer par ces voies. En d'autres mots, il entrait dans nos vues prochaines de compléter les thermes de Pierrefonds par une Salle de respiration plus en rapport avec les données de la science moderne.

Or, après la critique que nous venions d'entendre, et qui aboutissait à assimiler presque le procédé existant à celui de la distillation, il nous fallait de deux choses l'une : ou abandonner l'idée traditionnelle d'appliquer le remède sur le mal, ou chercher un procédé autre que la vaporisation, un moyen nouveau de faire respirer notre eau sulfureuse en lui conservant la minéralisation fixe qui la spécifie. La conservation des éléments volatils nous paraissait insuffisante, si elle n'est illusoire, lorsqu'ils sont seuls ou isolés des autres éléments du liquide médicamenteux.

§ III. La vaporisation remplacée par la pulvérisation de l'eau minérale.

Le respect de la tradition nous fit chercher ce moyen nouveau, et il ne nous fallut pas longtemps pour voir qu'après la vaporisation, il ne restait plus, pour rendre l'eau respirable, que sa division fragmentaire dans l'air. Permettez-moi, Messieurs, de dire la *pulvérisation* de l'eau, en attendant que vous soyez habitués à ce mot, ou que nous en ayons ensemble adopté un autre.

C'est dans cette disposition d'esprit que je partis

de Paris pour aller ouvrir la saison thermale de 1855 à Pierrefonds.

A la fin de cette saison, qui m'avait fourni mainte occasion de constater l'efficacité marquée des eaux sulfureuses de Pierrefonds sur des affections pulmonaires, je crus que le temps était venu de préparer la réalisation de mon projet. J'en fis part à M. de Flubé, le propriétaire de l'établissement, qui avait compris ma pensée et partagé mon sentiment avant même que j'en eusse achevé l'exposé.

J'avoue, Messieurs, que la question entre nous eut moins de prudence, mais je crois plus de précision, que celle que vous avez formulée pour thèse de votre prix. Je disais à M. de Flubé : la vaporisation est jugée; *vapeurs* et *minéraux* sont deux termes près de s'exclure. Il faut produire de la poussière d'eau minérale, de manière à être sûr que chaque globule d'eau brisée dans l'espace est bien un fragment identique en tout avec notre eau sulfureuse dans son état intégral.

Le fait de poussière aqueuse n'est pas sans exemple, la nature nous en fournit plusieurs : au pied des cascades, autour des bassins à jets, sur les bords de la mer. Il faut chercher à produire ce phénomène en petit dans les limites d'une chambre. Une industrie familière dans l'intérieur des ménages me prêtait encore un exemple mieux approprié ; je disais : lorsque la repasseuse veut humecter une pièce de linge sec, afin qu'il s'étende mieux sous la pression du fer chaud, elle se remplit la bouche avec de l'eau, qu'elle souffle à distance sur le linge. Cette eau ainsi soufflée se répand dans l'air comme un petit brouillard et à l'état pulvérulent qu'il nous faudrait pour notre salle de respiration.

Cela dit, je laissai à M. de Flubé le soin de réaliser quelque chose d'analogue dans l'intervalle qui nous séparait de l'ouverture des eaux de 1856, et je me retirai plein de confiance dans la réussite de l'entreprise.

Je ne vous raconterai pas les essais sans nombre qui furent tentés et mis en œuvre dans le but de produire de l'eau poudroyée dans l'espace d'une chambre; mais tout ce que peut l'intelligence de la question aidée du génie plutôt que du savoir de la mécanique fut épuisé, durant les cinq mois. La découverte, messieurs, ne résiste pas à tant de persévérance.

Bref, au mois de mai 1856, à mon retour d'une visite que je fus appelé à faire à l'établissement de Pierrefonds, pour voir le résultat de tant de recherches, je pouvais rédiger le mémoire que j'adressai à l'Académie de médecine sur la Salle de respiration de Pierrefonds-les-Bains. Deux mois après, M. O. Henry, à la suite d'une visite quasi-officielle qu'il nous fit comme rapporteur de notre Mémoire, pouvait dans son rapport devant la même Académie émettre le vœu que les appareils d'inhalation à vapeurs qui existent en France fussent modifiés à l'imitation de celui de Pierrefonds.

Lorsqu'au milieu de septembre dernier, M. Jules François, en compagnie de M. le docteur Bécourt, nous fit l'honneur de venir voir notre Salle de respiration, son étonnement en présence de tant de simplicité dans l'appareil pulvérisateur de l'eau se traduisit sous diverses formes. Ce qui prouve qu'en fait d'invention la simplicité n'est pas ce qu'on trouve du premier coup. Si M. François, notre savant collègue, est parmi nous, qu'il vous dise ses souvenirs eu égard à la pulvérisation liquide qu'il vit se former sous ses yeux. C'est là l'important.

Je crois, Messieurs, en citant ces faits et ces noms, pouvoir me dispenser de produire d'autres témoignages pour prouver que le but est atteint, et qu'il y a en France une salle de respiration remplissant les conditions aujourd'hui requises par la science.

J'aime à le reconnaître ici, parce que je n'aurais jamais un auditoire plus spécial : de mon idée de pulvérisateur par l'eau soufflée, il est resté si peu de chose, quoique les recherches soient peut-être parties de là, que le pulvérisateur d'eau de M. de Flubé est bien une découverte qui lui appartient absolument en propre. J'ajoute qu'il l'a exécuté de ses mains et sans l'intervention même d'aucun ouvrier. La lime est presque aussi familière à M. de Flubé que le pinceau de paysagiste original qui le distingue dans le monde des arts.

J'arrive à la description de cet appareil, négligeant l'accessoire que vous devinerez, pour ne vous parler que de l'essentiel.

§ IV. Description de l'appareil, de la chambre et d'une séance de respiration.

Figurez-vous, Messieurs, une pompe aspirante et foulante de la force de quatre atmosphères, dont le levier est mu par le bras d'un homme de peine. Par le côté aspirant, cette pompe communique au moyen d'un tube de 1 mètre à l'eau d'une source sulfureuse et l'aspire ; par le côté foulant, la pompe pousse l'eau aspirée dans un autre tube, lequel pénètre dans l'intérieur d'une salle par le milieu du plafond. A l'extrémité de ce dernier tube se trouve l'instrument pulvérisateur, et se fait la pulvérisation de l'eau minérale. Ainsi point d'intermédiaire qui puisse dénaturer l'eau : elle entre par le tube aspirant, elle sort par le tube foulant, et ces deux tubes, réunis par le corps de la pompe, ne sont ainsi que la continuation parfaite l'un de l'autre.

L'instrument pulvérisateur n'est pas autre chose, si voulez, qu'un bout de tube adapté pour que l'eau en sorte par trois ou quatre trous capillaires, en jets capillaires par conséquent. Mais, c'est dans la confection précise de ces trous que consiste l'art de l'inventeur. Rien de plus difficile en effet que d'obtenir des jets de liquide continus, unis, directs, et avec la même direction, prompts à se dégorger s'il y a lieu, capillaires enfin.

Ces jets sont disposés pour rencontrer à la distance de 6 ou 7 centimètres, et sous un angle de 70 degrés environ, un petit disque métallique et résistant sur lequel ils viennent éclabousser ou briser le liquide.

De cette rencontre du jet sur le disque, et selon que la pompe foule vigoureusement, il résulte une telle division, une telle pulvérisation de l'eau, que M. O. Henry a eu raison de comparer le phénomène à un nuage de fumée, aussi fine que le brouillard. Une toile d'araignée s'y couvre d'une rangée de perles microscopiques absolument comme si elle était tendue sur les herbes dans une matinée brumeuse.

Chaque jet bien disposé pourrait servir et suffire à la respiration d'un malade; car la poussière humide produite par chacun de ces jets sur le disque peut envelopper comme d'un nimbe la tête d'une personne, et bien au-delà. Nous n'avons pas été si avare, et dans notre salle de respiration provisoire, les séances n'ont jamais eu plus de dix respirants, il y avait plus de vingt jets pareils.

Ainsi pour me résumer, l'invention est toute entière dans ces conditions : un filet d'eau capillaire, poussé avec la force de 4 atmosphères, et rencontrant, pour se briser dessus, un disque résistant de la grandeur d'une pièce de 2 francs à surface légèrement bombée.

Avec vingt jets semblables et rangés à convenable distance, on remplirait de poussière d'eau une salle de 7 mètres de long 5 de large, et 3 de haut, et de manière qu'un rayon de soleil, arrivant dans un point quelconque de la salle, s'y réfractât en arc-en-ciel. Ce phénomène réjouit toujours nos respirants, et ils ont raison, car c'est là une preuve physique qu'ils vivent au milieu d'une atmosphère où l'eau se trouve vraiment mêlée à l'air à l'état fragmentaire, et non point à l'état gazeux ou vésiculaire, comme dans la vapeur ou le brouillard qui distillent plus ou moins l'eau.

L'image d'une séance de respiration à Pierrefonds est facile à saisir. A un mètre au-dessous d'un pulvérisateur à quatre jets, placez un petit guéridon; disposez quatre malades autour, et ouvrez le robinet.

L'ouvrier pompe, les jets capillaires se roidissent à mesure; et, quand l'eau est foulée à 3 atmosphères, ils se brisent sur les disques. Aussitôt l'eau poudroyée enveloppe les malades, comme une lampe suspendue au-dessus d'une table ronde éclaire quatre personnes assises autour. Au lieu de lumière c'est de la poudre d'eau minérale.

Les jets étant continus, la pulvérisation est perpétuelle pendant les trois quarts d'heure que dure une séance. Le respirant, assis sur un fauteuil de fer maillé, comme ceux qu'on voit aux Champs-Élysées, est coiffé d'un bonnet de toile cirée, et un manteau de caoutchouc ou de flanelle velue l'enveloppe et protége ses habits de l'humidité ambiante; car il ne faut pas déposer ses vêtements.

La causerie s'établit; elle est ordinairement générale : parler modérément est un exercice convenable pour bien respirer. Cette gymnastique naturelle des organes les plus intéressés m'a semblé d'un bon effet. En tout cas, il est recommandé au malade, sous la poussière d'eau minérale, de respirer par la bouche plutôt que par le nez. Cette condition est de première importance, parce qu'elle est une garantie que l'eau pulvérisée atteindra jusqu'aux bronches les plus déliées.

Dans toutes les expériences de recherche il avait été arrêté entre l'inventeur et nous qu'il faudrait opérer avec de l'eau à la température de 10 degrés centigrades, afin de prévenir le reproche de la moindre vaporisation possible. Il en fut ainsi. Mais pour les séances de nos malades, j'ai cru qu'il fallait élever la température de l'eau jusqu'à 25 degrés, état dans lequel la poudre humide ne produit sur les organes respiratoires ni sensation de chaud, ni sensation de froid.

Or, lorsqu'au lieu de 10 degrés la pulvérisation s'opère à 25, la cohésion moléculaire se trouvant sans doute affaiblie, la poussière produite est plus que doublée de quantité et d'intensité, avec la même dépense de liquide. Un manchon calorifique, enveloppant une portion du tube qui précède le pulvérisateur, suffit pour effectuer cette petite élévation de température nécessaire à l'application thérapeutique. Je ne pense pas qu'avec toutes ces précautions on puisse soupçonner l'existence de la vapeur dans notre espace, déjà saturé d'humidité.

Vous le voyez, messieurs, ce qui domine dans l'institution de la Salle de respiration de Pierrefonds-les-Bains, c'est l'horreur de la vaporisation. Qu'on utilise ailleurs la vapeur; pour nous, nos soins ont tous tendu à l'éviter; c'est même en ce point que consiste l'idée première de notre perfectionnement.

§ V. La poussière d'eau sulfureuse en conserve tous les éléments minéralisateurs.

Maintenant, Messieurs, le point le plus intéressant pour nous tous est de savoir si, dans l'innovation qui vient remplacer un système, peu ménager des éléments fixes que portent les eaux minérales, nous conservons ces mêmes éléments, c'est-à-dire, le médicament lui-même.

Permettez-moi, messieurs, d'abréger la réponse, en vous répétant que l'appareil est comme un tube unique, dont l'une des extrémités puise dans une source sulfureuse et dont l'autre extrémité pulvérise l'eau dans une chambre. Le bon sens demande où pourrait s'arrêter et s'anéantir ces éléments médicamenteux ; mais la chimie est plus susceptible que le bon sens ; alors je m'en remets au témoignage académique de M. O. Henry, qui est venu éprouver l'eau avec tous les réactifs voulus, et qui a pu dire ce qui suit devant l'Académie impériale de médecine ; je cite :

« En entrant dans la Salle de respiration de Pierre-
« fonds, les fenêtres même étant ouvertes, on est
« frappé d'une odeur sulfureuse, non désagréable,
« et analogue à celle qu'on remarque dans les cabi-
« nets de bains des établissements d'eaux sulfureuses.

« Quant aux liquides obtenus sur différents points « de la salle, par la condensation de la poussière « d'eau, ils ont présenté l'existence de toutes les « substances propres à l'eau sulfureuse de Pierre- « fonds. »

« Ainsi, dit en terminant M. O. Henry, le but que « s'était proposé le docteur Sales-Girons se trouve « atteint. »

§ VI. Avantages notables des salles de respiration perfectionnées.

Eu égard à la minéralisation de notre poudre d'eau sulfureuse, je me suis trouvé dès le début de mes observations dans une singulière perplexité. Tandis que, d'une part, j'attendais avec impatience qu'il fût prouvé pour l'Académie, et pour vous, messieurs, que l'eau poudroyée portait bien ses principes minéraux, vint à Pierrefonds un médecin de Paris, qui, après examen de notre manière de procéder, ne put s'empêcher de m'exprimer ses craintes. Selon cet honoré confrère, il fallait redouter l'action trop énergique de notre poussière d'eau minérale sur des organes sensibles comme les bronches et le poumon. Nous touchions au foyer de l'hématose où se passe un phénomène vital de la plus vaste généralisation dans l'économie, l'organe est doué de la plus grande susceptibilité, etc.

Il fallait donc craindre ce que nous avions désiré, et ce que nous étions heureux d'avoir réalisé; mais quand la conclusion, favorable aux inhalations de vapeurs, arriva, nous fûmes tranquillisé. Néanmoins, un reste d'appréhension nous fit un devoir de procéder avec prudence avec les premiers respirants. Je n'osai d'abord faire que des séances de vingt-cinq à trente minutes ; bientôt après, l'expérience aidant, j'ai vu qu'on pouvait les faire d'une heure sans danger d'accident, ni même d'exaspération organique.

Messieurs, si vous rencontrez jamais un malade de la poitrine qui ait fait des séances de respiration à Pierrefonds et ailleurs, il vous dira sans faute qu'à Pierrefonds on respire. Mais cela signifiera peut-être qu'ailleurs on suffoque ou qu'on y étouffe. C'est au point de vue de l'aisance, de l'hygiène et de la salubrité en effet que notre salle de respiration se recommande à la médecine.

Point de ces transitions énormes de température et d'atmosphère entre le dehors et le dedans, qui peuvent être si fâcheuses pour le malade de la poitrine, tant en entrant qu'en sortant. Rappelez-vous ce qu'on est obligé de faire pour éviter la condensation brusque dans les salles à la vapeur; dans celle de Pierrefonds, le thermomètre de l'interieur est maintenu en été, pour la température, au même degré que celui de l'extérieur. Nos malades passent donc sans impression aucune de la salle dans le parc et une promenade à l'air, au milieu d'une végétation ravissante, ne peut que confirmer le bénéfice d'un séjour momentané dans un air saturé d'eau minérale. Un manteau à déposer ou à prendre en passant dans le vestibule, c'est toute la toilette du respirant.

Quant à la salubrité du lieu, c'est bien autre chose. Je vous la laisse comparer, messieurs, entre les deux espèces de salles de respiration. Dans celles alimentées à la vapeur et hermétiquement closes, introduisez vingt malades de la poitrine à toutes les périodes du mal; laissez-les respirer une heure ensemble à la température du local! Je veux bien supposer que vous ne soyez point contagionistes, au contraire; y laisseriez-vous quelqu'un des vôtres humer cette atmosphère, qu'il faut se garder de renouveler, de peur de la condensation, qui serait peut-être d'un effet pire par le refroidissement qu'elle produirait? Dans la Salle de respiration à l'eau poudroyée, les fenêtres peuvent être et sont ordinairement ouvertes ; la pulvérisation n'exige pas de précaution de clôture, puisqu'elle s'opérerait aussi bien sous un arbre que dans une chambre close.

Je vous le dis avec conviction, messieurs, il me

semble impossible que dès demain les salles de respiration à la vapeur résistent à la comparaison de celles à l'eau minérale pulvérisée, quand même la vapeur porterait les éléments médicamenteux des sources, aussi bien qu'elle les laisse dans les vases où elle se forme.

Encore deux lignes, messieurs, qui n'auraient ni place ni opportunité ailleurs qu'au milieu de vous.

§ VII. — Les Salles de respiration ouvrent une phase nouvelle aux Eaux minérales.

Messieurs, l'innovation en toute chose est cause d'illusions; je veux vous faire part des miennes, ne fût-ce que pour payer mon tribut en bonne compagnie.

La Salle de respiration nouvelle que je viens de vous faire connaître me semble ouvrir une phase nouvelle pour l'hydrologie médicale. Les eaux sulfureuses seront sans doute les premières, et ce sera justice, puisqu'elles ouvrent la voie du développement; mais toutes les autres eaux minérales s'en ressentiront. Il n'est pas jusqu'à l'hydrothérapie qui n'ait un jour peut-être quelque chose à faire de la poussière d'eau froide.

Ce n'est pas tout. Il y a dans l'air, passez-moi

l'expression vulgaire, comme une sorte de regret que les eaux minérales en France, n'aient qu'une saison de l'année, et que cette période soit si courte. Ce regret implique le besoin pressenti que nos établissements thermaux restent ouverts dans les trois saisons aujourd'hui inutiles. Il faut être dans la presse médicale surtout, et en commerce direct avec les grands médecins, pour voir poindre souvent l'expression de ce sentiment.

Je crois donc, messieurs, qu'il ne manquait qu'une occasion pour réaliser ce vœu général, lequel ne trouvait pas sans doute, dans les modes d'administration existants, un moyen d'introduction assez naturel. Le bain, la piscine et la douche, en effet, ne sont pas dans les conditions convenables pour se faire agréer durant l'hiver, avec nos habitudes. Un jour pluvieux ou refroidi, en septembre, ressemble à un sauve-qui-peut dans nos stations ; vous savez cela par expérience. Quant à la buvette, elle pouvait encore moins pour retenir le malade, qui trouvera chez lui toute espèce d'eau minérale, *en bouteilles.*

Eh bien, messieurs, la Salle de respiration nouvelle pour les malades de la poitrine, avec le terrible et trop véridique aphorisme d'Hippocrate : *Autumnus tabidis malus!* vient résoudre la difficulté et servir d'introduction. L'automne est funeste aux poitrinaires!

Ce n'est pas un bain, ce n'est pas une douche, dont la pensée fait frissonner le malade quand il fait froid ; c'est la respiration d'eau minérale pour laquelle il ne faut ni se déshabiller, ni se réhabiller ; c'est la respiration, qu'on peut prendre comme dans son fauteuil, dans une salle tenue à la température médicale de 17 degrés qui vient, dis-je, introduire l'hydrologie dans les arrières saisons de l'année. Et la respiration, en faut-il davantage à la rigueur, avec la buvette, pour traiter les affections de poitrine?

Les salles d'inhalations, objectera-t-on, existent depuis longtemps, et les eaux ne sont pas devenues d'usage en automne.

Je réponds : D'abord les vapeurs respirées n'y étaient plus minérales ou médicamenteuses; cette raison a quelque poids. Ensuite les salles à la vapeur, appelées *l'enfer* dans quelques établissements, contrastaient trop de température avec les saisons froides, pour que le médecin ne vît pas que la transition, si ménagée qu'elle fût, pouvait être fatale au malade. Je passe sur d'autres inconvénients.

Supposez enfin, messieurs, une salle de respiration nouvelle comme à Pierrefonds ; c'est-à-dire, dans une dépendance contiguë ou reliée à l'*Hôtel-des-Bains,* dont les appartements et les salons de compagnie seront tenus à une même température. Voilà l'introduction toute naturelle de l'hydrologie minérale en automne, et par l'automne en hiver, et puis enfin au printemps, *ver quoque malum*, qui nous ramène à la saison d'usage.

De même, messieurs, par la respiration et la buvette, l'hydrologie d'hiver s'étendra au bain et à la douche, quand besoin sera, et quand nos stations y auront pourvu par des aménagements confortables, que nous pouvons déjà copier au delà du Rhin.

Par les affections de poitrine, l'hydrologie annuelle s'étendra à toutes les autres maladies du ressort des eaux minérales. Je ne crains qu'une chose, quand nous en serons arrivés là, c'est le reproche ironique que feront nos successeurs à nos prédécesseurs, d'avoir adopté pour traiter les rhumatismes, les dyspepsies, les névralgies, etc., tout juste la saison que la médecine rationnelle n'aurait désignée que la dernière : l'été est la saison de la santé, on l'a pris pour soigner la maladie.

Nous sommes peut-être, messieurs, les dupes d'une anomalie en l'espèce, mais nous sommes certainement les serviteurs d'une habitude qui n'a pas sa source dans une thérapeutique digne de l'état actuel de notre science.

Je résume ces vues d'avenir, que je ne pouvais mieux semer que dans les champs de la *Société d'hydrologie médicale*, dans les cinq propositions suivantes :

1° Les nouvelles Salles de Respiration ouvrent une ère de médecine plus rationnelle en hydrologie minérale. La saison d'automne sera leur première conquête.

2° Par l'automne, viendront pour les eaux les autres saisons aujourd'hui inutiles.

3° Par les sulfureuses, viendra l'exploitation annuelle des autres espèces d'eaux minérales.

4° Par la respiration, viendront à la pratique tous les autres modes d'administration des eaux.

5° Par les maladies de poitrine, viendront enfin les autres maladies du ressort des eaux minérales.

Tout ce qui est utile et rationnel se tient, messieurs ; il ne fallait que pouvoir débuter par quelque chose d'acceptable. Or, les respirations seront acceptées ; bien plus, elles seront ordonnées en automne ; Hippocrate nous en répond par son aphorisme : *Autumnus tabidis malus !*

§ VIII. Avantages économiques des Salles de Respiration nouvelles.

Messieurs, si je cessais d'être médecin pour devenir un instant économiste des intérêts matériels de nos établissements thermaux en France, je vous dirais :

La salle de respiration nouvelle aura un autre avantage. Savez-vous combien d'eau minérale il faut consommer pour faire *respirer* cent malades durant trois quarts d'heure? il faut l'eau de cinq ou six bains, avec de bons pulvérisateurs.

Les stations qui manquent d'eau eu égard à leur clientèle, mais qui entendent ce calcul, comprendront ce que je veux dire. Moi je pense à ces sources admirables contre les affections pulmonaires qui, n'ayant d'eau que pour la buvette, font dire à leur médecin que le bain et la douche seraient inutiles ou superflus.

La respiration nouvelle sera donc encore un moyen de vérité; toutefois, elle ne remplace rien, elle ne supprime rien dans les modes d'administration actuels; elle ne fait, quand on le peut, que s'ajouter à eux pour compléter les moyens de traitement requis par la médecine de tous les temps.

Je termine, messieurs, par une citation.

Quand M. Jules François eut vu poudroyer l'eau dans la salle de respiration de Pierrefonds, il se rappela un souvenir dont il nous fit part en ces termes :

« C'est singulier, M. le docteur Baralde, des Eaux-Bonnes, me disait un jour : Je voudrais faire une salle d'inhalation; mais ce n'est pas de la vapeur que je voudrais faire respirer; c'est mon eau sulfureuse elle-même, toute l'eau sulfureuse. »

Je fus heureux de cette autorité, et je répondis à

M. Jules François : écrivez à M. le docteur Daralde ce que vous voyez.

M. le Président, après avoir félicité l'auteur de cette communication, ouvre la discussion sur les Salles de Respiration nouvelles.

DISCUSSION

SUR LE NOUVEAU

PROCÉDÉ DES RESPIRATIONS D'EAUX MINÉRALES

Pour le Traitement des lésions de poitrine,

proposé par M. SALES-GIRONS.

(Séance du 7 décembre 1856 de la Société médicale d'Hydrologie de Paris.)

M. RÉVEIL présente quelques observations au sujet de la pulvérisation liquide. Il lui semble, au point de vue théorique et *a priori*, que si la réduction de l'eau minérale en particules très-fines était possible, elle serait du moins très-difficile à opérer efficacement pour les eaux minérales sulfureuses, qui s'altèrent déjà si facilement à l'air, et dont la grande division, ou la pulvérisation, ne peut que favoriser l'oxydation des sulfures.

Il n'est pas exact de faire dire à M. Thénard, que les

vapeurs des eaux minérales ne gardent rien des substances fixes contenues dans l'eau sur laquelle on opère ; le contraire a été formellement exprimé par ce savant chimiste, et les exemples abondent à ce sujet.

A Cerboli, en Toscane, l'acide borique s'échappe avec l'eau portée à 100 degrés seulement. Sur les rivages de la mer, les vents entraînent le chlorure de sodium, à la température ordinaire de 15 à 20 degrés. C'était d'après ces faits bien connus, que Laennec avait été conduit à disposer, dans son appartement, un appareil propre à développer une atmosphère salée. M. Sales-Girons a assimilé la vaporisation à la distillation; mais la distillation représente précisément une des opérations les plus difficiles de la chimie : les sulfates et les chlorures sont toujours, de quelque manière qu'on s'y prenne, entraînés dans le premier tiers de l'eau vaporisée. On sait avec quelle facilité le bichlorure de mercure est entraîné par la volatilisation de l'eau.

Dans le programme qu'elle a dressé sur la question des vapeurs, proposée comme sujet de prix, la commission n'a point négligé de recommander l'étude de la vaporisation sous ses diverses formes. M. Thénard lui-même, auquel ce programme fut soumis, insista pour qu'on y signalât la nature des éclaboussures dans lesquelles l'eau ne s'isole pas des principes fixes. C'est ce qui arrive, par exemple, dans l'appareil de Marsh, où l'on a beaucoup de peine à empêcher l'eau de cracher, c'est-à-dire de suivre les vapeurs.

Les faits relatés par M. Sales-Girons sont sans doute très intéressants ; mais on connaissait déjà les effets de la pulvérisation de l'eau à Cauterets, aussi bien que dans les bâtiments de graduation des salines et dans les cascades naturelles. M. Réveil termine en réclamant contre la manière absolue avec laquelle M. Sales-Girons a avancé que les principes volatils seuls figuraient dans l'évaporation des eaux minérales.

M. Sales-Girons répond que M. Réveil a parlé plutôt comme un chimiste qui compte les atômes. Il s'agit ici de savoir, à propos des eaux minérales, quel procédé, de la vaporisation ou de la pulvérisation, présente le plus d'avantages pour obtenir les substances fixes dont elles se composent. Il est certain que si les procédés à la vapeur retiennent une minime partie des principes fixées, dans celui de la pulvérisation ils se trouvent tous retenus. Il ajoute à ce qu'il a déjà exposé, que les individus soumis à l'inhalation de Pierrefonds sont placés dans un véritable nuage de particules fines d'eau qui tamisent l'air et le purifient à chaque instant, (moyen d'épuration atmosphérique qui pourrait trouver son application pratique dans d'autres circonstances), aussi ressentent-ils beaucoup de bien-être et une entière liberté de la respiration, tandis que dans les salles ordinaires d'inhalation, ils éprouvent un malaise et une gêne de la respiration considérables. Quant à la pulvérisation qu'on a dit être connue et pratiquée à Cauterets et ailleurs, M. Sales-Girons invite M. Réveil à venir voir la salle de Pierrefonds pour se convaincre par comparaison qu'elle n'existe encore que là.

M. Barthez rappelle qu'il a soumis de l'eau de Vichy à l'ébullition, et qu'il n'a recueilli que de l'eau distillée et de l'acide carbonique ; que si des traces de soude ont échappé, elles ne pouvaient être qu'infinitésimales. Or avec cela on ne saurait constituer un moyen thérapeutique sérieux. Le procédé de M. Sales-Girons réunit au contraire les plus favorables conditions.

M. DURAND-FARDEL voit deux points distincts dans la communication de M. Sales-Girons : 1° la proposition d'un procédé nouveau, et 2° la critique de ce qui s'est fait jusqu'ici à propos d'inhalations minérales. On ne peut que trouver excellente sa tentative d'introduire un mode nouveau dans l'emploi des eaux, et il applaudit à la proposition de M. Sales-Girons, tout en faisant ses réserves au sujet des résultats que fournira l'expérience.

Mais il est impossible d'accepter le jugement porté sur les inhalations, telles qu'elles ont été usitées jusqu'ici. Il n'est point permis de dire qu'avant l'invention de son procéde, les inhalations d'eaux n'existaient pas. M. Sales-Girons a confondu les faits scientifiques avec ce qui se passe dans la nature. Il est vrai, par exemple, qu'en faisant évaporer l'eau de la mer, à bord des navires, on obtient de l'eau potable ; mais cela n'empêche pas qu'on ne respire au bord de la mer un air chargé de ces molécules salines, que l'on voit se déposer en couches assez épaisses sur les feuilles des arbres. C'est même en cela que consiste à peu près exclusivement le traitement *minéral* que l'on va faire au bord de la mer; les bains de mer ne constituant par eux-mêmes, à proprement parler, qu'un moyen hydrothérapique. Si, lorsqu'on s'est promené quelques instants dans l'intérieur d'une saline, on sent ses lèvres imprégnées d'un goût de sel, il faut bien croire que les inhalations pratiquées au-dessus des chaudières bouillantes de Kissingen ne sont pas indifférentes, ou sans minéraux fixes.

M. Durand Fardel passe en revue les inhalations pratiquées près des eaux sulfureuses, et fait remarquer que si l'inhalation artificielle n'y a pas reçu plus de développements, c'est en partie sans doute parce qu'une inhalation spontanée s'y opère partout, autour des sources, dans les salles de bains, de piscines, de douches. Il suffit, pour se convaincre du caractère effectif de ces inhalations, de lire un chapitre du savant ouvrage de M. Filhol sur les *eaux minérales des Pyrénées*.

M. Sales-Girons a parlé des saisons d'hiver que son appareil permettrait d'instituer ; mais il faut remarquer que depuis longtemps les établissements du Vernet et d'Amélie, dans les Pyrénées-Orientales, sont installés pour les traitements d'hiver. M. Sales-Girons a reproché très justement aux salles d'inhalation de constituer souvent de véritables étuves, dont la température élevée a des inconvénients, et dans lesquelles la respiration du malade est très gênée; mais il n'en est pas toujours ainsi. A Amélie, au Vernet, à Allevard, on pratique des inhalations sans élévation sensible de température et sans aucune gêne de la respiration.

En un mot, les inhalations telles qu'elles se pratiquent aux établissements thermaux ont besoin d'être fort améliorées, et l'appareil dont se sert M. Sales-Girons peut constituer un progrès sérieux. Mais il faut attendre que celui ci ait été davantage expérimenté, et surtout ne pas considérer les pratiques passées comme non avenues.

M. Sales-Girons répond à M. Durand-Fardel qu'il ne rejette nullement les exemples pris dans la nature, puisqu'il a lui-même invoqué les phénomènes qui président à la constitution de l'atmosphère marine. Il les a même pris et proposés pour point de départ de l'installation de son procédé. Pour ce qui est de la pratique instituée jusqu'ici, les résultats thérapeutiques obtenus au Mont-Dore ou ailleurs ne prouveraient rien à ses yeux. Qui sait la part que peut y prendre l'inhalation de la simple vapeur d'eau ? Du reste, il ne supprime point les moyens déjà usités, mais il ajoute un complément, un perfectionnement important, et la question revient toujours à la préférence comparative à donner à la pulvérisation ou à la vaporisation.

Depuis le commencement d'août 1856 jusqu'à la fin de la saison, soixante-dix malades environ ont été soumis à ce mode d'inhalation ; les résultats obtenus forment l'objet d'un travail qui sera soumis à la Société. Il s'agit aujourd'hui de la théorie; une note prochaine traitera de la pratique. Mais M. Sales-Girons maintient que les émanations spontanées qu'on peut respirer dans les établissements d'eaux sulfureuses, loin de donner une idée vraie des respirations nouvelles, n'en donnent qu'une analogie très défectueuse. Du reste, ces émanations ne contiennent pas les éléments fixes des eaux, elles ne contiennent pas l'eau tout entière, pas plus que les vapeurs artificielles.

M. Constantin-James considère le procédé de M. Sales-Girons comme réalisant tout ce que l'on peut exiger pour l'administration des eaux minérales par les respirations,

On peut dire que jusqu'ici les Eaux minérales sulfureuses n'avaient guère été administrées qu'en boisson, dans les maladies de poitrine, et leur mode d'action demeure à l'état d'hypothèse. Cependant il résulte d'expériences récentes de M. Bernard, que le gaz sulfhydrique injecté dans le rectum chez des animaux est absorbé, et que le soufre est exhalé par les poumons. Les eaux minérales agissent peut-être d'une manière analogue, et en pénétrant l'économie de dedans en dehors. Le procédé proposé par M. Sales-Girons s'appuie au contraire sur des phénomènes d'endosmose, et sur l'introduction des principes sulfureux du dehors en dedans. La question paraît donc devoir être réservée, et puisque M. Sales-Girons émet le vœu que son procédé se généralise, il faut attendre pour voir si l'application réalisera ses espérances, et si l'inhalation est réellement utile dans les maladies de poitrine.

M. Sales-Girons remercie M. Constantin James de son approbation, et lui rappelle que pour lui la théorie, toute parfaite qu'elle soit, n'aura d'autre valeur que celle que lui donneront les faits et la clinique.

M. Lecomte voudrait qu'on recherchât si l'inhalation en général fait absorber les corps à tous les états. Pour l'absorption des corps à l'état solide, il faut en douter. Il y a deux ans, le comité consultatif d'hygiène publique eut à juger l'influence de la poussière de charbon que l'on aspire dans les ateliers de fondeurs. M. Lecomte n'a pas reconnu de traces de charbon dans les poumons des ouvriers de cette profession, et la matière noire que ces organes pouvaient présenter chez eux, fut également rencontrée par lui, sous une apparence identique, dans les poumons d'un vieillard qui avait toujours exercé l'état de cocher.

M. Lecomte a fait à ce sujet des expériences comparatives. Des lapins ont été tenus, d'une manière à peu près constante, pendant huit à dix jours, la tête incluse dans un sac de caoutchouc, muni à l'extrémité opposée, d'un tube ouvert et contenant du charbon finement pulvérisé : or, il n'a été trouvé de charbon ni dans les bronches ni dans les poumons. On sait aussi que des mouvements vibratiles établissent un courant de dedans en dehors dans le larynx, et de dehors en dedans à l'œsophage. Si l'inhalation des corps gazeux est démontrée, celle des substances à l'état vésiculaire ou solide reste encore à rechercher, avant du juger l'utilité du nouveau mode proposé. M. Lecomte ajoute que lorsqu'on respire dans une atmosphère contenant une poussière ténue, c'est dans la région du larynx que l'on en éprouve la sensation et que la poussière s'arrête.

M. Sales-Girons déclare que M. Lecomte a soulevé le point capital de la question. La seule objection qui lui ait été faite est en réalité celle-ci : l'eau sous forme fragmentaire pénètre-t-elle dans l'appareil bronchique? C'est à l'expérience de résoudre ce point de fait. Il se propose, comme il l'a déjà dit, de mettre sous les yeux de la Société des observations qu'il a recueillies, signalant entre autres choses, les différents effets obtenus selon que les malades tiennent la bouche ouverte ou fermée durant la séance d'inhalation. M. Sales-Girons explique le fait des lapins cité par M. Lecomte en disant que ces animaux respirent par les narines, et que l'homme seul respire par la bouche. Cette différence peut expliquer que la poussière de charbon n'ait pas pénétré dans les bronches des lapins, tandis qu'on en trouve des concrétions partielles dans l'appareil bronchique des ouvriers charbonniers. Aussi est-il prescrit dans la salle de respiration nouvelle de respirer par la bouche et de faire par intervalle de plus amples inspirations (1).

M. Fermond, demande quelle garantie offre la nouvelle salle de respiration eu égard à l'état physique de l'eau. Quoique la température de la chambre ne soit que de 25 degrés, rien n'empêche que l'eau divisée ne s'y transforme en vapeurs ; on sait en effet que la chaleur d'un espace n'est pas la seule cause de la vaporisation des liquides. M. Fermond craint que le nouveau procédé ne soit lui-même sujet à l'inconvénient qu'on a voulu y éviter.

M. Sales-Girons remercie M. Fermond de lui fournir l'occasion de répondre touchant cette importante observation ; il dit que l'état de saturation humide où se trouve l'atmosphère de la chambre, répond à l'objection; car l'air ne provoque la vaporisation de l'eau que lorsqu'il est sec, ce qui n'est pas le cas dans un milieu qui est comme un brouillard continu. Du reste M. Sales-Girons annonce que, par une heureuse circonstance, il a pu obtenir de M. Jamin, professeur de physique l'École polytechnique, un travail sur cette question, qui sera publié. On y verra que l'eau pulvérisée dans la salle de Pierrefonds est bien réellement de l'eau à l'état fragmentaire et non à l'état de vapeur (2).

---

(1) Voir à la troisième partie, l'expérience décisive faite à ce sujet sur un porc.

(2) V. Troisième partie, cette Note de M. le professeur Jamin.

M. Gerdy s'inscrit contre le point de départ adopté par M. Sales-Girons. Il a été admis que tous les corps contenus dans les eaux minérales devaient agir dans les maladies du poumon, et qu'il importait de les conserver en totalité; mais c'est là une pure hypothèse. Il faudrait, avant de conseiller le moyen proposé, et d'annoncer une ère nouvelle, avoir expérimenté l'action de chacun de ces minéraux sur les voies respiratoires. Nous savons quelle action les eaux sulfureuses exercent sur la peau, mais l'expérience n'a pas prononcé encore sur leur application au poumon. Il est prudent de ne pas trop s'abandonner, au sujet des résultats que peut fournir l'inhalation, à des illusions que l'expérience ne tarderait pas à détruire.

. . . .

M. Sales-Girons répond à M. Gerdy qu'il ne sera jamais de l'avis que pour connaître la valeur thérapeutique des eaux minérales il faille expérimenter séparément chacun des éléments qu'elles contiennent. Cette opinion sans correctif est subversive de la doctrine qu'il faut professer dans l'espèce. En tout cas, la salle de respiration nouvelle est faite pour administrer l'eau sulfureuse dans sa synthèse naturelle, et le procédé de la pulvérisation n'aurait point d'objet s'il ne servait à faire respirer les eaux médicamenteuses dans leur plus complète intégrité.

. . . .

M. Guérard se propose de relever plusieurs des points qui ont été touchés dans cette discussion. L'innocuité du charbon, comme poussière suspendue dans l'atmosphère, est un fait avéré. Mais il n'en est pas de même des poussières siliceuses et autres, si répandues dans certains ateliers, lesquelles pénètrent très bien dans les voies respiratoires, et abrègent souvent la vie des ouvriers. M. Sales Girons a fait du reste une remarque fort juste au sujet de l'influence considérable qu'exerce l'inspiration par la bouche. Il a été constaté qu'à la fabrique d'armes de Châtellerault, les ouvriers qui vivent régulièrement et qui ont prolongé leur existence, le devaient à l'habitude ou à la précaution qu'ils avaient de parler très peu et très bas pendant le travail.

M. Guérard trouve que la discussion s'est un peu égarée, à propos de la communication faite par M. Sales-Girons. Le procédé annoncé n'est pas, à proprement parler, un mode d'inhalation. Ici l'on répand de l'eau très divisée dans une enceinte où respirent les malades, et ceux-ci en éprouvent beaucoup de bien-être. Les salles d'inhalation, au contraire, nécessitent une température élevée, et la respiration ne peut manquer d'y éprouver de la gêne. Ce sont donc là deux méthodes très distinctes. Celle de M. Sales-Girons, *a priori*, paraît très bonne : porter directement les agents médicamenteux sur les voies bronchiques, en principe, est un excellent moyen, et il n'y a pas lieu de s'effrayer de l'arrivée des substances minérales elles-mêmes sur le tissu des poumons. Il faut certainement attendre ce que l'expérience nous apprendra au sujet du procédé de M. Sales-Girons ; mais cette circonstance seule, que les malades qui y sont soumis en éprouvent un sentiment de bien-être actuel, réalise déjà un fait capital.

M. Sales-Girons résume la discussion : il reprend la série des objections qui ont été faites à l'innovation dont il s'agit, et ramène toujours le débat sur le terrain positif et pratique, à savoir :

En matière d'inhalation respiratoire par l'eau minérale et en vue des maladies de la poitrine, qu'est-ce qui est préférable devant la science?

Est-ce la vaporisation qui perd les dix-neuf vingtièmes des minéraux, ou bien la pulvérisation qui rend l'eau respirable avec tous ses éléments ?

Est-ce la Salle de respiration à la vapeur avec tous ses inconvénients ou bien celle à la poussière humide avec tous ses avantages ?

Il faut opter.

Voilà les véritables termes de la question.

Après avoir remercié chacun de ceux qui, par leurs objections même, lui ont fourni l'occasion de dire ce qui n'avait pas trouvé place dans son mémoire, M. Sales-Girons remercie d'une manière toute particulière M. Guérard du témoignage d'approbation qu'il a bien voulu donner au nouveau procédé respiratoire des eaux minérales. L'assentiment d'un membre de l'Académie de médecine est une autorité qui doit lui servir d'encouragement dans ses études ultérieures.

La discussion est close, et la séance est levée.

PREMIÈRE SÉRIE D'OBSERVATIONS CLINIQUES

RECUEILLIES

DANS LA SALLE DE RESPIRATION

de Pierrefonds-les-Bains.

MÉMOIRE PRÉSENTÉ A L'ACADÉMIE DE MÉDECINE
Séance du 14 juillet 1857,

par M. le Dr SALES-GIRONS,
Médecin inspecteur de cet Etablissement.

---

§ I. Résumé du mémoire adressé le 12 mai 1856 (1) à l'Académie de médecine.

Au mois de mai de l'année dernière, j'eus l'honneur de soumettre à l'Académie, un mémoire dans lequel je faisais connaître le perfectionnement qu'il importait à la médecine d'appliquer aux *chambres de respiration*, dans les établissements d'eaux minérales, pour les mettre au niveau de la science.

Dans ce mémoire, je comparais les salles de respiration existantes jusqu'à ce jour, et fonctionnant à la vapeur, avec les salles nouvelles desservies par l'eau à l'état de poussière, et je disais qu'à la vaporisation qui déminéralise les eaux, il serait utile et rationnel de substituer la pulvérisation, qui, en divisant le liquide médicamenteux, laisse à chacun des

---

(1) Voir le Mémoire ci-devant page 109.

globules fragmentaires de ce même liquide tous les éléments qui le caractérisent comme médicament.

De plus, je faisais la description de l'appareil au moyen duquel on parvient à Pierrefonds à briser l'eau minérale, de manière à la rendre aussi parfaitement respirable que si elle était dans l'état de vapeur. Cette assertion trouvera dans le sein de l'Académie des témoignages oculaires qui la justifieront dans ce qu'elle semble avoir d'exagéré.

Je faisais ressortir les avantages de thérapeutique et de salubrité, que les nouvelles salles de respiration, fonctionnant les fenêtres ouvertes et à 20° de température, présentent sur les anciennes salles à la vapeur dont l'intérieur suffoquant doit être hermétiquement séparé de l'extérieur.

J'essayais de donner enfin une idée topographique de la salle de respiration, telle que je venais de l'instituer dans l'établissement thermal des eaux sulfureuses de Pierrefonds-les-Bains, pour le traitement spécial des maladies de la poitrine.

En un mot, je résumais dans ses principaux détails, la théorie des inhalations respiratoires par les eaux minérales, et je la démontrais applicable à toutes les sources reconnues efficaces dans ces maladies.

Comparée enfin à celles des chambres de respiration ancienne, la théorie des salles nouvelles s'en distinguait, comme ce qui est conforme à la raison et à la science se distingue de ce qui n'est conforme ni à l'une ni à l'autre.

L'honneur que me fit l'Académie de médecine, en instituant une commission d'examen pour mon procédé ; la visite officielle que vint faire le savant rapporteur M. Ossian Henry aux salles de respiration de Pierrefonds ; les paroles de bienveillant encouragement, émises dans son rapport, et émettant le vœu exprimé que mon innovation s'introduise dans l'hydrologie thermale ; tant de faits honorables m'imposent le devoir d'apporter à l'Académie le résultat, quelque imparfait qu'il soit, des observations cliniques que j'ai déjà pu faire dans ces salles, pour étayer la théorie d'un commencement de pratique propre à justifier le vœu du savant rapporteur.

§ II. Observations générales concernant le mode d'administration des inhalations nouvelles.

La salle de respiration de Pierrefons-les-Bains fut ouverte aux malades dans les premiers jours d'août 1856, le lendemain même des expériences de M. O. Henry, pour s'assurer que la poussière de nos eaux sulfureuses conservait bien en cet état tous les éléments de nos sources.

A partir de cette date jusqu'à la fin de septembre, les séances de respiration furent suivies sans interruption, et virent passer plus de cinquante malades, diversement affectés des lésions chroniques propres à la muqueuse respiratoire. C'est sur les plus assidus d'entre eux que portent mes observations ; c'est sur les résultats plus ou moins marqués qu'ils éprouvèrent, que j'ai institué cette première ébauche de clinique, persuadé que telle qu'elle est, on peut déjà fonder sur elle, l'espoir que le perfectionnement a sa raison d'être et son utilité médicale, et qu'à ce titre il mérite l'attention de l'Académie.

Les observations qui suivent, sont de deux ordres : les premières se rapportent aux salles de respiration elles-mêmes et aux conditions les plus convenables qu'elles doivent réunir, pour atteindre le but qu'on se propose par elles ; elles se rapportent en un mot à la méthode ; les secondes se rapportent aux malades et aux modifications thérapeutiques qu'ils ont éprouvées de ces respirations.

Exposons-les par ordre :

1re Observation.

Tolérance des organes respiratoires, pour l'eau sulfureuse en poussière.

Les bronches étant douées d'une susceptibilité vitale qu'on ne brave pas en vain, je crus dès l'origine, qu'il faudrait être très prudent pour administrer la poudre d'eau sulfureuse. Quoique la minéralisation de nos sources soit fort douce, je commençai par des séances d'un quart d'heure, restant enfermé avec mes malades, pour mieux saisir les accidents, s'il y en avait.

Encouragé bientôt par les bons effets d'une part et l'innocuité de l'autre, je fis des séances de 45 minutes sans avoir à corriger l'effet d'une excitation trop forte, qu'on pût attribuer aux inhalations sulfureuses. Je ne craindrais pas aujourd'hui de faire suivre à certains malades, les moins nerveux, deux pareilles séances par jour, une le matin, et une autre le soir, c'est-à-dire à cinq ou six heures de distance.

Dans l'opinion que je me suis faite par douze années

d'études spéciales, je crois que les lésions de la muqueuse pulmonaire sont excitées et entretenues comme les plaies à découvert, par l'air atmosphérique incessamment renouvelé sur elles. Sous ce rapport, il serait possible, et même probable, que la poussière d'eau sulfureuse vînt modifier, mitiger la composition de l'atmosphère, et par le fait, atténuer son action sur les lésions qui nous occupent. Comment se fait cette modification? Est-ce par le déplacement pur et simple de l'oxigène de l'air; est-ce par la combinaison des éléments de l'air avec ceux de l'eau; est-ce par la fomentation curative que la poudre liquide opère sur les tissus lésés?

Ce sont là de hautes questions à résoudre, qu'il faut poser à la chimie physiologique. Le fait est que l'atmosphère est une cause d'excitation dans les bronches, et que la poudre d'eau sulfureuse ne peut pas être considérée comme une cause d'action antiphlogistique sur les mêmes surfaces. Or, si de ces deux causes d'irritation il résulte une sédation sur les organes, il faut que les deux agents séparément existants se soient modifiés l'un l'autre, et aient perdu dans leur contact les propriétés excitantes qui les caractérisent.

S'il n'en était pas ainsi, on aurait en raison de dire que l'eau sulfureuse dans la poitrine, serait comme le soufre sur le feu. Employées donc dans les limites de deux heures par jour, il ne faudrait point craindre que les respirations d'eaux sulfureuses fussent d'un mauvais effet sur les malades.

Que l'on considère que l'air vif et sec est mauvais pour les poitrinaires, et que les lieux bas, dans lesquels on peut supposer que l'oxigène est en défaut dans l'atmosphère, font des séjours propices à ces mêmes malades, et l'on s'expliquera peut-être les anomalies présentées par des phthisiques qui se trouvent mieux dans les bas fonds, où l'air est loin d'être pur.

Mais ne perdons pas de vue que l'eau sulfureuse n'est pas seulement un moyen de modifier l'atmosphère, mais aussi un agent médicamenteux de la maladie elle-même, ainsi que le prouveraient les cures incontestables qui s'effectuaient dans les stations de Bonnes et de Pierrefonds, avant qu'il fût question des Salles de Respiration. Or, celles-ci ne sont venues que pour compléter les moyens que l'hydrologie médicale mettait en œuvre : les Salles de Respiration nouvelles sont à l'égard des maladies de poitrine la réalisation de l'aphorisme universel : *Appliquer le remède sur le mal.*

2e OBSERVATION.

II. La toux et les crachats sont les premiers symptômes que les respirations sulfureuses modifient.

Dans notre Salle de Respiration, la toux est très rare. Je n'ai jamais eu l'occasion d'en observer une quinte durant les séances, quoique les malades y fussent d'ailleurs fort sujets. Les asthmatiques pour lesquels il faut que l'air soit transparent, vivent et respirent avec aisance dans le brouillard de poussière humide qui les y enveloppe. Les secousses d'expectoration y sont de beaucoup allégées par la facilité avec laquelle les sécrétions bronchiques roulent et sont expulsées.

En dehors des séances, durant le jour et la nuit, le malade tousse moins, et, les matières d'expuition semblent avoir séjourné comme dans des voies lubrifiées ou humectées sans y subir le degré de coction qui les épaissit et les rend opaques. Ces deux phénomènes, plus spécialement que les autres, témoignent à ces signes que la cause d'excitation qui agissait sur la lésion et sur les sécrétions, est devenue moins active, ou que quelque chose l'a affaiblie dans son action. Pour nous, c'est la poussière d'eau sulfureuse qui, en se mêlant avec l'air ou avec l'oxygène, en atténue l'effet subversif sur les organes lésés. Aussi cet effet, qu'on a appelé du nom vague d'*exeitation* et d'*irritation*, je voudrais qu'il nous fût permis de l'appeler *oxidation.*

Le mot oxidation, transporté dans le domaine organique, exprimerait mieux, selon notre théorie, l'action de l'air sur les lésions des muqueuses respiratoires.

3e Observation.

Manière de bien respirer la poussière d'eau minérale dans notre salle d'inhalation.

Il faut avoir un soin particulier de la manière dont respirent les malades dans la salle durant les séances. Si on ne les surveille pas pour les avertir, ils oublient qu'il faut respirer par la bouche plutôt que par les narines. Il ne serait pas inutile de placer dans l'intérieur des salles une inscription lisible de loin qui indiquât que le malade doit observer cette règle, et même qu'il faut de temps à autre faire des inspirations assez profondes, pour que la poussière hydrominérale pénètre jusqu'aux bronches les plus déliées, dans lesquelles le médicament se trouvera plus proche du foyer généralisateur de l'hématose.

On a observé que les animaux qui respirent par le nez ne sont pas sujets à la pénétration profonde des poussières sèches ; mais on a observé aussi que les ouvriers, exerçant leur métier au milieu des poussières minérales ou végétales nuisibles, résistent plus longtemps à leur influence s'ils respirent seulement par les narines, et s'ils ont moins l'habitude de parler ou de chanter en travaillant.

Aussi, profitant de ces observations, sommes-nous bien aise de voir nos séances animées par la conversation. Les Salles de Respiration nouvelles étant tenues à la température du dehors, les douze ou quinze personnes qui y séjournent à la fois y forment des groupes où la gaîté n'est pas un fait rare. Il faudra faire peut-être des cabinets particuliers pour plusieurs raisons ; mais l'isolement cellulaire nous paraît en contradiction avec ce genre de traitement, et surtout avec l'espèce de malades auxquels il est réservé.

2e Observation.

De la meilleure température de la poussière respirée et de celle qu'il faut maintenir dans la salle.

Latempérature des Salles de Respiration nouvelles doit être plus convenablement ménagée qu'elle ne l'est dans les salles anciennes à la vapeur, qui ont des compartiments appelés l'*Enfer*. Les lésions de la poitrine sont entre toutes les plus sensibles aux grandes transitions de température, à celle surtout qui va du chaud au froid. On sait qu'il y a des auteurs spéciaux qui n'estiment rien tant dans un traitement, soit de la phthisie, soit de la laryngite et de la bronchite chroniques, que l'uniformité d'une température modérée. L'île de Madère n'est si généralement renommée, comme séjour des poitrinaires, qu'à raison du peu de différence qu'y indique le thermomètre entre l'été et l'hiver.

J'ai donc eu égard à cette opinion, et j'ai pu m'assurer déjà qu'il y avait avantage à maintenir dans notre Salle de Respiration la même température qu'au dehors, dans les beaux jours d'été bien entendu. Pour établir cet équilibre, il nous suffit d'ouvrir durant la séance, et à plusieurs reprises si besoin est, les fenêtres sur le parc ou sur le lac; ce qui nous est permis par le mode de la pulvérisation. Cette égalité de température nous permet aussi de laisser faire un tour de promenade aux malades qui sortent de la Salle de Respiration après la séance.

Dans la saison d'automne, que nous croyons pouvoir instituer cette année même, à Pierrefonds-les-Bains, nous n'aurons pas les mêmes facultés à cause de la température extérieure ; mais il nous semble que celle de l'intérieur de la Salle de Respiration devra être tenue alors entre le 15me et le 20me degré du thermomètre.

Quant à la chaleur de la poussière d'eau sulfureuse, il est une indication toute naturelle à suivre. Il faut que les organes qui la reçoivent n'en éprouvent ni le sentiment du chaud, ni la sensation du froid. Dans l'été, j'ai observé que cette température correspondait à vingt-cinq degrés du thermomètre.

5e Observation.

Les respirations hydrominérales doivent être regardées comme une médication à la fois topique et générale.

Pour les médecins de l'antiquité, jusqu'à ceux du siècle dernier, qui n'étaient pas partisans de la localisation en thérapeutique, les inhalations médicamenteuses ne font pas un traitement topique. Les organes pulmonaires, en raison même de leur fonction, sont des organes généralisateurs. En effet, rien n'empêche de penser qu'il se fait dans les bronches capillaires, eu égard aux matières médicinales qui y arrivent, une sorte de digestion relativement comparable à celle qui a lieu dans l'estomac. Une partie du médicament peut être introduite par là dans le torrent de la circulation et modifier l'état de l'économie avec autant au moins d'activité et de propriété que si elle passait par les voies disgestives. Cependant le premier effet thérapeutique doit être celui que le médicament produit sur les muqueuses lésées.

En somme, les respirations hydro-sulfureuses doivent réaliser ensemble une action médicatrice locale et générale, comme l'indiquent les affections de poitrine qui sont à la fois générales et locales.

Telles sont les principales observations que nous croyons devoir soumettre aujourd'hui à l'Académie de médecine concernant les Salles de respiration nouvelles dans les établissements d'eaux minérales sulfureuses. Passons aux observations qui concernent les malades qui ont été soumis à l'usage de celle de Pierrefonds-les-Bains, et suivis par nous dans leur traitement.

Avertissons ici pour la valeur réelle que doivent avoir ces observations, que de tous les malades dont nous parlons, pas un seul n'a été soumis aux respirations seules, c'est-à-dire exclusivement des autres modes d'administration ordinaire des eaux. D'abord les malades trouveraient très absolue l'interdiction de la buvette et des thermes ; ensuite, le médecin peut-il en conscience se priver des bons effets qu'il sait d'abord pouvoir produire par l'usage des eaux dans l'estomac et à la surface du corps ? La question est fort délicate. Cependant il me semble qu'on verra ressortir l'action spéciale des respirations du milieu des modifications attribuables aux autres modes d'administration.

OBSERVATIONS INDIVIDUELLES DE MALADES.

1re Obs. *Laryngite granuleuse.*

M. l'abbé P..., âgé de cinquante ans, est affecté d'une laryngite chronique remontant à plusieurs années. Il en attribue la cause à des fatigues de la parole dont ses fonctions de prêtre et de professeur rendent raison, et au peu de soin qu'il a pris de l'affection jusqu'en ces derniers temps, où elle l'empêchait de continuer ses travaux ordinaires.

M. P..., envoyé à Pierrefonds par M. Gendrin, n'y était pas venu pour les respirations ; sa saison même tirait à sa fin quand notre salle fut ouverte. C'est sur mon conseil qu'il y passa et prit une douzaine de séances.

Vingt bains ou douches et l'usage suivi de la buvette avaient produit une amélioration appréciable dans son état; mais le bénéfice marqué des eaux ne se manifesta ostensiblement qu'à la suite des respirations. On pourrait même dire qu'elles eurent plus d'action sur l'affection que ce qui avait été fait jusque là, sans pourtant nier l'heureux concours et le bon effet préparatoire qui revient aux autres modes de traitement hydrominéral.

M. l'abbé P... se retira de Pierrefonds après un mois de séjour, en état, s'il faut l'en croire, de reprendre toutes ses fonctions. J'ignore comment il a passé l'hiver.

2e Obs. — *Bronchite catarrhale avec asthme.*

Mme la baronne de B... âgée de 57 ans, envoyée à Pierrefonds par M. le Dr Noël, de Paris, fut prise d'un catarrhe des bronches durant un séjour qu'elle avait fait l'automne précédent dans une campagne humide et froide de la Basse Bretagne. L'embarras des voies respiratoires se compliquait chez cette dame d'accès d'asthme quasi-intermittents.

La malade, que je connaissais de la saison précédente, avait beaucoup maigri; les fonctions digestives étaient assez fréquemment troublées et le sommeil des nuits était plus fatiguant que réparateur. Une toux fréquente, suivie d'expectorations caractérisées, achevait d'épuiser ses forces. L'auscultation, du reste, révélait la source de cette affection par ses signes ordinaires.

Arrivée à Pierrefonds avant l'ouverture de la Salle de respiration, elle suivit le traitement ordinaire des bains et de la boisson, lequel ne relevait la malade que très lentement. Passant enfin à la Salle de Respiration, madame B... en suivit assez régulièrement les séances jusqu'au nombre de dix ou douze, et c'est à partir de ce nouveau traitement que l'effet des eaux se manifesta visiblement. Les symptômes s'amendèrent tous ensemble, tant ceux qui tiennent à la santé générale que ceux qui dépendaient de la lésion bronchique; et l'hiver pour cette dame que j'ai l'honneur de revoir, s'est passé comme ceux qui avaient précédé la maladie.

En effet, madame la baronne B... peut être considérée comme guérie de l'affection pour laquelle elle était venue à Pierrefonds.

3e Obs. — *Turberculisation après hémoptysies.*

M. A. jeune homme de 25 ans, que des fatigues de jeunesse ont violemment éprouvé, vient à Pierrefonds d'après l'ordonnance de M. le Dr de Pietra-Santa. A plusieurs reprises M. A. fut pris de crachements de sang, et l'exploration stéthoscopique signale des points pectoraux dont l'état peut donner des craintes sérieuses de tuberculisation. Ce malade fit en même temps un traitement par les douches et les respirations, et se retira dans des conditions d'amélioration positive. Son médecin ne l'ayant pas revu depuis en induit, qu'il a dû mieux passer cet hiver que le précédent.

4e Obs. — *Bronchite capillaire.*

M. M. envoyé à Pierrefonds par M. le Dr Despaux de Crouy-sur-Ourc (Aisne) est âgé de 55 ans. Une ancienne bronchite capillaire l'a réduit en ces derniers temps à un état d'épuisement fort avancé. Sa voix est émoussée, sa respiration très courte, sa poitrine, déprimée dans sa paroi antérieure, s'est affaissée sur ses poumons, et le bruit respiratoire est absent sur un grand espace des deux côtés de la poitrine. Le dos s'est incurvé à la hauteur des épaules, et la toux par quintes fréquentes tourmente le malade nuit et jour. L'expectoration est abondante.

M. M., qui tenait à bien profiter des dépenses nécessitées par son traitement, fut le plus fidèle et le plus régulier de nos respireurs : il prenait tous les jours un bain ou une douche et une séance de respiration. La boisson, à la dose de deux verres par jour, va sans dire.

Au bout de la saison d'un mois, le sujet se sentait

comme restauré : tous les symptômes étaient amoindris. Il partit après un mois, fatigué d'un traitement qui ne lui avait pas laissé un jour de répit, et il l'avait fait en conscience. Le croyant saturé, je comptais sur les progrès probables de la cure lorsqu'il serait chez lui et lui recommandai un bon régime analeptique.

J'ai eu ce printemps la visite de son médecin qui m'a appris que M. M. avait passé l'hiver et l'automne dans un très bon état de santé, eu égard aux conditions organiques dans lesquelles l'avait mis sa longue maladie. Le malade attribue son mieux-être aux séances de respiration particulièrement.

J'apprends qu'il doit revenir cette année ; ce qui nous permettra de continuer l'observation dont il est le sujet.

5e Obs. — *Catarrhe des bronches chez un enfant.*

M. J..., est un enfant de 4 ans environ qui fut envoyé à Pierrefonds par M. le Dr Martin Damourette. Cet enfant est du nombre de ceux qu'on dit avoir la poitrine grasse : leur toux est toujours humide, à moins d'accès aigus.

Pour le moindre refroidissement atmosphérique on voit chez eux se déclarer des rhumes de poitrine et la toux devenir sèche. L'expectoration se supprime, la fièvre s'allume, et il se manifeste bientôt tous les symptômes de pneumonie ou de bronchite plus ou moins capillaires. Ces rhumes se répètent plusieurs fois dans l'hiver, et ne sont pas rares dans les autres saisons. Ce sont des enfants qu'on est obligé d'élever comme en serre chaude. Tel était notre jeune malade.

J'instituai pour lui un traitement où les respirations dominaient. Le père(1) s'enveloppait avec l'enfant qu'il tenait assis sur ses genoux, et nous fournit ainsi en l'amusant le moyen de lui faire supporter les séances de respiration.

Je ne crois pas devoir énumérer en détail et par ordre les petits changements qui s'effectuèrent avant la fin de la saison. Je me contenterai de dire que l'enfant partit de Pierrefonds profondément modifié dans son organisme par les eaux et l'exercice qu'il y avait pris. L'hiver s'est passé à Paris, cette année, tout différemment du précédent : l'enfant, dis-je, n'a pas eu la moindre atteinte du côté des bronches, et il a été moins calfeutré cependant.

J'ai revu cet enfant; la toux grasse n'existe plus et le

---

(1) Le père de cet enfant est M. Jamin, professeur de physique à l'école Polytechnique. Ce savant distingué me savait fort occupé de recherches concernant les conditions physiques surtout de la poussière d'eau sulfureuse. Avant de partir, M. Jamin eut la bonté de me remettre un travail manuscrit qu'il avait eu l'obligeance de faire pour me tirer de peine. Dans ce travail, il est démontré que la poussière d'eau dans notre Salle de Respiration, même celle qui s'élève au lieu de tomber, est bien et dûment de l'eau fragmentée, et non, comme je le craignais, de l'eau à l'état globulaire ou de vapeur, états dans lesquels la minéralisation est plus ou moins perdue ou compromise.

développement du corps dans ces trois saisons dernières démontre qu'il est en de bien meilleures conditions que l'an passé.

6me OBS. — *Aphonie par suite de laryngite.*

Mlle M... de N... est envoyée à Pierrefonds au milieu de septembre 1856 par M. le Dr Henrot, de Reims, le médecin qui a le mieux compris, dès le principe, l'importance des Salles de respiration d'eaux sulfureuses pour le traitement des affections de la poitrine.

Mlle M... est âgée de 21 à 22 ans, de taille ordinaire, et de complexion plutôt maigre que grasse. Elle est maîtresse de pension et, en cette qualité, obligée de beaucoup faire et de beaucoup parler. A la suite des fatigues de la distribution des prix qui précède les vacances, Mlle M... est restée aphone. Les cordes de sa voix se sont complètement émoussées, la parole n'est plus sonore.

Avant d'abandonner sa maison, on pense qu'elle avait fait tout ce qu'on ordonne en pareil cas. La sonorité vocale lui était revenue par intervalle, mais de trop courte durée; l'affection après quelques jours reprenait le dessus.

Les organes de la respiration étaient loin d'offrir une pleine sécurité, et une ancienne laryngite expliquait la lésion actuelle. Comme la saison thermale tirait à sa fin, je passai sur les préambules du traitement et ordonnai tout de suite une séance de respiration tous les matins, avec quelques douches portant leur action locale sur les organes de la fonction mensuelle qui s'effectuait mal, et sur la région claviculaire.

Avant la fin de septembre, la voix était revenue à deux reprises, mais n'avait pas persisté. Pour hâter l'effet du traitement des eaux, et lorsque je vis que le temps qui nous restait jusqu'à la clôture de l'établissement serait insuffisant, je fis appliquer un petit vésicatoire entre les deux clavicules. Deux jours après la demoiselle s'éveilla ayant recouvré son organe vocal comme aux temps où elle se portait bien.

Mlle M... partit en cet état. J'ai appris depuis que sa voix, qui a éprouvé quelques variantes dans son timbre, lui a suffi pour continuer sa profession et vaquer aux soins que réclame sa maison. On m'annonce qu'elle reviendra aux vacances prochaines pour sa laryngite. J'aurai ainsi l'occasion de terminer la présente observation. Elle n'est pas revenue, et j'en augure bien.

7me OBS. — *Crachats sanguins supprimés.*

M. F... négociant de Paris, est envoyé à Pierrefonds par MM. Gendrin et Horteloup. Je ne cite cette observation que pour ce qu'elle a de propre à fixer les idées sur la pénétration de la poussière d'eau sulfureuse dans les voies respiratoires.

M. F... est âgé d'environ 45 ans, et affecté d'un commencement de paralysie générale. C'est à notre avis le principal de son état morbide. Depuis quelque temps sa voix est devenue rauque; il tousse fréquemment, et tous les matins en se levant, il rend, après quelques secousses de toux, des crachats sanguins, dans lesquels le sang est d'autant moins apparent que les expectorations se rapprochent de la dernière. C'est sur ces symptômes que M. F... fut dirigé sur Pierrefonds, comptant sans doute sur les douches et sur l'air de la campagne pour les accidents de la maladie nerveuse, et sur les respirations pour la lésion de poitrine. L'idée que j'ai, que dans les cas d'hémoptysie, les inhalations de la poussière d'eau dans nos Salles doivent agir comme hémostatique local, bien mieux que les eaux pharmaceutiques recommandées à l'intérieur pour cet effet, me fit suivre avec attention le traitement respiratoire de ce malade.

Le lendemain de la première séance de respiration, en effet, M. F... m'aborda en me disant que ses crachats avaient été en moindre quantité, mais que la couleur sanguine qui les caractérisait avait fait complétement défaut dans les premiers comme dans les derniers. C'était là comme une exception à l'état régulier depuis plusieurs mois.

Je ne comptais pas trop sur la persistance de cet état, j'annonçai même que le lendemain ou le surlendemain la couleur rouge des expectorations reparaîtrait ; elle reparut en effet ; mais en comparaison, on pouvait croire avoir réellement modifié les lésions qui les produisaient.

M. F... se retira après une saison d'un mois en meilleur état. Son affection de poitrine avait profité des eaux en respirations autant que sa maladie nerveuse des autres modes hydrothermaux.

8me OBS. — *Phthisie commençante de jeune fille.*

Mlle M... petite fille du Dr Daniel, de Beauvais vint à Pierrefonds sur le conseil de son grand-père et de M. Gendrin. Elle est âgée de 17 ans environ; la circulation chez elle ne s'est jamais parfaitement régularisée ; elle est fort pâle et très maigre. Un état nerveux permanent semble avoir épuisé ses forces générales : elle venait de passer plusieurs mois mangeant si peu que ses parents affligés se demandaient de quoi elle pouvait vivre ; mais elle tousse d'une petite toux sèche, et les parois thoraciques sont fort affaissées. On craint, quoique l'auscultation ne le déclare pas bien franchement, un commencement de tuberculisation.

Les anciens qui avaient établi une *phthisie des jeunes filles*, dans l'âge de la formation et lorsque celle-ci ne pouvait pas s'effectuer aisément, auraient trouvé ici un cas de ce genre. Le mot *phthisie* de son origine ne signifie que *dessèchement, marasme*, etc. C'était le cas de Mlle M...

J'instituai un traitement où tous les modes d'administration des eaux jouaient leur rôle ; mais les respirations semblaient devoir jouer le principal.

Bref, la jeune fille préférant les bains aux respirations, fit peu de séances de celles-ci ; mais le peu qu'elle en fit fut si évidemment marqué sur son état, que chacun en faisait spontanément ses félicitations à la mère. L'appétit s'éveilla peu à peu ; elle prit un teint plus hygide, des forces pour se promener, et le poids du corps eût certainement indiqué qu'elle avait gagné en chair musculaire sinon en graisse.

Dans cet état d'affection, il est positif que gagner en poids, c'était guérir de la maladie qui travaillait cet organisme où la tuberculisation était douteuse.

J'ai appris au mois de juin dernier que l'hiver n'a pas été favorable à cette intéressante malade, et que l'affection pour laquelle on l'avait dirigée sur Pierrefonds avait repris tout son empire.

9e Obs. *Phthisie tuberculeuse au troisième degré.*

M. Ferté, jeune ouvrier du village de Pierrefonds même, est âgé de 21 ans et phthisique au troisième degré, pour me dispenser du tableau descriptif. Les deux sommets des poumons sont envahis par les tubercules. J'ai noté que ce malade fut percuté en présence de M. Ossian Henry, pour lui faire entendre les bruits propres à une poitrine en cet état. La fièvre hectique et la maigreur sont arrivées à la colliquation depuis longtemps.

Je prie l'Académie de ne pas m'attribuer plus d'illusion que je n'en avais à l'égard de ce malheureux jeune homme. Le désespoir ne m'empêcha pas d'agir, voilà tout.

J'engageai M. F. à venir tous les jours faire ses séances de respiration, et j'ordonnai à longs intervalles, un bain à 35 degrés centigrades. La boisson était prise à la dose de trois verres par jour. Il nous restait un mois et demi de la saison thermale. Malheureusement, ce jeune homme demeurait à l'autre bout du village, et il lui fallait plus d'un quart d'heure de marche pour arriver à l'établissement. Soit une raison du temps, soit une raison de la force ou du malaise, F.., ne put donc se rendre qu'à une vingtaine de séances.

Or il fut de notoriété publique que l'état de ce malade, toutes autres choses d'ailleurs égales, s'était amélioré depuis son traitement hydrominéral. Les forces générales, au lieu de déchoir, comme cela devait avoir lieu par le cours de la maladie à ce degré, s'étaient sensiblement relevées avec toutes les fonctions en défaut. Le travail colliquatif parut enrayé, et l'auscultation elle-même indiquait qu'au lieu de perdre, l'organe avait gagné quelque chose.

J'avais eu le regret, durant ce traitement, de savoir que ce jeune homme, dont la constitution délabrée aurait réclamé une alimentation réparatrice, n'avait que l'ordinaire des villageois, défectueux sous tous les rapports.

J'eus le regret plus vif, à la fermeture de la saison thermale, de le laisser aux prises avec l'automne qui lui allait appliquer sa loi. J'apprends qu'il a traversé les trois saisons, et qu'il n'est mort qu'au mois de mai.

Cette observation que je n'estime pas plus qu'elle ne vaut, nous servira pour exprimer le regret que les établissements d'eaux minérales soient restés soumis à l'usage de fermer à la fin de septembre, c'est-à-dire aussitôt que la température d'été fait place à celle de l'automne.

C'est pourtant en cette dernière saison que la plupart

des affections du ressort des eaux minérales, reprennent leur empire.

La saison d'été, pour faire les traitements hydrominéraux, est un reste de l'antiquité laquelle utilisait les eaux, plutôt pour le plaisir et l'hygiène que pour la thérapeutique,

La médication thermale pour les rhumatismes, les névralgies, les douleurs, les humeurs morbides, n'est que préventive ; on la fait en prévision de l'automne et de l'hiver. Qui empêcherait de la faire thérapeutiquement en hiver, ou du moins en automne.

Les malades de poitrine réclament au nom de la science que l'hydrologie leur soit appliquée d'une manière plus rationnelle, c'est-à-dire dans la saison qui leur est la plus funeste. Il n'y a pas de doute pour nous, si les eaux arrivaient de nos jours à la médecine, que l'aphorisme d'Hippocrate ne présidât à leur emploi et par conséquent au choix du temps qu'il convient surtout d'adopter pour les mettre en usage eu égard au traitement de ces maladies.

Autumnus tabidis malus! a dit Hippocrate. L'automne serait donc la saison principale pour soigner les poitrinaires dans les stations où ils vont prendre un peu de force durant l'été.

Les Salles de respiration nouvelles pouvaient seules mettre ordre à cette espèce d'anomalie. Instituées pour le traitement rationnel des affections de poitrine, en rappelant l'aphorisme antique et toujours vrai, les Salles de respiration à l'eau poudroyée doivent prolonger la saison curative des eaux, depuis l'été jusqu'à la fin de l'automne, en attendant qu'elles la prolongent toute l'année.

Les maladies sont de toutes les saisons, et les eaux guériraient aussi bien l'hiver que l'été, avec quelques précautions toutes naturelles. Dans notre temps de médecine rationnelle, ce sera là un premier acte de raison que nous devrons aux Salles de respiration.

INSTITUTION

de la saison d'automne à Pierrefonds pour les affections de la poitrine par les Salles de Respiration.

Étant le premier à exprimer le vœu que la saison d'automne soit ajoutée à celle de l'été pour le traitement hydrominéral des maladies des voies respiratoires, nous devons faire nos efforts pour en donner l'exemple. En conséquence :

Dès le premier octobre prochain, quand les stations payant leur tribut à l'habitude fermeront leurs eaux et congédieront leurs malades, l'Etablissement des eaux sulfureuses de Pierrefonds fera savoir à la médecine qu'il ouvrira une saison nouvelle, et cela dans des conditions tout appropriées pour recevoir les malades de la poitrine.

La Salle de respiration, transportée pour cette saison dans le grand Hôtel des Bains, permettra aux clients de s'y rendre en traversant des corridors et des escaliers tenus à la température la plus convenable pour le traitement.

La vie toute entière, lorsque les jours froids ou pluvieux l'exigeront, pourra se passer agréablement dans cet intérieur, où tout sera disposé pour la distraction et les soins les mieux entendus.

Nous aimons à espérer que l'exemple sera pris en considération dans ces établissements où, comme à Pierrefonds, il serait si facile d'instituer une saison d'automne pour les poitrinaires et utiliser ainsi des eaux qui ne servent à rien quand elles pourraient servir la médecine dans la cure des affections devant lesquelles le médecin reste désarmé.

N'avoir qu'un médicament reconnu efficace et ne pas l'employer dans la saison où l'homme en a le plus besoin, le fait paraîtra sans doute bien surprenant à nos neveux.

OPINIONS
des Journaux de Médecine
SUR CE MÉMOIRE.

Voici comment la presse médicale voulut bien accueillir cette communication académique, en rendant compte des travaux de la séance du 14 juillet 1857.

« LA SALLE DE RESPIRATION A PIERREFONDS. M. le docteur

« Sales-Girons adresse un mémoire contenant les premières ob-
« servations cliniques recueillies par lui dans la Salle de Res-
« piration nouvelle, qu'il a fait instituer à l'Etablissement des
« eaux sulfureuses de Pierrefonds, près Compiègne.

« On sait que ce confrère vient de réaliser un perfectionne-
« ment notable dans ce mode d'administration des eaux pour
« le traitement spécial des maladies de poitrine.

« Jusqu'à ce jour les chambres d'inhalation ne donnaient à
« respirer les eaux minérales qu'à l'état de vapeur, c'est-à-dire
« dépouillées des éléments médicamenteux fixes, lesquels res-
« taient ainsi dans les vases d'ébullition. M. Sales-Girons a
« pensé qu'il serait plus rationnel de chercher un mode autre
« que celui de la vaporisation, lequel conservât au liquide tous
« ses éléments, et il a imaginé la pulvérisation de l'eau miné-
« rale.

« C'est au moyen d'un appareil des plus ingénieux qu'on
« est parvenu à Pierrefonds à poudroyer l'eau sulfureuse dans
« l'espace d'une chambre, de manière à la rendre aussi parfai-
« tement respirable que si elle était à l'état de vapeur.

« L'auteur fait ressortir les autres avantages que présente
« son innovation. Ainsi, la Salle de Respiration de Pierrefonds
« fonctionne à la température ordinaire, et les fenêtres en
« peuvent rester ouvertes durant la séance : deux conditions
« précieuses quand il s'agit de malades de la poitrine, réunis
« dans le même local.

« M. Sales-Girons termine son mémoire en annonçant à
« l'Académie qu'il dispose toutes choses à Pierrefonds pour
« ouvrir une SAISON D'AUTOMNE à la suite de la saison d'été ;

« se fondant sur l'aphorisme d'Hippocrate : *Autumnus tabidis* « *malus !* pour expliquer l'utilité de cette nouvelle institution.

(*Gaz. des Hôpitaux*, *Union médicale*, *etc.*)

Au sujet de cette innovation, le *Journal des Connaissances médicales*, par la plume de son rédacteur en chef M. le Docteur Caffe, portait ce qui suit :

« Notre confrère, M. Sales-Girons, va exécuter le projet, « très sagement formé, d'ouvrir sa chambre de Respiration pour « la saison d'automne, toujours si fatale aux phthisiques; et il « aura rendu un service signalé à la thérapeutique de ces ma- « ladies. Je n'ai jamais pu comprendre comment ces établis- « sements thermaux ne restaient pas ouverts pendant cette « saison rigoureuse comme celui de Pierrefonds. J'en ai fait « plusieurs fois l'observation à mes excellents confrères des « thermes d'Aix en Savoie dont les riches eaux sont entr'au- « tres la panacée de toutes les affections de nature rhumatis- « male. Des Salles de respiration à l'eau pulvérisée viennent « enfin d'y être ouvertes (1). Ainsi que je l'apprends par une « lettre d'un de mes confrères. »

« M. Caffe veut parler ici de la Salle de respiration établie à Marlioz près d'Aix et dont nous parlons dans la première partie de cet ouvrage. (Voir page 83 et 105.)

CLINIQUE DE LA SALLE DE RESPIRATION
DE PIERREFONDS-LES-BAINS.

OBSERVATIONS GÉNÉRALES ET PARTICULIÈRES

FAITES DURANT LA SAISON THERMALE DE 1857

PAR

M. LE Dr SALES-GIRONS.

Mémoire lu à la Société d'Hydrologie médicale de Paris
séance du 18 janvier 1858.

Messieurs,

La nouvelle méthode des respirations hydro-minérales est née au sein de la Société d'hydrologie de Paris. C'est de là en effet qu'elle est sortie en 1855, fière de son origine, pour passer de l'idée au fait, ou de la théorie dans la pratique. Vous l'avez reconnue dès son premier pas dans la voie qu'elle venait perfectionner, et depuis, vos marques d'intérêt ne lui ont pas manqué chaque fois qu'elle a fait acte d'existence devant vous.

De cet état civil, si vous me permettez l'expression, et de ces rapports de notoriété déjà publique entre la méthode nouvelle et la Société il doit résulter comme de raison, des droits et des devoirs réciproques. Les devoirs étant, bien entendu, la part de la méthode, je les résume tous dans celui-ci : tendre en toute sorte de développements et d'applications à rester digne de la Société. Les droits étant la part de la société, je les réduis tous à celui-ci : maintenir la distinction et ne pas laisser confondre la méthode nouvelle avec ce qu'on pourrait vouloir lui assimiler.

Je crois que les occasions d'exercer ces droits ne feront pas plus défaut que celles de remplir ces devoirs; mais à ces conditions seules, j'espère qu'un jour la nouvelle méthode des respirations fera honneur à la Société d'hydrologie médicale de Paris.

Cela dit parce qu'il n'était peut être pas inutile de le dire, je viens remplir la tâche que vous m'avez laissée l'an dernier. Je viens, dis-je, vous rendre compte des observations générales et particulières qu'il m'a été donné de faire dans la clinique des respirations hydro-minérales, que j'ai dirigée à Pierrefonds durant la saison thermale de 1857.

La Salle de Respiration de Pierrefonds, première mise en œuvre de la méthode nouvelle, n'est, comme vous le savez, messieurs, qu'à sa deuxième saison d'existence; mais l'idée simple et naturelle que présente au médecin le procédé qui applique le remède sur la lésion en fait de maladies de poitrine, a été si spontanément goûtée que les dispositions du local n'ont pas toujours suffi à contenir les personnes envoyées à Pierrefonds pour user des bénéfices de cette médication.

Les médecins les plus justement renommés de Paris et des départements voisins, pour la connaissance des affections chroniques des voies respiratoires, nous ont adressé des malades, et les membres de l'Académie de médecine, les plus élevés dans l'étude de l'hydrologie minérale nous ont fait l'honneur d'une visite ou d'un trop court séjour; qu'ils en reçoivent ici les uns et les autres l'expression de notre reconnaissance.

Cent cinquante personnes environ, présentant entre elles toutes les espèces et variétés du cadre nosologique des lésions respiratoires, depuis l'ozène et la pharyngite jusqu'à la tuberculisation et l'asthme, ont régulièrement fréquenté notre Salle de Respiration, et ont donné lieu à un total de près de 5,500 séances individuelles dans l'intervalle des trois mois et demi de la période thermale.

Par son étendue, la Salle, dont je parle était faite pour recevoir quinze personnes; nous avons dû souvent, pour un bien de la paix, y en laisser s'introduire presque le double. Cette tolérance heureusement ne pouvait pas avoir les inconvénients de l'agglomération comme dans les anciennes chambres de respiration, chez nous le procédé permettant impunément l'ouverture des portes et fenêtres à volonté.

Je voudrais bien vous donner une description métrique de cette salle ; mais la raison qui m'en a empêché l'année dernière subsiste cette année-ci ; en 1858, la salle de 1857 aura pris d'autres dimensions et d'autres divisions. Déjà la description de celle de l'été n'aurait rien d'applicable à la description de celle d'automne.

Figurez-vous un petit bâtiment de sept mètres de long sur cinq de large, isolé, ne formant qu'une chambre percée de quatre fenêtres et trois portes : voilà l'espace de la salle. A l'intérieur, au milieu et dans le sens de la longueur, trois guéridons supportant chacun un candelabre pulvérisateur à six jets capillaires, avec une vingtaine de chaises mobiles, Telle est l'esquisse de la salle de respiration de Pierrefonds destinée à recevoir primitivement quinze malades.

J'ai l'honneur de vous faire tenir une section géométrique que j'ai fait dessiner pour vous donner une idée sommaire de l'ensemble de l'appareil. Multipliez les siéges, prolongez l'espace pour que trois guéridons à pulvérisateur y soient disposés à deux mètres de distance l'un de l'autre et vous aurez l'image de la Salle de Pierrefonds ainsi que celles plus ou moins grandes que l'on fera ailleurs sur ce modèle. (Voir le dessin en tête du volume.)

Pour un procédé qui n'a point d'antécédents et dont toutes les applications sont encore ignorées, nous croyons utile de conserver les divisions déjà suivies l'an dernier pour bien faire comprendre la méthode dans son ensemble et dans ses détails. En conséquence, notre clinique de 1857 se composera de trois sortes d'observations :

1° Observations sur le mode d'administration de l'eau poudroyée ;

2° Observations générales sur les maladies qui sont du ressort de ces respirations ;

3° Observations individuelles sur les malades qui en ont suivi le traitement dans la saison thermale de 1857.

OBSERVATIONS

relatives à la meilleure administration des respirations.

L'administration de la poussière d'eau minérale étant graduée selon la tolérance et l'époque de la cure, que la Société me permette de lui exposer la conduite que l'expérience nous a indiquée à cet égard.

En général, quelle que soit l'affection de poitrine qu'il présente, tout malade est introduit dans la Salle de Respiration ; mais pour les premières séances, il lui est recommandé de se tenir à la plus grande distance des foyers de la pulvérisation. Il s'assied donc au loin, ou bien il se promène le long des murs de la chambre, tandis que les appareils poudroyent au centre.

A cette distance, le malade, ne respirant, pour ainsi dire, que sur les bords du brouillard atmosphérique, les bronches ne reçoivent l'eau sulfureuse qu'en petite quantité Néanmoins les malades ne laissent pas que d'éprouver les douleurs d'une céphalalgie, caractérisée par la sensation d'un bandeau en demi-cercle qui comprimerait notamment les sinus frontaux jusqu'à la région temporale. Cette impression au début du traitement, nous l'attribuons à l'eau sulfureuse, qui en cet état de division extrême, affecte la muqueuse des cavités olfactives la plus voisine du cerveau : la poussière ainsi dynamisée agit dans ce cas comme les odeurs qui *portent à la tête*, selon l'expression vulgaire. Du reste, on comprend que les émanations hydro-sulfureuses produisent cet effet sur les sujets qui ne font que de commencer leur traitement respiratoire.

Mais dès les troisième ou quatrième séances, cette susceptibilité est déjà émoussée par l'habitude; et le malade qui n'avait par précaution pris que la moitié ou les deux tiers de la séance, supporte les 45 ou 50 minutes que dure une séance ordinaire.

Familiarisé par l'usage avec la poussière d'eau sulfureuse

le malade va, dès la sixième séance au plus tard, s'asseoir autour des tables qui supportent les appareils pulvérisateurs, et respirer naturellement au milieu du brouillard le plus intense, sans éprouver aucun malaise qu'on puisse attribuer aux éléments qu'il absorbe.

Au contraire, les malades sujets à la toux n'en sont que rarement pris durant la séance; ceux qui sont atteints de dyspnée respirent plus aisément, et ceux qui souffrent de quelque gêne ou ardeur à l'arrière gorge, au larynx ou aux bronches témoignent l'effet d'une sédation marquée, dès que la surface des organes intéressés a reçu le contact de la poussière humide.

Et cependant n'oublions pas de noter un phénomène qui paraît en contradiction avec les faits : c'est que bien qu'il respire comme au milieu d'un avalanche de poussière aqueuse qui mouille abondamment, le malade accuse un sentiment d'aridité ou de sécheresse au gosier ; et il n'est pas même rare qu'à la fin de la séance il éprouve le besoin de boire.

Est-ce le travail d'absorption locale plus active qui produit cet effet ? Est-ce l'impression topique des minéraux qui excitent thérapeutiquement les surfaces lésées ? Le fait est d'observation générale, et ceux qui portent des lésions de la muqueuse pharyngienne nous l'ont fourni aussi bien que ceux qui sont pris des bronches ou des poumons.

Quant aux asthmatiques d'asthme nerveux, mais surtout catarrhal, la Salle de Respiration leur est d'un séjour très avantageux. Ces malades, en voyant une chambre dont l'atmosphère ressemble à un nuage épais, ne se figurent pas d'abord pouvoir y vivre. A peine introduits, ils avouent qu'ils sont agréablement détrompés : ils y respirent en effet plus aisément qu'à l'air libre et l'amplitude des mouvements thoraciques y gagne sensiblement. L'asthmatique attend avec impatience l'heure des respirations.

Nous croyons qu'il faut attribuer ces bénéfices à l'humidité médicamenteuse qui sature l'air respiré, mais aussi à la température peu élevée à laquelle se trouve le milieu. (En été la température de la salle est maintenue entre 18 et 24 degrés selon la chaleur du jour, et la poussière hydro-minérale ne dépasse jamais cette température). D'après ces faits, on se demande comment on pouvait introduire des asthmatiques dans les chambres à la vapeur ; mais passons, et ne touchons plus à la critique du passé.

Après la 15me ou 20me séance, et lorsque nous sommes édifiés touchant la tolérance pour la médication ou le mieux-être du sujet, il est ordonné deux séances par jour. Ces deux séances ont lieu à Pierrefonds, à six heures d'intervalle; c'est-à-dire, l'une le matin à neuf heures, soit deux heures avant le déjeûner, l'autre le soir à trois heures, soit trois heures après.

Cette ordonnance de biner les respirations à ce terme du traitement est de règle ; mais hâtons-nous de le dire, souvent nous l'avançons, lorsque le malade n'a plus que quelques jours à rester aux eaux, selon la durée de séjour que son médecin lui a prescrit en l'envoyant.

Nous fesons ce que nous pouvons contre cette fâcheuse institution des *Saisons*, qui nous enlèvent les malades au milieu des améliorations les plus faites pour les engager à rester jusqu'à la guérison. Nous doublons la dose, dis-je, ne pouvant retenir les malades après l'échéance de ce qu'ils apppelent leur saison. C'est là, disons le en passant, un des contretemps qui attendent le médecin destiné à soigner les affections de poitrine aux eaux minérales. Arrêtons-nous un instant sur cette question.

UN MOT SUR LES SAISONS DE MALADES (1).

Je ne sache pas qu'il y ait un plus grand obstacle aux progrès de l'hydrologie médicale que cet usage de séjour de trois ou quatre semaines, prédéterminé par le médecin au client qu'il envoie aux eaux. C'est une question que je me propose de soumettre à la Société avec des considérants dont l'importance la frappera, je n'en doute pas, surtout en ce qui regarde le traitement des maladies qui nous occupent dans ce travail, les maladies de poitrine.

Disons seulement ici que l'an dernier l'observation moderne se posant contre l'observation des siècles qui, comme vous savez, est favorable aux sulfureuses dans les affections

(1) Nous entendons ici par *Saison* le temps que le médecin consultant ordonne au malade de passer aux Eaux et dont le terme ou la fin peut échoir au moment même où la médication produisait son effet favorable décisif. On comprend la responsabilité que prend le médecin consultant en fixant d'avance et dans son cabinet la durée de cette saison, à laquelle il sait que le malade se conformera malgré toutes les observations du médecin inspecteur des eaux.

pulmonaires, l'observation moderne, dis-je, soutenait dans le journal de la Société, l'*Union médicale*, que le poitrinaire qui rentrait des eaux sulfureuses, après une soi-disant amélioration ou guérison, n'en mourait que plus vite dès qu'il était rentré dans ses foyers. M. A. Latour signait ces assertions, comme le fruit de sa propre expérience médicale.

Si ces observations sont vraies, si ces faits se sont réalisés quelquefois, il n'y a qu'une manière d'expliquer l'opposition apparente dans laquelle se trouve l'observateur d'aujourd'hui avec celui d'autrefois. Dans cette explication, les eaux sulfureuses déjà renommées ne perdent rien de leur réputation. Voici du moins notre opinion à ce sujet.

Ce n'est pas la faute des eaux si le malade, amélioré par leur emploi, s'en vient mourir plus rapidement chez lui. C'est la faute, disons-le franchement, de la *saison* dont le terme est échu au moment même où les eaux produisaient dans l'organe et l'organisme ce travail que j'appellerai *d'émotion curative.* Or dans ce moment, la continuation du traitement serait aussi formellement indiquée, que la suspension devrait être interdite.

Nos anciens, moins anatomistes, mais meilleurs médecins que nous, pensaient qu'il y a en thérapeutique une phase aiguë de traitement, comme en pathologie une phase aiguë de maladie. Cette période d'acuité curative, cette première modification favorable produite par le médicament sur l'organisme, cette amélioration, en un mot, leur faisaient un devoir impérieux de continuer la médication dont elle était l'effet. Et en vérité, il ne faut pas être un praticien bien consommé pour voir qu'un traitement qui arrive à produire une heureuse modification ne devrait pas être suspendu.

Vous prévoyez, messieurs, où je veux en venir par ces quelques lignes de digression. J'abrège donc, et je dis que la *saison* qui vient par son échéance couper court au traitement hydrominéral d'une maladie en voie d'amélioration, peut être accusée de tout ce que notre savant observateur, M. Amédée Latour, viendrait mettre sur le compte des eaux sulfureuses.

Que le poitrinaire, au bout de trois ou quatre semaines de la saison préordonnée, se retire; c'est-à-dire, qu'il s'en retourne au milieu des circonstances physiques et morales où s'est développée sa maladie, il me suffit de savoir que les eaux l'avait conduit en cet état d'acuité ou d'émotion thérapeutique, pour m'expliquer que la suspension du médicament puisse être plus funeste que si jamais il n'en avait commencé l'emploi.

En effet, le mal étant mis en échec par la puissance du traitement, si on supprime le médicament, le mal va reprendre le dessus, avec d'autant plus d'avantage qu'il avait déployé plus de force pour défendre son empire.

Il peut donc y avoir des améliorations subversives ; ce sont celles qui se manifestent aux premiers temps des médications efficaces ; ce sont celles qui se montrent chez le poitrinaire dès la troisième ou quatrième semaine du traitement hydro-sulfureux. Or c'est précisément cet état d'amélioration qu'il importerait de continuer, et auquel la fin de la saison magistrale vient imposer la suspension. M. A. Latour peut avoir raison : l'usage des eaux sulfureuses peut hâter la marche de la phthisie, lorsque le malade est rentré chez lui; c'est-à-dire lorsqu'il est revenu au milieu des causes du mal. Mais cela arrivera principalement lorsque les eaux

produisait sur lui cet état d'excitation curative qui constitue la phase *aiguë* du traitement.

Je vous demande pardon de cette digression, messieurs, quoique rien ne soit plus intime au sujet qui m'occupe ici. Il y a même quelqu'un qui m'a précédé dans cette question, c'est celui, je n'en sais pas le nom, qui a voulu changer le mot *saison* pour le mot *cure*. Notre premier soin doit être de faire prévaloir le mot *cure* sur le mot *saison*. L'hydrologie médicale des lésions pulmonaires est à ce prix.

Je reprends la suite des considérations générales, que j'avais l'honneur de vous soumettre, concernant la pratique des inhalations respiratoires à l'eau minérale poudroyée.

L'administration des respirations marche d'ordinaire à Pierrefonds, de concurrence avec les autres modes d'administration des eaux. Ainsi la buvette est ordonnée comme toujours, et à la même dose. Quant aux bains et douches, lorsque nous en jugeons l'usage opportun pour obtenir une action sédative ou dérivative à la surface, nous les ordonnons le matin, réservant alors la séance de respiration pour l'après-midi, si le sujet n'est pas fatigué. Notre pratique s'est très bien trouvée du double effet médicamenteux produit par l'inhalation au dedans et la balnéation au dehors.

La douche ascendante, nous a fourni aussi par sa provocation sur les intestins et par l'excitation congestive du rectum et du bord anal une révulsion souvent favorable. Il y a, pour l'observateur attentif, entre le larynx surtout et le rectum une sympathie ou plutôt un antagonisme dérivatif dont on peut tirer le meilleur parti dans la thérapeutique des lésions dont je parle.

Nous comprenons tout le premier ce que cette combinaison des moyens hydrologiques laisse à désirer au médecin qui voudrait savoir quelle est la valeur positive des respirations et la part absolue qui leur revient dans les modifications curatives, qui se réalisent à Pierrefonds ; mais nous avons dit nos scrupules à cet égard l'année dernière, et nous ne sommes pas plus avancés sous ce rapport cette année-ci. Une satisfaction purement scientifique ne suffirait pas pour nous autoriser à priver le malade de la buvette, des bains, des douches, des gargarismes, des ablutions hydrothérapiques, etc., dont les effets viennent si avantageusement concourir avec l'effet spécial des respirations. Il faut attendre les occasions favorables. Un seul malade, dans le cours de cette saison de 1857, nous a fourni accidentellement une de ces occasions. Je vous en communiquerai le fait sous le contrôle de M. le docteur Boulay, d'Auteuil, notre collègue, qui l'avait envoyé à Pierrefonds, et qui l'a vu depuis sa rentrée à Paris; mais c'est un fait isolé.

Telles sont en gros nos observations relatives aux moyens d'administrer le médicament et aux conditions que j'estime être plus ou moins avantageuses pour le résultat à attendre.

Les observations qui vont suivre se rapporteront aux malades en général, et aux effets thérapeutiques que j'ai vus se produire sous l'influence de notre médication. Ces observations étant celles qui posent en quelque sorte le sceau à la méthode des respirations nouvelles, je mettrai autant de soin que de conscience à vous en transmettre les faits tels qu'ils se sont passés sous mes yeux, et comme si je n'avais été à Pierrefonds qu'un envoyé investi de votre confiance à cet effet.

OBSERVATIONS GÉNÉRALES

relatives aux malades de la poitrine soumis aux respirations sulfureuses.

Messieurs, à celui qui voudrait me donner une idée vraie de l'efficacité d'une médication, après toutefois m'en avoir fait l'explication, je ne dirais jamais de commencer ses observations par quelque cas de guérisons bien tranchées. Chaque méthode, chaque médication, chaque médicament a ses succès, et je m'en méfie pour toutes sortes de raisons. C'est pour la médecine, selon moi, que semble avoir été fait le proverbe que deux ou trois hirondelles ne font pas le printemps : traduisez littéralement que deux ou trois guérisons ne fondent pas une médication nouvelle.

Mais je dirais à cet obligeant confrère : parlez-moi du fait de la thérapeutique générale; dites-moi, de votre médication, ce que vous en avez vu bien réellement se produire sur le grand nombre, et sur la grande majorité de ceux que vous y avez soumis ?

Je ne dédaigne pas les cures individuelles ; mais quand on a procédé sur des centaines de malades, je préfère à ces cures solitaires le témoignage d'une simple amélioration qui se serait produite sur la presque totalité de vos clients. Lors donc, que je saurai que votre traitement a été plus ou moins efficace sur la masse, mon esprit se trouvera parfaitement disposé pour aller au devant des guérisons isolées qui auront tranché sur le tout.

Ce raisonnement tout pratique se fonde sur ce que, pour juger de la valeur thérapeutique d'un traitement nouveau, surtout en l'espèce qui nous occupe, il vaudra toujours mieux une amélioration de la généralité, que quelques guérisons particulières, qui n'ont jamais fait défaut à aucune innovation thérapeutique.

Je suppose, messieurs, que vous m'ayez tenu ce raisonnement, ou que le sachant, je me sois fait une règle de m'y conformer. Je commencerai donc aujourd'hui mes observations cliniques de 1857, par ce coup-d'œil sommaire, général, qui prendra ce que notre médication a produit sur les maladies des voies respiratoires en bloc et par groupes, laissant pour une autre fois le soin de voir ce qu'elle aura produit sur les malades pris individuellement.

I. Messieurs, je n'ai point choisi mes sujets; je les ai reçus de toute part, de la ville et de la campagne, de Paris et des départements circonvoisins de Pierrefonds. J'en ai eu de tout âge et de tout sexe, et de plus ou moins grièvement affectés. Tous se sont présentés à moi avec la même ordonnance: les respirations à l'eau poudroyée. Jamais médication, née de la veille, et sans autre publicité que celle que vous savez, n'a été acceptée des praticiens avec cette faveur. Je vous ai dit que j'avais reçu environ cent-cinquante personnes, ayant suivi régulièrement le traitement, et que dans ce nombre on pouvait trouver plusieurs cas ou types de chacune des espèces, et même de chacune des variétés de cette classe nosologique que nous appelons lésions chroniques des voies respiratoires. N'ayant rien à revoir sur l'ordonnance d'un médecin, je me suis contenté de prendre notion et note de l'état actuel et de la nature de la maladie, et j'ai laissé entrer le malade dans la Salle de respiration, le soumettant seulement aux règles d'administration progressive ou graduée, dont je vous ai entretenus ci-devant.

Cela a duré trois mois, toute la saison thermale. Eh bien, messieurs, pour abréger, sur ce total je ne trouve pas dix cas à vous citer où le traitement n'ait réalisé une amélioration quelconque. Amélioration générale d'abord : régularisation des fonctions; amélioration locale ensuite : modifition de la lésion, et allégement des symptômes locaux qui la caractérisent. Et sur ces dix cas, j'aurais à noter une jeune femme de Rheims, soupçonnée de porter un cancer à la portion supérieure de la trachée, au dessous de l'organe vocal ; un instituteur de trente ans complétement aphone, qui m'écrivit trois jours après son départ, qu'avant d'arriver chez lui, il avait été pris d'une quinte de toux au milieu du chemin, qu'il avait craché une glande de la grosseur d'une petite noix, et que la voix lui était revenue sonore à l'instant même; une dame âgée, de Pontoise, aux poumons caverneux, et que j'avais laissée suivre la médication respiratoire dans un moment d'excitation accidentelle. C'est la seule malade que j'aie vue conserver toute sa toux durant la séance de respiration. Les sept autres malades, ne m'ont présenté rien d'assez positif sur ce qui les avait empêchés de retirer du traitement les bénéfices ordinaires pour que j'en fasse mention. Voilà les seuls malades chez lesquels je n'aie pas vu de modification notable à un titre quelconque.

II. L'amélioration générale, et de cette généralité qui se

14

marque par une proportion de plus de cent quarante sur cent cinquante malades, tel est le titre de la médication respiratoire à l'eau pulvérisée, qui est instituée à Pierrefonds et ailleurs. Une méthode thérapeutique nouvelle qui s'annonce par un tel résultat est bien près de marquer sa place dans la science et dans la pratique.

Un examen différentiel de cette amélioration, sur l'ensemble des cas, nous montrerait qu'elle a été relative ou en proportion avec la gravité et avec l'état d'avancement de la lésion. Ainsi pour les plus légères bronchites, elle a dû équivaloir à une guérison ; mais pour les phthisies laryngées et les tuberculisations pulmonaires, trois semaines ou un mois de respiration ne produisaient qu'un commencement de modification, heureuse si le malade fût resté, funeste peut-être s'il revenait chez lui. Laissons aux eaux qu'on ne respecte pas assez, les merveilles de guérisons de la phthisie en trois semaines, et avec quelques demi-verres d'eau matin et soir.

III. Mais c'est notamment dans ce groupe fécond des maladies que M. Guéneau de Mussy désigne sous la dénomination commune d'*angines glanduleuses* que nous avons pu apprécier l'efficacité de nos respirations.

Ici la lésion étant visible, on peut suivre au jour le jour le progrès des modifications qui s'opèrent sur les formations morbides qui caractérisent ces affections, si rebelles aux traitements ordinaires, et que la cautérisation ne guérit que par des dommages parfois pires que la maladie.

L'observation oculaire de cette lésion n'est probablement que le type de ce qui a lieu dans toutes les autres lésions de la muqueuse respiratoire. Dans les pharyngites granuleuses ou glanduleuses, on voit, dès les premières respirations, les glandules prendre une teinte rosée au lieu de la pâleur plus ou moins livide qui leur est propre à l'état chronique. Il se produit une certaine excitation topique, indiquant que l'impression de la poussière hydrominérale n'y est pas tombée impunément. Dès la dixième séance, la granulation, comme une production dartreuse qu'elle est, diminue d'étendue dans les sens de la circonférence au centre : on voit d'abord les plus petites s'effacer ; dans la suite du traitement, et comme si la lésion tenait l'organisme entier sous sa dépendance, on voit qu'à mesure qu'elle disparaît, les fonctions générales se rétablissent dans ce qu'elles pouvaient avoir de défectueux ou de subversif.

Je ne perdrai point ici l'occasion de vous dire, messieurs, que bien avant que j'eusse songé à poudroyer l'eau sulfureuse pour la faire arriver en nature sur les lésions de cette espèce, M. Guéneau de Mussy, peu satisfait des moyens que lui avaient offerts les chambres de respiration existantes, avait cherché tout ce qui se rapprochait le plus de notre pulvérisation, et qui pouvait en remplir les fonctions; c'est la douche ordinaire. M. Guéneau de Mussy ordonnait donc la douche pour avoir une atmosphère imprégnée d'eau brisée, dans laquelle le malade respirerait.

Quand on songe que notre très savant confrère, M. le docteur Fontan, avait imaginé, pour le traitement hydrominéral des angines et des laryngites, une seringue nasale dont la canule aboutissait le plus près possible de ces lésions, on voit, messieurs, que si l'indication était aussi naturelle que rationnelle, la pulvérisation est venue remplir l'un des *desiderata* les plus rationnels et les plus naturels de la médecine hydrologique (1).

IV. Quant à l'asthme, je le répète, la salle de respiration est le séjour des asthmatiques.

V. Je regrette de n'avoir rien à vous dire concernant la coqueluche : j'ai eu à Pierrefonds, cette année, une famille composée de trois beaux enfants avec leur mère et leur

---

(1) Les applications de ces injections nasales n'étant peut-être pas goûtées de la généralité des malades, on y supplée à Bagnères-de-Luchon par un jet d'eau éparpillé destinée à atteindre la lésion par la bouche ; mais le mouvement instinctif de la langue, du voile du palais, de la glotte, etc., doivent empêcher le jet d'arriver à sa destination gutturale. D'ailleurs, il faut le reconnaître, un lavage à eau coulante ne doit pas avoir, sur les surfaces lésées, l'action topique de la poussière liquide, qui humecte et se prête naturellement à l'absorption continue, comme dans notre salle.

Voici comment M. le Dr Dechambre décrit en style trop léger cette administration locale de l'eau, dans son Voyage aux Pyrénées. (Voir la *Gazette hebdomadaire* du 5 février 1858.)

« Bagnère-de-Luchon figure, sous beaucoup de rapports du moins, au parfait. Que dis-je ? il touche par quelques points au *plus-que-parfait :* témoins, par exemple, ces petites douches *en bruine* qu'on dirige sur la paroi postérieure des pharynx granulés, dont les propriétaires, les yeux écarquillés, les sourcils froncés, la bouche ouverte en four et rejetant un filet d'eau continu, ressemblent assez bien aux lions des fontaines publiques.

La canule nasale de M. Fontan et la douche pharyngienne de Luchon, disent combien il est urgent d'appliquer l'eau minérale en nature sur ces lésions. L'eau pulvérisée seule satisfait à ce besoin.

tante, tous les cinq en étaient atteints. L'opinion commune de la contagion ne me permit pas de tenter l'expérience des respirations, malgré tout l'intérêt qu'elle aurait eu. L'année prochaine j'aurai des cabinets séparés de la grande salle, et je pourrai faire ce que je croirai utile.

Je résume, en terminant cette communication, la première partie de mes observations cliniques de la salle de respiration, et je dis que l'amélioration est le fait que l'on retire de la nouvelle méthode des inhalations hydro-sulfureuses contre les lésions chroniques des organes respiratoires. Dans une autre séance, je continuerai ce mémoire par la lecture des observations individuelles des malades qui ont présenté, soit par des améliorations notables, soit par des guérisons rares, les cas les mieux faits pour fonder en raison et en pratique la médication que j'ai mise sous la protection naturelle de la Société d'hydrologie de Paris.

OBSERVATIONS INDIVIDUELLES

de malades traités principalement par les respirations hydro-minérales.

Les observations qui suivent et que nous pourrions multiplier, ont pour objet de justifier par des faits l'assertion que nous avons émise ci-devant, à savoir que l'amélioration a été le résultat général de la clinique des maladies de poitrine, dans notre Salle de respiration, durant la saison thermale de 1857.

Nous avons donc choisi dans notre collection d'observations, non pas celles des malades qui ont retiré le plus grand bénéfice de la médication, mais bien celles qui pouvaient nous servir comme exemple ou spécimen des diverses espèces de lésions comprises dans le groupe nosologique, vulgairement appelé *maladies de poitrine*.

Le lecteur y trouvera, en effet, des cas de pharyngite, d'angine, de laryngite, de bronchite, d'hépatisation, d'induration et de tuberculisation des poumons ; il y trouvera même l'asthme, avec ses variétés de caractère essentiel ou symptomatique, et enfin ce que ordinairement on nomme la poitrine faible ou délicate.

Les lettres de nos confrères que nous avons cru pouvoir citer sans indiscrétion, outre l'authenticité qu'elles prêtent à nos faits, ont l'avantage pour la plupart de donner, des cas dont il s'agit, un précis diagnostique plus autorisé que celui que nous aurions pu en donner nous-mêmes pour plusieurs raisons.

Si quelqu'un des médecins cités trouve en lisant les faits qui le concernent, que notre relation pèche par défaut d'exactitude ou autre, nous le prions d'agréer d'avance notre reconnaissance pour les moyens qu'il nous fournira de réparer nos torts involontaires.

CLINIQUES
DE LA
SALLE DE RESPIRATION DE PIERREFONDS-LES-BAINS.
SAISON DE 1857.

OBSERVATIONS DE MALADES.

1re OBSERVATION.

Poitrine faible; susceptibilité bronchique.

Mme Alph. envoyée à Pierrefonds par M. Louis, pour suivre la médication respiratoire, est âgée d'environ 60 ans, petite de taille et frêle de constitution. Elle est assez tranquille de son affection, mais le plus petit refroidissement ou la plus légère fatigue peuvent la provoquer, et alors, Mme Alph. est obligée de garder le lit et la chambre des mois entiers ; aussi les plus grands ménagements sont-ils observés par elle sans la moindre infraction.

Du reste, voici la lettre que M. Louis nous adressait par l'intermédiaire de cette dame elle-même :

« Monsieur et honoré confrère,

« Ces lignes vous seront remises par une personne infiniment respectable, Mme A. H., à laquelle je donne des soins depuis longues années, et qui a, ce qu'on appelle dans le monde une poitrine faible. — Elle tousse, en effet, très fréquemment depuis plus de trente ans ; elle a eu quelques très légères hémoptysies, depuis la même époque. — On lui a fait passer quelques hivers loin de Paris ; elle a pris les eaux Bonnes à la source, etc., etc. ; mais les eaux Bonnes sont beaucoup trop excitantes pour elle, et je lui ai conseillé d'aller demander un supplément de santé aux vôtres, qui le sont beaucoup moins.

« A raison de sa grande susceptibilité, j'ai engagé Mme H. à ne pas prendre de bain, et si vous croyez convenable de la faire passer dans votre salle d'aspiration, j'ose vous engager à le faire avec une grande mesure : une température élevée serait, à mon avis, une contre-indication bien nette (1).

« J'espère en savoir un jour davantage au sujet de Pierrefonds, et en attendant que je lui fasse ma visite, je vous prie d'agréer, avec ma recommandation empressée pour Mme H., l'assurance de ma considération la plus distinguée.

Paris, le 22 août 1857.

LOUIS.

Je prescrivis d'abord une séance de respiration le matin, quand il ferait beau, et un demi verre d'eau sulfureuse soir et matin; mais bientôt, observant le bon effet des premières séances, je crus pouvoir ordonner de les prendre tous les jours, quelque temps qu'il fît.

---

(1) Les Salles de respirations à l'eau minérale vaporisée font croire qu'il en doit être de même dans celles à l'eau poudroyée. Il est donc utile de repéter que dans celles-ci l'on peut opérer les fenêtres ouvertes et que l'eau respirée n'y atteint au plus haut qu'à la température de vingt-cinq degrés centigrades. C'est ce que je m'empressai d'écrire à M. Louis ; et Mme H... commença son traitement respiratoire.

Mme Alp. demeura trois semaines à Pierrefonds, suivant assez régulièrement les prescriptions susdites et se sentant graduellement plus forte. Pour moi, j'étais convaincu que sa susceptibilité bronchique était moindre ; ce que je pouvais constater aux petites promenades qu'elle se permettait par des temps qu'elle n'eût pas osé braver auparavant.

M. Louis, que j'eus l'honneur de voir un mois ou deux après la rentrée à Paris de sa noble cliente, m'a dit qu'il l'avait trouvée mieux à son retour, et qu'elle se portait passablement bien.

Mme Alph. est du petit nombre des personnes qui ne firent usage des eaux qu'en boisson et en respirations.

2me OBSERVATION.

Induration lymphatique du poumon, maigreur et débilité générale.

A la fin de juin, la malade qui fait l'objet de cette observation arrivait à Pierrefonds avec la lettre suivante de M. Gendrin :

« Monsieur et très honoré confrère,

« Permettez que je recommande à vos bons soins Mlle L... qui va à Pierrefonds par mon conseil. Cette jeune personne est affectée d'indurations lymphatiques aux sommets des deux organes respiratoires. La constitution a été compromise plus qu'elle ne l'est maintenant. Je compte sur l'effet des eaux minérales pour fortifier encore les fonctions plastiques, et favoriser la dissolution de tout ce qu'il y a d'inflammatoire dans le parenchyme pulmonaire autour des lésions organiques.

« Vous avez, je crois, à votre disposition des appareils pour respirer les eaux sulfureuses; je pense que la malade s'en trouverait bien. Je vous propose aussi de faire donner des bains d'eau minérale, et d'en activer l'action topique par des frictions sèches, faites avec vigueur après le bain. »

« J'ai l'honneur, etc.

GENDRIN.

Paris, le 20 juin 1857.

Mlle L..., est une jeune fille de province, appartenant à une famille riche, et entourée des soins les plus minutieux. Elle est brune et de taille un peu au-dessus de l'ordinaire. Elle est fort amaigrie, depuis un an surtout. Il est plus que probable que l'affection remonte plus haut; mais les parents, qui l'accompagnent, ont remarqué que c'est à dater de l'année dernière que la maladie s'est manifestée, à la suite de la mort d'une de ses sœurs. Il est certain qu'avec l'intelligence et la susceptibilité nerveuse dont la jeune personne est douée, cette perte pût retentir profondément sur son organisme.

Fièvre souvent le soir après le repas ; sueurs de nuit en conséquence. La toux est peu fréquente le jour, grâce aux précautions dont la malade est entourée de la part de ses parents, qui lui font observer le repos et un silence presque absolus, dans une atmosphère toujours tiède. Le matin au réveil, une petite quinte de toux facile dégage les bronches de la sécrétion morbide qui s'y est accumulée. La quantité de crachats n'indique pas que les surfaces lésées soient fort étendues.

Soit étiolement pour cause de vie intérieure et de tous les ménagements d'une prudence exagérée, soit vraiment un effet de la maladie, Mlle L... n'a pas la force de marcher de l'hôtel à la Salle de respiration (environ 150 pas). On l'y porte en chaise d'abord, puis dans les plus beaux jours on l'y conduit, soutenue par dessous les aiselles et dûment enveloppée.

La prescription hydrologique pour cette malade fut ainsi fixée au début: 1° demi-verre d'eau soir et matin; 2° un bain de 36° centigrades tous les deux ou trois jours et d'une demi-heure de durée; 3° une séance de respiration quotidienne, le matin ou le soir à choisir selon le temps.

N'ayant rien à changer au régime qui était succulent et tonique, je voulus seulement que l'air, quand il ferait beau, pût plus facilement pénétrer dans la chambre d'habitation, qu'on tenait toujours close.

Au bout de quinze jours, la modification était déjà assez appréciable pour bien augurer du traitement. L'appétit s'était relevé, et la malade se sentait un peu plus de force musculaire.

A la fin du mois, Mlle L... prenait un verre d'eau sulfureuse matin et soir, un bain suivi de frictions tous les deux jours et deux séances de respiration le jour où elle elle ne prenait pas de bain. Mais déjà alors le mieux-être lui permettait de se rendre assez lestement de l'hôtel à l'établissement thermal, de faire même des promenades à pied et au grand air sans autant de ménagements. Les sueurs nocturnes et les états fébriles du soir ne revenaient plus.

Quant à la lésion qui constitue l'état local, l'exploration dénote qu'en effet il y a un commencement de réparation.

La saison thermale prescrite par M. Gendrin fut prolongée d'une semaine, afin que la malade ne se retirât pas chez elle dans cette période aiguë du traitement dont j'ai parlé (voir page 207 et suiv.), et qui durait encore, selon moi, à la quatrième semaine de la médication thermale. Mlle L... se retira donc vers le 40e jour de son séjour à Pierrefonds, félicitée par toutes les personnes qui avaient souvenir de son état à l'arrivée.

Le père de Mlle L... voulut bien m'écrire, quelques jours après sa rentrée, qu'en passant par Paris, M. Gendrin avait constaté l'amélioration générale, mais moins la modification locale de la poitrine que j'ai signalée. La malade, sur le conseil du médecin, devait aller passer l'automne et l'hiver à Menton, en Italie. Je n'en ai pas eu de nouvelles.

C'est pour de pareils cas qu'il ne faudrait pas compter les jours, mais bien s'établir dans une station tant qu'il le faudrait pour arriver à la cure de la maladie, ou du moins tant que l'amélioration se produirait.

3me OBSERVATION.

Affection laryngée et catarrhe bronchique. Pharyngite granuleuse intense.

Voici, de la part de M. le docteur Cerise, une lettre que me remet le malade qu'elle concerne.

Mon cher confrère,

« Je vous adresse M. Fil..., qui souffre d'une affection du larynx, avec accompagnement, l'hiver, d'affection catarrhale. Je désire qu'il soit soumis à vos eaux *intus* et *extra*. De plus, je lui souhaite les inhalations à l'eau divisée que vous pratiquez si bien.

« Je voulais toujours aller vous faire une visite ; mais le temps me fait défaut ; j'en viendrai à bout cependant.

« Je vous recommande mon malade. »

« Votre bien dévoué, CERISE.

Paris, septembre 1857.

Le malade de M. Cerise suivit régulièrement les séances des respirations durant trois semaines, et se retira satisfait du résultat.

Mais avec le père était le fils qui portait une angine granuleuse assez étendue. L'effet curatif, que j'avais déja pu noter dans notre Salle de respiration, me fit conseiller au fils de suivre le même traitement que le père ; ce qui eut lieu. Cependant trois semaines n'eussent pas suffi pour mener à bien la cure du jeune homme ; il dût se retirer avec son père.

L'examen du pharynx au départ me convainquit *de visu* que les granulations les moins saillantes et les moins rouges avaient cédé, et que les autres étaient diminuées de volume et d'intensité.

Ce cas est une preuve positive, avec tous les autres, que les saisons de deux ou trois semaines sont des prescriptions de trop courte durée pour le résultat qu'on veut obtenir dans des lésions de cette nature. Nous ne pensons pas qu'on puisse sérieusement mettre sur le compte de la thérapeutique, des guérisons d'affections organiques si tenaces qui se seraient réalisées en si peu de temps par un traitement ou dans un établissement thermal quelconque.

4me OBSERVATION.

Angine glanduleuse ; diathèse herpétique.

« Très honoré confrère,

« Je vous adresse M. Tamb... fils, qui est atteint depuis longtemps d'une angine glanduleuse, maladie si bien décrite par MM. Chomel et Guéneau de Mussy. Je pense que vos eaux pulvérisées, en inhalation, et puis en boissons et en bains, modifieront profondément la constitution, cause première de cette affection si rebelle.

« M. Tamb... est un ami du docteur Maroncelli; je le traite aussi avec la plus grande affection, c'est vous dire que nous vous recommandons spécialement notre malade.

Agréez, etc

E. SEGUIN.

« *P.S.* Je vous renvoie la semaine prochaine, Mlle de Mar, pour faire sa deuxième saison de l'année. »

M. T. se recommandait lui-même par des manières parfaites. Il avait chanté il y a dix ans; mais la voix s'était perdue avec les progrès de l'affection.

M. Guéneau de Mussy n'a pas de cas plus complet d'angine glanduleuse dans son ouvrage : toute la surface pharyngienne et ses annexes sont recouvertes de granulations caractéristiques de toutes les grosseurs.

Le malade commençait sa saison vers le 10 septembre. C'était un peu tard pour le temps nécessaire à la cure de pareilles lésions. Les chaleurs qui provoquent la transpiration concourent favorablement au succès de la médication dans cette maladie, et les premiers froids nous menaçaient.

M. T. passa donc au traitement respiratoire, aidé par la boisson et les gargarismes répétés plusieurs fois par jour ; je n'eus pas de respireur plus assidu.

Le premier effet de la médication fut aussi général que local. Au bout de 15 jours, M.T. cédait à la prière de chanter dans le salon de l'Etablissement, et s'étonnait lui-même du timbre qu'avait repris sa voix. L'inspection de l'arrière gorge montrait une modification notable des surfaces lésées : la rougeur, la tension, les granulations avaient diminué, et les sécrétions locales étaient presque nulles. L'appétit était excellent et les digestions profitables.

M. T. resta jusqu'aux premiers jours d'octobre ; il fut le dernier de la saison thermale. Il se retirait non pas guéri, mais si notablement amélioré qu'il nous serait permis de dire qu'avec des jours propices et un mois de plus de durée dans ce traitement, la guérison eût été plus que probable. Nous avons tout lieu d'espérer qu'il reviendra la saison prochaine et qu'il n'attendra pas le mois de septembre pour commencer. C'est le conseil que nous lui avons donné.

5me OBSERVATION.

Début de tuberculisation pulmonaire ; sueurs nocturnes.

M. le docteur A. Henrot, de Reims, l'un des médecins qui connaissent le mieux les eaux de Pierrefonds, nous écrivait à la fin de juin 1857, par la personne qui fait le sujet de l'observation, la lettre qui suit :

« Monsieur et très honoré confrère,

« Je vous adresse un mien client, qui présente un commencement d'affection du sommet des deux poumons. Sachez comme antécédent que la mère a succombé jeune encore à une maladie de poitrine; quant à mon malade, il tousse depuis dix-huit mois ou deux ans.

« Il a maigri, et a parfois quelques sueurs nocturnes, mais pas de diarrhée.

« En même temps ses forces ont diminué. Par fois il a craché très peu de sang. Du reste, l'auscultation révèle aux deux sommets, mais surtout à l'un d'eux, des signes certains de tubercules commençant.

« Je pense que les eaux de Pierrefonds, dont j'ai déjà sur plusieurs malades reconnu l'efficacité, lui seront très efficaces, surtout en respirations d'eau pulvérisée. »

« Recevez, etc.

A. Henrot

Reims, 29 juin 1857.

Ayant constaté l'exactitude du diagnostic porté par notre savant confrère : la prescription fut: la buvette à la dose d'un verre d'eau sulfureuse matin et soir, un bain ou mieux une douche générale de temps à autre, mais la séance de respiration du matin tous les jours ; en attendant les deux séances quotidiennes.

Ce traitement fut assez exactement suivi ; mais M. X... n'était pas assez malade pour se soumettre à toutes ses conséquences. Les promenades dans la forêt à cheval, et à des heures peu convenables pour la température et l'humidité, et le fumer trop fréquemment répété firent sans doute quelque obstacle au mieux-être qui serait résulté de la médication hydro-sulfureuse.

Néanmoins l'amélioration générale était assez manifeste, pour permettre de croire que les lésions locales avaient dû participer à la modification.

Nous eûmes encore le regret de voir M. X... partir après une saison de trois semaines. Ce n'était pas l'avis du médecin, mais l'obligation des affaires. Pour de tels malades, il ne sera jamais trop d'une saison de deux mois; un résultat positif et durable serait à ce prix.

6me OBSERVATION.

Toux habituelle ; bronchorrhée ; débilité générale.

A la fin de juin, M. le Dr Ameuille de Paris nous adressait le malade porteur de la lettre ci-après :

« Monsieur et très honoré confrère,

« J'ai l'honneur de vous adresser deux de mes clients, le père et le fils, dont l'usage de vos eaux et le bon air de Pierrefonds me paraissent devoir rétablir l'un et consolider la santé de l'autre.

« M. R... maître d'hôtel à Paris, a 59 ans. Il tousse depuis un grand nombre d'années; mais cette toux, qui s'exaspère par la fatigue, se calme assez bien par le repos et le grand air.

« Les crachats sont abondants, surtout le matin ; ils n'ont jamais présenté de sang. M. R... est sujet à suer et s'enrhume assez facilement. Enfin pour tout vous dire, un de ses frères étant mort *tousseur* à 42 ans, il est porté, quand il ressent quelques douleurs, quelques fatigues à s'exagérer ce qu'il éprouve et à se tourmenter. Le sang a une grande propension à remonter vers la tête.

« Son fils, âgé de 15 ans, a eu une première enfance difficile. Non seulement il s'enrhumait facilement; mais le poumon droit fut le siége d'un engouement assez notable qui persista plusieurs années. Des exutoires, et surtout l'huile de foie de morue, en firent justice. L'enfant fut placé dans, une pension à la campagne et s'y trouva bien.

« Aujourd'hui c'est un gentil petit garçon, qui a oublié son ancienne affection et ne demande qu'à se développer.

« Je les recommande l'un et l'autre à votre attention.

« Veuillez agréer, etc.

Docteur Ameuille.

Paris 25 juin 1857.

Je compris ce que voulait dire M. Ameuille en écrivant dans une lettre ouverte que devait me remettre son malade : *un de ses frères est mort tousseur à l'âge de 42 ans.*

M. R. est de petite taille et maigre ; il est vif et très impressionnable ; mais sa confiance dans les eaux était entière : il devait s'en retourner guéri, et il apportait les meilleures dispositions à remplir nos conseils.

Le traitement comprit les eaux sous toutes les formes : buvette, bains, douches, et respirations ; mais celles-ci devaient être suivies régulièrement tous les jours, ainsi que la buvette, tandis que les douches et les bains ne devaient être pris que selon l'opportunité, et comme adjuvant de la médication respiratoire.

L'un des symptômes principaux de la maladie était la production tous les matins d'une grande quantité de glaires spumeuses, expulsées avec la toux d'abord, puis sans toux, en jet continu et sans nausée aucune. C'était enfin une bronchorrhée pituiteuse des plus intenses.

M. R. suivit assidûment les séances de respiration, et vit la sécrétion glaireuse diminuer et se supprimer même à plusieurs reprises; mais elle revenait peu de jours après. Cependant ces reprises se distancèrent, et le malade partit au bout d'un mois de traitement satisfait de son état. Je ne sais si M. le docteur Ameuille partagea cette satisfaction. J'ignore aussi comment s'est passé l'hiver; mais c'est dans les affections de ce genre qu'on peut juger presque matériellement du bienfait de l'eau sulfureuse s'étendant en nature sur les surfaces lésées. La bronchorrhée étant, selon nous, une affection par défaut de ton, l'impression immédiate de l'eau sulfureuse est un topique des mieux recommandés.

Quant à l'enfant, comme le dit notre honorable confrère, il ne demandait qu'à se bien développer. Son côté faible, étant la poitrine, à raison de ses maladies antérieures, il fut soumis aux respirations de deux jours l'un; il prit un verre d'eau sulfureuse, matin et soir. Avec cela le grand air et les exercices de la campagne firent le reste.

A son départ, j'étais en mesure d'assurer qu'il pouvait reprendre le cours de ses études et la vie de la pension.

7me OBSERVATION.

Bronchite lymphatique avec accès d'asthme, alternant avec une éruption de la peau.

Au commencement du mois de juillet, notre confrère

M. le docteur Boullay, directeur de l'établissement hydrothérapeutique d'Auteuil, près Paris, nous envoyait un malade muni de la lettre de recommandation qui suit :

« Mon cher confrère,

« M. M.F., qui vous remettra ce billet, m'a consulté il y a seulement huit jours, étant sous l'influence d'une oppression extrême. Après lui avoir donné les premiers soins, je lui conseille, comme moyen devant être très efficace, les eaux de Pierrefonds, en insistant d'une façon toute particulière sur la Salle de respiration, dont à mon avis, il retirera un grand bien. Du reste, vous êtes plus compétent que moi dans l'administration de vos eaux, vous verrez à qui vous avez affaire et agirez en conséquence. »

Tout à vous, B. Boullay.

Auteuil, le 1er juillet 1857.

M. M. F. est un jeune homme de 30 ans, marié depuis deux ans. Peu de temps après le mariage, il fut pris d'une affection urticaire intermittente, qui alterne aujourd'hui avec des accès d'asthme suffoquant qui durent des journées ou des nuits entières et s'épuisent peu - peu. Ces accès ne coïncident jamais avec l'éruption de la peau, si elle est un peu considérable; mais dans l'espace d'une heure, le corps peut être couvert de plaques rouges, faisant proéminence à la surface, et occasionnant un prurit irrésistible.

Je crus d'abord pouvoir concilier la balnéation avec les respirations, pour atteindre l'affection dans ces deux manifestations différentes ; mais il me parut que les bains refoulaient l'éruption et provoquaient l'asthme. Je fus obligé de me réduire à la boisson (deux ou trois verres d'eau sulfureuse par jour), pour pousser l'exanthème au dehors, et je conservai les respirations pour agir activement sur les bronches, et combattre ainsi la cause d'une sécrétion de lymphe spumeuse qui finissait par les obstruer.

M. M. F. se trouva bien de cette conduite, puisqu'il partait après un mois de séjour, les éruptions rares et fort réduites d'étendue, et les accès d'asthme supprimés depuis le milieu de sa saison.

Ses affaires étant réglées d'avance pour sa rentrée à Paris, il partit avec ma recommandation de revenir passer une quinzaine à la fin de septembre, pour se prémunir contre les impressions de l'automne ; ce qu'il fit. Je notai pendant ce deuxième séjour, que l'éruption cutanée n'avait pas augmenté, et que la respiration était restée assez bonne dans l'intervalle. L'asthme était fort réduit.

Je n'ai pas su comment M. M. F. a passé l'hiver.

8me OBSERVATION.

Hémoptysie active ; guérison de ce symptôme.

Le 27 juillet nous recevions, par le malade lui-même, la lettre ci-après de notre honorable confrère, M. le docteur Le Clerc, médecin en chef des hospices de Laon.

« Monsieur et très honoré confrère.

« Je viens vous recommander *tout particulièrement*, M. A. D. mon parent.

« Ce jeune homme, à la suite d'un bain de rivière, a été pris subitement d'une hémoptysie, qui a un peu cédé cependant aux acides et aux astringents.

« En présence *de ce symptôme*, et après avoir attentivement auscuIté la poitrine, je n'ai point hésité à prescrire immédiatement l'usage des eaux minérales de Pierrefonds. Ici, votre ingénieux procédé de la pulvérisation de l'eau minérale sera suivi, j'en ai l'intime conviction, des plus heureux résultats. »

« Tout à vous, LE CLERC. »

Le jeune homme avait encore tous les jours deux ou trois fortes atteintes d'hémoptysie, et la frayeur qu'il éprouvait à la vue du sang avait vivement affecté son moral. Sa mère qui l'accompagnait n'était guère faite pour lui donner du courage. Le voyage avait secoué la poitrine.

Le traitement se réduisit d'abord à la buvette et aux respirations. Les cas analogues que j'avais observés l'année précédente m'intéressaient fort à celui-ci. La première séance respiratoire devait être d'un quart d'heure et à la plus grande distance des pulvérisateurs ; celle du lendemain d'une demi heure et à moindre distance, enfin la troisième séance devait être entière, et l'eau poudroyée serait reçue au foyer même de la pulvérisation.

Après cette séance, le sang, qui avait été en diminuant de quantité, ne parut plus. J'avais demandé qu'on recueillît toute expectoration ; deux jours après, il me fut présenté un crachat compact, unique, arrondi, ayant tout l'aspect d'une masse muqueuse qui se serait formée dans un milieu humide et sur un caillot sanguin.

C'était donc probablement le caillot obturateur qui se détachait du point hémorrhagique.

La saison fut continuée néanmoins, et suivie avec la plus grande exactitude ; plus jamais le sang ne parut ni en plaque, ni en filet, ni en crachats rosés durant le traitement, et ce jeune homme se retira restauré au moral autant qu'au physique. Voici la lettre que m'écrivait sur ma demande, M. le docteur Le Clerc, le 7 octobre; c'est à-dire 40 jours après la rentrée du jeune homme.

« Monsieur et très honoré confrère,

« Je viens vous demander mille pardons de n'avoir pas répondu plus tôt à votre aimable lettre ; mais je suis, depuis quelque temps, tellement occupé que je n'ai pu vous écrire, malgré ma bonne volonté.

« Mon parent va parfaitement ; il ne tousse aujourd'hui que fort peu. Malgré mes conseils réitérés, il n'a pas voulu retourner à Pierrefonds cette année pour la saison d'automne. Il y reviendra cependant l'année prochaine. Je compte également y envoyer plusieurs autres malades. »

« Agréez,

Le Clerc,

Médecin en chef des hospices de Laon.

9me OBSERVATION.

Suites d'une laryngo-bronchite, diathèse dartreuse.

M. le docteur Nidart, de Sainte-Menehould, nous adressait au commencement de la saison de 1857, un enfant, avec la lettre descriptive qui suit :

« Monsieur et honoré confrère,

« Je viens confier à vos bons soins, un de mes jeunes malades, dont voici succinctement l'histoire : Henri G. est âgé de neuf ans ; sa mère est atteinte d'un vice dartreux, qui se retrouve chez la sœur de mon malade sous la forme d'un eczéma chronique des oreilles. Depuis l'âge de dix-huit mois ou 2 ans, le jeune Henry a été fréquemment atteint de gourmes, d'éruptions herpétiques fréquentes, de conjonctivite ciliaire très rebelle, reparaissant à chaque instant ; d'engorgement fréquent des ganglions du col et de la nuque, mais terminés par résolution. Il contracte avec la plus grande facilité des rhumes dont il devint fort difficile de le débarrasser ; car ils se succèdent presque sans interruption. La constitution, comme vous voyez, est faible et chétive.

« Au mois de novembre dernier on le ramena de sa pension avec une bronchite très intense. Après une période d'incubation fort insidieuse, il se développa une rougeole scarlatineuse des plus fortes, compliquée d'une violente laryngo-bronchite. Je crus devoir recourir à un traitement antiphlogistique, qui réussit.

« Lorsque les accidents aigus furent détruits, mon attention dut se porter sur les causes de la persistance de l'*aphonie*, de la fièvre, et de l'amaigrissement.

« Un examen des plus attentifs me fit reconnaître vers le sommet du poumon droit, un point mat à la percussion, avec absence du murmure vésiculaire, quelques craquements humides, et une prolongation sensible du bruit *expiratoire* ; de l'autre coté, au contraire, la respiration était puérile et même un peu rude.

« Mon savant ami, le docteur Henrot, de Rheims, confirma mon diagnotic, et le malade fut sur le champ placé dans une étable à vaches. Régime analeptique, toniques, amers, huile de foie de morue, lait de chèvre salé, eaux Bonnes, quelques vésicatoires sur la poitrine, etc.

« Tel est le traitement auquel notre petit malade a été soumis et dont il s'est bien trouvé. Il ne tousse plus ; sa constitution s'est fort améliorée, la respiration est large et profonde. Malgré cette grande modification, je crois que l'usage des eaux de Pierrefonds, respirées selon l'excellente méthode de votre pulvérisation, doit consolider cet heureux résultat.

« J'ai l'honneur, etc. » Dr Nidart. »

Le jeune malade fut soumis au traitement hydro-minéral complet : boisson, bains, douches et respirations ; seulement celles-ci furent prises tous les jours, tandis que les bains et les douches, ne furent employés que selon certaines indications.

Au bout de trente-cinq ou quarante jours de cette médication, l'enfant qui avait engraissé et grandi était rendu à tous les jeux de son âge ; la course était sa manière de marcher. L'appétit, le sommeil, la force musculaire, la gaîté étaient revenus concurremment. Nous croyons que MM. Nidart et Henrot ont trouvé dans ce cas le résultat qu'ils avaient attendu des respirations de Pierrefonds. Ils ne demandaient que la confirmation du traitement qu'ils avaient si avantageusement mis en œuvre ; notre conviction est qu'ils l'ont eue aussi réelle et positive que possible.

10me OBSERVATION.

Affection asthmatique ; Bronchite capillaire.

M. B..., de Sedan, envoyé par M. le docteur Termonia, est un homme de soixante-cinq ans environ. Il y a quelques années, une attaque de paralysie est venue le forcer de suspendre les grandes occupations de fabrique qui ont rempli sa vie.

De cette attaque de paralysie, il lui est resté, en outre des symptômes hémiplégiques assez ordinaires, un état de dyspnée habituelle des plus incommodes. C'est très probablement le poumon du côté paralysé qui fonctionne mal ; quoique le poumon du côté opposé soit loin d'être parfaitement libre.

Du reste, l'estomac est bon, les digestions sont convenables, le gros intestin est bien souvent paresseux ; mais en définitive ce n'est pas par le fait de la digestion ou de l'assimilation que l'organisme serait en défaut. M. B... est plutôt gras que maigre.

Une remarque importante que j'ai faite durant le traitement dont il va être question, c'est que les difficultés de respiration alternaient avec une névralgie faciale qui date de plus de trente ans.

M. B... étant envoyé plus spécialement pour les suites de l'apoplexie, commença son traitement par des douches à 33° C. et de courte durée. Pendant la douche, son domestique lui mouille à plusieurs reprises la figure avec de l'eau fraîche. La buvette est ordonnée à la dose d'un verre soir et matin.

Sous l'influence de ce premier traitement, l'appétit augmenta à tel point qu'il fallut poser des règles et modérer la consommation.

Après 15 jours, le malade se voyant mieux du côté paralysé, demanda lui-même à suivre les séances de respiration en vue de son asthme. Il fit donc son traitement par les douches en même temps qu'il prenait une respiration tous les matins, et cela durant vingt jours environ.

Pendant cette dernière période, la paralysie et la dyspnée s'amendèrent au point que M. B... fut comme rendu à la société dont il put prendre tous les plaisirs tranquilles.

Au bout du mois, M. B... rentrait chez lui, satisfait de son amélioration et avec notre conseil de revenir après le 15 septembre faire une demi saison, pour se prémunir contre les influences de l'automne.

M. B... revint au jour fixé, et reprit son traitement thermal et respiratoire jusqu'aux premiers jours d'octobre.

Il est important de noter que dans cette deuxième saison notre malade, se croyant plus capable qu'il ne fallait, voulut suivre quelques messieurs qui allaient faire à pied une promenade de deux ou trois heures dans la forêt. Il rentra exténué ; il avait transpiré et il se refroidit. Le lendemain, une bronchite des plus intenses se déclara dans la nuit, et l'état fut si grave que je laissai appeler les parents par le télégraphe. Mais le surlendemain le danger était conjuré, et sept ou huit jours après, M. B... reprenait ses séances de respiration. Il les continua jusqu'à son départ et s'en trouva assez bien pour partir dans un état aussi satisfaisant que la première fois.

Ce qui attira surtout notre attention dans ce cas, c'est la névralgie faciale, en vue de laquelle notre malade ne prenait jamais assez de précaution contre l'humidité. (Il portait une large mentonnière de plusieurs doubles habituellement). Or, dans la chambre de respiration, sa figure restait exposée à nu à l'eau pulvérisée et en était ruisselante pendant les 45 minutes de la séance. J'obtins même qu'il ne porterait plus sa mentonnière à l'air libre.

Eh bien, M. B... ne se plaignit point d'une aggravation quelconque de sa névralgie ; au contraire, des pilules stupéfiantes, qu'il prenait ordinairement en se couchant, furent diminuées et parfois supprimées. Ainsi donc, la névralgie faciale elle-même, on peut le dire, participa du bien-être que vint gagner M. B... dans un traitement qu'on eût cru devoir l'empirer.

J'ai su par lui-même que son exemple a fait à Sedan des prosélytes aux Eaux de Pierrefonds, mais surtout à la Salle de respiration.

11me OBSERVATION.

Bronchite consécutive; imminence de tuberculisation.

Mlle de L...., envoyée à Pierrefonds par M. le docteur Caffe, de Paris, pour suivre principalement le traitement respiratoire, est une demoiselle de 17 ans, précoce sous tous les rapports; elle est née dans l'Amérique Méridionale.

C'est en terminant son éducation en Angleterre qu'à la suite de rhumes, elle devint malade, et qu'on dut la soigner pour une bronchite chronique. Or, les soins de la pension étant peu vigilants, et la jeune fille ne demandant pas à rester dans l'infirmerie, il arriva un jour qu'il fut jugé prudent d'avertir le père, qui vint la voir, et qui crut devoir la ramener à Paris, où se trouvait la famille.

C'est de là que M. Caffe, après l'avoir soignée quelque temps, nous l'adressa à Pierrefonds.

Conformément au conseil de notre éminent confrère, la conduite à suivre fut toute simple : un verre d'eau matin et soir et une séance de respiration tous les deux jours, pour la première semaine. Quant au régime alimentaire, je n'eus rien à y modifier. J'ordonnai les promenades dans la forêt.

La première impression du traitement ne fut pas très marquée ; c'est pourquoi je prescrivis une séance tous les jours, et deux bains de demi-heure par semaine, suivis de frictions avec de la flanelle. La buvette fut continuée à la même dose d'un verre matin et soir.

Avant ce traitement, Mlle de L.... était sujette à ce

qu'on appelle vulgairement des hauts et des bas; c'est assez ordinairement le propre des malades de cette classe : ils se portent tout à fait bien pendant quelques jours et, sans motifs, les malaises se renouvellent pour autant.

Durant tout le reste de la saison, Mlle de L. n'éprouva pas ces alternatives; l'appétit se réveilla et se maintint; la force musculaire fit place à un état de langueur continue; la gaîté suivit les tristesses fréquentes; la toux et l'expectoration bronchique allèrent en diminuant; la circulation normale prit de la régularité, et, après 45 jours, quand elle partit, Mlle de L.... ne laissait aucune des craintes qu'elle avait inspirées à sa rentrée de Londres.

M. le docteur Caffe, qui nous fit l'honneur de nous écrire quelques jours après son arrivée à Paris, et que nous avons vu depuis, fait hommage aux eaux de Pierrefonds et aux respirations hydro-sulfureuses de la cure de sa jeune cliente.

Je crois que Mlle de L.... a dû passer, par complément de prudence, l'hiver en Italie.

12me OBSERVATION.

Spasme laryngique ; toux suffocante ; ancienne maladie de poitrine.

M. Serg. de M. est un homme de 55 ans, de constitution éminemment nerveuse. Il fut traité dans sa jeunesse comme phthisique, et depuis, le soin de sa poitrine a été l'objet continuel de ses préoccupations. Il a fait son séjour de tous les pays réputés favorables, et il a pris toutes les eaux recommandées aux poitrinaires. Grâce à cette surveillance de lui-même qui est devenue une habitude, M. de M. peut prendre sa part de ce qu'il y a de plus régulier dans la vie sociale. Il a entendu parler des Salles de respiration de Pierrefonds et il vient en user.

Son infirmité actuelle consiste à être pris d'un certain spasme du larynx et d'une toux suffocante, chaque fois qu'il cède au premier mouvement du rire. Aussi y a-t-il des années qu'il n'a pu participer à ce plaisir si naturel à l'homme.

M. de M. est du nombre des personnes qui n'ont usé des eaux de Pierrefonds qu'en boisson (deux verres par jour) et en séances de respiration. La saison de ce malade fut d'un mois, et aux deux tiers de la saison il lui arriva souvent de faire les deux séances du matin et du soir.

En entendant M. de M. raconter les succès du traitement respiratoire, nous le priâmes de rédiger brièvement ce récit; nous ne pouvons mieux faire que de le reproduire :

« Je suis arrivé à Pierrefonds le 11 juillet 1857.

« J'avais une toux forte le matin, le soir, et souvent la nuit; la gorge sèche, très irritée, la voix voilée et la parole pénible, etc., etc.

« Trois jours après les premières séances de *respiration*, ma toux s'est calmée; peu de temps après elle cessait pendant la journée, puis le soir, et mes nuits sont devenues calmes, c'est-à-dire sans toux, ce que je n'avais pas éprouvé depuis longtemps. Enfin ma voix est claire.

« Maintenant, après un mois de respiration, je n'ai conservé qu'une impressionabilité et un toussaillement le matin pour l'expectoration de mucosités adhérentes au fond de la gorge.

« Je peux rire, ce qui depuis plus de douze ans m'a été interdit, le rire provoquant une toux convulsive presque suffoquante. Je suis persuadé que ces respirations d'eau sulfureuse, traitement d'une admirable simplicité, est appelé à un avenir, etc., etc. » S. de M.

M. de M. fait des vœux pour qu'un jour prochain, chaque malade des voies respiratoires puisse faire chez lui de pareilles séances de respiration, avec un instrument semblable à celui de Pierrefonds et de l'eau sulfureuse ; toutes choses, dit-il, qui ne seront pas difficiles à se procurer.

13me OBSERVATION.

Laryngite et diathèse scrofuleuse.

M. B., l'un de nos jeunes peintres d'histoire les plus distingués vint, sur la recommandation de deux ou trois médecins de Paris, se soumettre à la médication respiratoire de Pierrefonds, au commencement de la saison de 1857.

M. B. est d'une constitution éminemment scrofuleuse ; il en porte les stigmates profonds à la région cervicale ; mais ces cicatrices datent de son enfance.

Ses études, son séjour à Rome et sa vie d'artiste peu soigneuse de sa santé, dont il aurait pu jouir avec un peu plus de prudence, ont donné lieu à une laryngite, aujourd'hui passée à l'état chronique, et ayant pour symptômes des érosions nombreuses qui atteignent jusqu'à la luette.

Les usages de l'eau sulfureuse furent ainsi réglés : un

verre matin et soir et des gargarismes deux ou trois fois répétés dans la journée, des douches par intervalle dans les plus beaux jours, et une séance de respiration lorsqu'il ne prendrait pas de douches ; de plus, des ablutions faites sur la partie antérieure du cou, à la manière hydrothérapique.

Avec ce traitement et au bout de trois semaines, M. B., obligé de rentrer à Paris pour l'exposition des beaux arts, se trouvait si bien en comparaison, que son médecin le renvoyait quelque temps après, pour faire une seconde saison et réparer ce que, dans l'intervalle, il avait perdu par le fait de ses fatigues.

M. B. est un de ces malades sur lesquels les eaux de Pierrefonds, et notamment les respirations, ont eu le plus d'efficacité. Une expectoration difficile et abondante du matin fut supprimée complétement. La respiration avait gagné en longueur et en amplitude ; les fonctions digestives devinrent meilleures ; une certaine satisfaction morale avait remplacé cette indolence de caractère qui l'empêchait de s'intéresser à rien.

Enfin les lésions de l'arrière-gorge, et particulièrement celles qui avaient leur siége sur la luette et autour, furent modifiées d'aspect et d'étendue. Il est probable que celles qui atteignaient l'organe laryngé éprouvèrent une modification analogue ; du moins le son de la voix et la facilité de la conversation soutenue, témoignèrent de cette réparation.

Nous n'avons pas revu M. B. à Paris ; mais des amis communs nous ont dit qu'il a joui d'une santé satisfaisante durant l'hiver.

14me Observation.

Bronchite habituelle, pneumonie lobulaire, hémoptysies, etc.

Le 25 juillet, nous recevions de M. le docteur Blanchard, de Reims, la lettre qu'on va lire et les deux malades dont il y est question.

Monsieur et très honoré confrère,

« J'ai l'honneur de vous adresser deux malades à qui je porte le plus vif intérêt, Mme Le F... et sa fille.

« La mère a toussé depuis son enfance; mais il y a sept ou huit ans, elle a été atteinte d'une scarlatine qui a aggravé la bronchite habituelle et pour ainsi dire innée. Elle a présenté alors les symptômes d'une pneumonie lobulaire, et depuis ce temps l'état des organes de la respiration est devenu plus sérieux : de légères hémoptysies, des crachats épais, purulents, nummulaires, quelquefois assez rares, d'autres fois très nombreux. De l'oppression, des douleurs en différents points de la poitrine, des râles sous-crépitants, des râles muqueux, des sortes de gargouillements se sont fait entendre, surtout au sommet du poumon gauche, et à une autre époque, en arrière et au dessous de l'omoplate. Pendant un certain temps, la fièvre a été continue avec des redoublements nocturnes. Actuellement, ce qui domine chez Mme Le F... c'est l'expectoration qui est abondante.

« Je ne parlerai pas des traitements qui ont été subis par

Mme Le F... ; mais je dois vous signaler l'heureux effet des Eaux d'Enghien pris à la source tour à tour et ici.

« Je pense que l'usage de vos Eaux analogues pourra équivaloir, et que de plus vos Salles d'inhalation pourront être d'une incontestable utilité.

« Quant à sa fille, qui l'accompagne, âgée de onze ans environ, elle a eu très souvent des bronchites intenses et rebelles; la dernière avait envahi toute la poitrine et m'avait donné des craintes. Je suis convaincu qu'un traitement dans votre station pourra aussi combattre cette prédisposition, et l'arrêter dans ses effets.

« Agréez, etc.

« BLANCHARD, D. M. P. »

Le conseil du médecin étant aussi précis que son diagnostic, je ne pouvais mieux faire que de m'y conformer. Mme Le F... passa d'emblée aux séances de respiration ; j'ajoutai à la prescription la buvette à la dose de deux verres par jour, et j'attendis les premiers effets pour voir si la balnéation serait indiquée.

Quant à Mlle Le F..., elle devait suivre sa mère dans la Salle de Respiration de deux jours l'un, prendre un demi-verre d'eau sulfureuse matin et soir, et jouir surtout autant que possible de l'air de la campagne en exercices modérés. Le régime des deux malades ayant été ordonné succulent, il n'y avait rien à changer.

La médication fut suivie avec la plus grande exactitude, et durant un mois. La plupart des symptômes décrits dans la lettre de M. le docteur Blanchard furent plus ou moins modifiés en bien chez la mère; le sang notamment ne parut jamais dans les expectorations. Pour ce qui est de la jeune fille, elle y donna tous les signes de la santé parfaite.

Si la modification obtenue sur l'état de M. Le F... s'est maintenue à travers la constitution fâcheuse de cet hiver, il y aurait tout lieu d'espérer qu'une saison nouvelle en 1858, compléterait le traitement et réaliserait pour Mme Le F... tout ce qu'elle peut attendre des Eaux minérales. Nous ne voulons pas dire une guérison dans l'acception totale du mot; mais une amélioration telle qu'elle suffirait à l'existence d'une mère et aux devoirs qui y sont attachés.

15me OBSERVATION.

Bronchite tuberculeuse héréditaire.

A la fin de juin, M. le docteur Jolly, de Château Thierry nous adressait la lettre ci-après touchant le malade qui fait l'objet de cette observation.

Monsieur et très honoré confrère,

Il y a environ quinze jours j'ai eu l'honneur de vous écrire pour vous recommander un jeune clerc de notaire auquel j'ai conseillé les eaux de Pierrefonds. J'apprends aujourd'hui que ma lettre ne vous est pas parvenue, et que vous désirez savoir quelle fut sa maladie et quel traitement je lui ai fait suivre. L'affection dont il est atteint ne m'a jamais paru douteuse : c'est une bronchite tuberculeuse héréditaire.

« Je n'espérais pas beaucoup ; je fus étonné lorsque plus tard les moyens employés parurent améliorer seulement la santé de ce jeune homme. Vésicatoires volants, digitale, phellandre, opium, huile de foie de morue, régime alimentaire substantiel, voilà les principaux.

« Dans ces derniers temps, ce léger succès parut compromis par un traitement antiphlogistique : on pensa que tout dépendait d'une gastrite. La conséquence fut de mettre ce pauvre jeune homme dans un état déplorable. Malgré cela, je n'ai pas hésité à vous envoyer M. R., persuadé, que vos bons soins et les eaux lui seront d'une grande utilité.

« Agréez, monsieur, etc.

« Docteur JOLLY. »

Château-Thierry, le 28 juin 1857.

Ce malade, plein de sollicitude pour sa santé, suivit nos prescriptions à la lettre : il but son verre d'eau matin et soir, prit sa douche générale par intervalle, et fit ses séances de respiration tous les jours sans faute. Son régime alimentaire fut succulent ; il fallut seulement modérer l'exercice de la promenade qu'il exagérait par des excursions trop prolongées dans la campagne.

M. R. me parut d'abord avoir toutes les susceptibilités d'esprit des gastralgiques, les douches furent dirigées en cette intention.

Après un mois de traitement, notre malade se retirait en très bon état ; ses appréhensions pour la vie avaient fait place à une confiance, selon nous, assez bien fondée sur le résultat qu'il venait de retirer de l'usage des eaux, et prinpalement des respirations.

Le 30 août nous recevions en *Post scriptum* d'une lettre du même médecin, qui nous était remise par une jeune dame malade la nouvelle qui suit touchant le sujet dont il s'agit.

« *P.S.*—M.R., que j'ai vu aujourd'hui continue à éprouver les heureux effets de son séjour à Pierrefonds ; il est tenté d'y aller faire une saison d'automne. »

M. R. ne réalisa pas cette intention.

16me OBSERVATION.

Phthisie pulmonaire ancienne, larges cavernes, fièvre intermittente.

M. Durand de R..., est un homme de soixante ans environ, et un exemple remarquable des altérations organiques profondes qui peuvent atteindre les poumons avant d'entraîner la mort. Il porte des cavernes à mettre le poing, et il peut suffire aux devoirs de la société, mange copieusement, parle beaucoup, joue sa partie de whist le soir et se promène une bonne partie de la journée.

L'expectoration est presque continue, sans préjudice de crises de toux suffocante qui produisent tous les jours une quantité énorme de crachats. M. Durand de R... offre cette particularité que depuis plus de vingt ans il est affecté d'une fièvre intermittente que les antipériodiques ne font que suspendre pour quelques jours.

La prescription médicale fut dès le commencement : trois verres d'eau sulfureuse par jour, une séance de respiration le matin, et de temps à autre une douche en vue de la fièvre ; ce qui fut ponctuellement exécuté, lorsque l'accès de fièvre n'y vint pas mettre empêchement.

Cette médication assez énergique pour un début ne fut suivie d'aucune exacerbation ; au contraire, le malade crut s'apercevoir que l'expectoration, quoique plus aisée, n'était pas aussi abondante en matière. Les quintes de toux furent moins intenses et moins longues, et les accès de fièvre semblèrent s'arrêter ; mais eu égard à ce dernier accident, ce ne fut qu'une courte suspension.

Encouragé par cette petite modification, j'ordonnai les deux séances de respiration du matin et de l'après-midi, sans augmenter la dose de la buvette.

La saison du malade ne se passa pas sans doute sans alternative de bien et de mal ; mais en somme M. Durand de R... témoignait lui-même que dans ces alternatives il était beaucoup mieux qu'auparavant quand il se trouvait bien, et qu'il n'était pas si souffrant quand il allait mal. C'était plus qu'on ne pouvait espérer d'un pareil état.

Le malade se retira donc ayant gagné quelque chose en forces générales et n'ayant pas perdu par conséquent sous le rapport de la lésion locale. Quant à la réparation, même partielle, nul n'oserait y prétendre ; mais ce serait beaucoup si, dans de semblables conditions, on pouvait promettre de prolonger la vie, et de la rendre plus supportable. Or, c'est, je crois, ce qu'on peut espérer de l'effet topique de l'eau poudroyée sur les surfaces tuberculeuses.

N'oublions pas de dire qu'en vue de la fièvre intermittente, contre laquelle tous les médicaments usités étaient venus échouer, nous voulûmes essayer l'iode (teinture, à la dose de 10 gouttes, trois fois par jour, dans une cuillerée d'infusion de camomille) et que nous en vîmes résulter une suspension des accès, plus longue que celles qui avaient été le résultat du sulfate de quinine ou de l'arsenic.

DIX-SEPTIÈME OBSERVATION.

Râle sous-crépitant et son mat sur divers points de la poitrine.

M. le docteur B., l'un des médecins de Paris les mieux connus et les plus érudits, qui a fait l'an dernier une saison à Pierrefonds, a bien voulu rédiger à notre prière sa propre observation. Comme notre confrère n'ignorait pas l'usage que nous voulions faire de sa relation, nous ne devons pas craindre d'être indiscrets en la publiant textuellement. Nous attachons naturellement à cette observation d'auteur toute la valeur que lui donne le caractère de celui qui en fait le sujet. Laissons-le parler de lui-même à la troisième personne.

« Le docteur B., d'une santé naturellement bonne, fut pris au mois de mai 1857, d'un rhumatisme articulaire aigu qui occupa successivement toutes les articulations. Au mois de juin il survint une bronchite aiguë, d'abord peu intense, mais qui ne tarda pas à devenir fort gênante. Malgré les moyens thérapeutiques qui furent dirigés contre elle, cette bronchite augmenta d'intensité, et au mois d'août elle obligea M. B. à renoncer au projet qu'il avait de se rendre à un des établissements thermaux du centre de la France, pour y traiter les douleurs rhumatismales qui lui restaient encore.

« A cette époque, la toux était presque continuelle, l'expectoration des plus abondantes, la faiblesse considérable. La nuit le sommeil était troublé par la toux. Il y avait de la fièvre continue. L'appétit était médiocre. L'examen stéthoscopique de la poitrine fit reconnaître dans le côté gauche en arrière et en bas l'existence d'un râle sous-crépitant à très grosses bulles, occupant le tiers inférieur du poumon. Il y avait aussi du retentissement de la voix. La percussion donnait un son mat dans la même région. Du côté droit de la poitrine il y avait également du râle sous-crépitant en arrière et au bas du poumon. Ce râle était plus fin et moins abondant que du côté gauche.

« D'après le conseil de M. Louis, M. B. se rendit à Pierrefonds pour y faire usage des inhalations respiratoires d'eau pulvérisée. Le traitement consista simplement en une séance de respiration de quarante-cinq minutes de durée et en boisson de deux verres d'eau minérale par jour. Sous l'influence de cette médication si simple, l'amélioration ne tarda pas à se prononcer. Au bout de huit jours la toux et l'expectoration avaient diminué des trois quarts. Le sommeil n'était plus interrompu. Les forces reprenaient d'une manière sensible et la fièvre était moins marquée. Le traitement fut continué pendant cinq semaines :

« En quittant Pierrefonds dans les derniers jours de septembre, M. B. avait engraissé et repris presque complétement ses forces et son appétit. La toux était presque nulle : il n'y avait plus d'expectoration.

« L'auscultation de la poitrine faisait constater l'absence presque complète de râle sous-crépitant dans les deux côtés de la poitrine. Il ne restait du côté gauche que quelques bulles très rares de râle fin. L'état de ce malade était assurément des plus satisfaisants. »

« Voilà, cher monsieur, ce que vous m'avez demandé; je désire que cela puisse remplir votre objet.

« Votre bien dévoué confrère,

« Docteur B... »

Nous croyons pouvoir ajouter que M. B. reprit à Paris, dès son retour de Pierrefonds, ses occupations littéraires et pratiques, et qu'il ne les a pas interrompues depuis, malgré l'hiver difficile que nous venons de passer.

TROISIÈME PARTIE.

PIÈCES JUSTIFICATIVES

EN FAVEUR

DES SALLES DE RESPIRATION NOUVELLES

ET DE LA MÉDICATION

QU'ELLES CONSTITUENT DANS LA PENSÉE DE L'AUTEUR.

AVERTISSEMENT.

Dans une théorie comme dans une pratique nouvelle, ce qu'un auteur cherche naturellement, pour lui et pour ses lecteurs, ce sont les autorités, hommes ou faits, qui peuvent venir à l'appui de l'innovation qu'il propose.

Or, s'il est une science entre toutes dans laquelle les autorités soient obligatoires, c'est bien certainement la médecine, qui n'estime la valeur des opinions individuelles que sur le nombre des témoignages qu'elles peuvent invoquer.

Quoique notre procédé soit du nombre de ceux qui parlent à la fois aux sens et à la raison, nous voulons encore que ce livre, venant faire connaître un nouveau mode d'administration des eaux minérales en vue des maladies des organes respiratoires, se termine par des citations qui nous servent, à un titre quelconque, de pièces justificatives.

Ces pièces, comme nous aurons soin de le signaler en tête de chacune, se rapportent à telle ou telle partie de notre système de médication respiratoire.

Ainsi les premières serviront à prouver que l'eau minérale pulvérisée et rendue respirable est plus qu'un perfectionnement de ce qui fut jusque-là dans les chambres de respirations.

Les autres serviront à prouver, 1° que cette poussière est bien et dûment de l'eau fragmentée et persistante dans toute son intégrité native; 2° que la quantité normale de l'oxygène de l'air a baissé dans l'atmosphère chargée de cette poussière, ce qui est une bonne condition de milieu pour le malade, 3° que l'eau sulfureuse est un médicament d'élection pour les voies pulmonaires, etc.

Les dernières serviront à prouver enfin que la salle de respiration nouvelle, comparée aux anciennes, n'en a aucun des inconvénients, et qu'elle a en outre les avantages requis par la science moderne.

Mais tous ces témoignages seraient encore bien insuffisants, si nous n'avions, pour en compléter la valeur, les faits de deux saisons de Clinique 1856 et 1857 que nous avons relatés dans la deuxième partie de cet ouvrage.

I.

LETTRE DE M. LE DOCTEUR BARTHEZ,

MÉDECIN EN CHEF DE L'HOPITAL MILITAIRE DE VICHY

A l'auteur.

Voici sans contredit le premier document historique sur les Salles de Respiration nouvelles et le point de départ de notre idée, réalisée l'année suivante aux Eaux de Pierrefonds.

On voit dans ce document que les vapeurs en usage sont pour la première fois reconnues défectueuses, et que l'eau minérale fragmentée y est déjà indiquée comme correctif du procédé suivi jusque là.

M. Barthez, n'ayant expérimenté avec les eaux de Vichy qu'en vue de leurs applications cutanées ou externes, la mention de *chambre d'aspirations* ne se trouve dans sa lettre que parce qu'on en a parlé dans la discussion de la Société d'hydrologie (1), et que plusieurs des membres qui y ont pris part ont prétendu que les vapeurs qu'on y fait respirer sont chargées des principes fixes des eaux.

(1) Notons que cette discussion est intitulée dans le journal de la société, les *Annales d'hydrologie*: discussion sur la composition chimique des vapeurs d'eaux minérales, et que la question du prix de concours, qui fut institué à la suite de cette discussion, est ainsi formulée : *Etudier les vapeurs des eaux minérales et leur mode d'installation dans les salles d'inhalation*. On voit que l'opinion de M. Barthez avait eu très peu d'influence sur les esprits.

L'opinion de M. le baron Thénard lui-même, qui fut positive comme celle de M. le Dr Bertrand, du Mont-Dore, que nous citons plus loin, pour affirmer que les vapeurs pures ne portent rien de la minéralisation fixe des sources, ne fit rien changer à la rédaction de ces intitulés. Nous faisons remarquer ces particularités.

C'est après avoir engagé M. Barthez à maintenir son opinion négative devant cette Société, que nous lui demandâmes la Note suivante, qu'il nous fit l'honneur de rédiger sous forme de lettre à notre adresse; elle fut publiée dans le cahier du 15 février 1855 de notre journal, la *Revue médicale*, avec le petit entête suivant dont nous crûmes devoir la faire précéder:

« Une question des plus importantes en matières d'hydrologie médicale venait à l'ordre du jour de la Société de ce nom, dans la séance du 9 février dernier (1855). Il s'agissait des vapeurs hydrominérales comme moyen thérapeutique à employer dans les établissements thermaux contre les diverses maladies des organes pulmonaires et de la surface cutanée.

« Les orateurs les plus autorisés ont émis le résultat de leurs connaissances médicales et chimiques sur cette question : M. le docteur Petit, inspecteur de Vichy, M. Pâtissier, M. Chevallier M. Ossian Henry et M. Barthez, médecin principal de l'hôpital militaire, entre autres, ont pris part à cette discussion, qui, selon nous, s'est malheureusement arrêté au point le plus délicat de cette question. Expliquons-nous.

« Il est de toute évidence, en effet, que l'intention du médecin ordonnant les vapeurs d'une eau minérale à un malade, implique la certitude ou du moins la confiance que les éléments minéraux de cette eau seront mis en jeu dans l'application de ces vapeurs. Il est évident en d'autres termes que ces vapeurs médicamenteuses sont supposées porter avec elles tous les minéraux qui font les propriétés curatives des eaux.

« Cela étant, M. Barthez a pris la parole pour nous dire le produit de ses expériences sur ce point : il a lu une Note dont la conclusion, contraire à l'opinion généralement reçue, a été que les vapeurs qui s'élèvent naturellement des eaux thermales, aussi bien que celles qu'on produit par leur ébullition dans des chaudières, ne portent de la minéralisation que les éléments volatils ou gazeux, et nullement les principes fixes qui caractérisent les eaux minérales.

« Répondant à ceux qui pensent le contraire, M. Barthez dit que ses expériences avec les eaux de Vichy ne lui ont jamais donné trace de soude, et qu'il se peut que les vapeurs qu'on a vu déposer les éléments solides fussent chargées de particules d'eau éclaboussée, ce qui serait bien différent. Notre confrère ayant fait tomber en effet de l'eau de la Grande Grille sur une plaque de fer fortement chauffée, les vapeurs qui furent produites emportèrent avec elles de l'eau à l'état sphéroïdal, et les sels fixes y furent constatés par les réactifs ordinaires.

« Regrettant que la discussion n'ait pas atteint les conséquences où la communication de M. Barthez pouvait l'appeler pour les chambres de respiration, nous avons demandé à ce confrère de nous écrire sa pensée, afin que la Société d'hydrologie médicale, qui sentira le besoin d'y revenir nous en sommes persuadé, connaisse d'avance ce qui a été fait et ce qui lui reste à faire. Ainsi s'explique la forme épistolaire de la Note qui suit :

A M. le docteur Sales-Girons, membre de la Société d'hydrologie et Rédacteur en chef de la *Revue médicale*.

« Monsieur et très honoré collègue,

« Vous m'avez exprimé le désir de connaître mon opinion sur la thérapeutique des bains de vapeur et d'aspiration, pratiqués dans les divers établissements d'eaux thermales. Cette opinion, que j'ai formulée devant la Société d'hydrologie médicale de Paris, peut se résumer ainsi :

« Les eaux minérales, ai-je dit, sont composées de deux

parties distinctes, l'une fixe et l'autre gazeuse ; celles qui sont gazeuses, et dont l'élément essentiel se trouve renfermé dans les vapeurs émanant des sources, comme cela a lieu pour les eaux sulfureuses, ou renfermant des principes ammoniacaux et azotés ; il va sans dire que dans les établissements balnéaires de cette nature, on trouvera dans les vapeurs qui se dégagent naturellement de ces sources, dans les salles d'aspiration, l'élément médicamenteux essentiel, les malades comme les médecins peuvent, dans ces localités, compter sur la présence réelle du médicament, et sur l'effet qu'ils désirent en obtenir.

Mais il n'en est pas de même, comme nous allons le voir, toutes les fois que l'élément principal de l'eau minérale qu'on emploie, se trouve dans la catégorie des éléments que nous appelons fixes et salins ; dans ces sortes d'eaux, les vapeurs qui s'élèvent de ces sources thermales ou les gaz qui se dégagent des sources froides ne renferment guère que de la vapeur d'eau, tenant en suspension du gaz acide carbonique et quelquefois des principes ammoniacaux ou azotés ; mais quant à l'élément fixe, sans lequel il est impossible de procurer au malade une action médicatrice véritable, il ne faut pas y songer ; la vapeur qui s'échappe ne l'apporte pas avec elle. Or, si vous administrez, dans ces sortes de stations thermales, les vapeurs sortant de ces sources, sous forme d'aspiration, ne comptez pas sur l'efficacité de ces eaux ; ce serait tromper le malade par une confiance mal placée de la part du médecin. Voici à cet égard sur quoi je me fonde pour m'exprimer ainsi :

J'ai, à Vichy, eaux gazeuses thermo minérales alcalines,

recueilli et condensé dans les environs de la source de la Grande-Grille, à l'aide de vases remplis de glace à l'intérieur, de la vapeur d'eau provenant de cette source. Cette eau examinée, a présenté des traces d'acide carbonique; mais elle ne renfermait pas un atôme de soude, un des éléments les plus importants, sans aucun doute, de cette nature d'eaux.

« Pensant que la température de cette source qui s'élève naturellement à 42 degrés cent. n'était peut-être pas assez forte pour entraîner et projeter dans l'espace les produits salins qu'elle renferme, j'ai pris de l'eau de cette même source que j'ai placée sur le feu dans une bouilloire, en ayant soin de condenser sur des plaques de cuivre froides la vapeur que l'ébullition faisait dégager. Cette eau recueillie a été examinée à son tour; mais elle ne présentait pas non plus de traces de soude; c'était de l'eau distillée ordinaire.

« Mon intention depuis longtemps étant d'administrer à quelques rhumatisants goutteux des bains de vapeur formée par l'eau minérale, je vis par là qu'il ne fallait pas compter, comme je l'avais espéré, sur les éléments fixes, sur la soude en particulier comme un des éléments les plus importants qui caractérisent les eaux de Vichy. Mais comme j'avais fait confectionner une boîte à bains de vapeur, je continuai dès-lors mes expériences, en soumettant cette fois l'eau minérale à une température plus élevée. J'imaginai à cet effet de faire arriver l'eau minérale par gouttes, à l'aide d'un petit arrosoir, sur une plaque de fer placée sur un réchaud introduit dans la boîte sous le siége du malade.

« L'eau arrivant de dehors sur cette plaque ainsi chauffée

se formait en petits globules qui, en éclatant pour se transformer en vapeur, projetaient dans l'espace les sels fixes qu'ils renfermaient. Des papiers de tournesol, rougis par un acide faible, placés sur divers points dans l'intérieur de la boîte, signalèrent bientôt après la présence de la soude par leur retour à la couleur bleue, ce qui n'avait pas eu lieu, ni par les vapeurs naturelles des sources ni par l'eau portée jusqu'à l'ébullition.

« Je dois ajouter ici que, pour m'assurer de la présence de la soude (je dis la soude, car je n'ai pas cherché les autres éléments renfermés dans l'air qui environne les sources de Vichy) je priai M. Soulé, pharmacien aide-major, attaché à l'hôpital militaire de Vichy, de procéder à l'aide du tube à boules de Liebig remplies d'eau distillée et acidulée légèrement avec l'acide chlorydrique, et de faire passer dans ce tube plusieurs centaines de litres d'air provenant des abords de la source de la Grande-Grille. Le résultat de cette opération constata également l'absence complète de soude dans l'air environnant cette fontaine.

« Dans une autre opération de ce genre, faite avec l'eau de chaux, il fut facile de démontrer cette fois la présence dans l'air de l'acide carbonique.

« Voilà, Monsieur et cher collègue, ce que j'ai eu l'honneur de dire à la Société. De tout cela, il résulte pour moi que lorsque dans un établissement d'eaux minérales on voudra établir des salles d'aspirations, ou des bains de vapeurs dont l'action sur l'économie animale a une puissance d'action balnéaire des plus énergiques, et que les éléments qui servent à caractériser la nature médicale de cette eau ne peuvent pas s'échapper à l'aide des vapeurs qui se dégagent naturellement des sources, comme on le voit pour les eaux sulfureuses, il faudra dans ces cas établir des appareils qui, sous forme de plaques chauffées sur lesquelles l'eau sera versée, viendront projeter dans l'espace où seront renfermés les malades l'eau ainsi vaporisée à leur surface ; dans ces cas, mais dans ces cas seulement, il sera permis de compter sur les bons effets du médicament employé sous la forme de bains de vapeur ou dans les salles d'aspiration.

« De cette manière, vous obtiendrez une atmosphère aussi riche, et plus riche encore, en parties fixes salines que celle qu'on rencontre sur les bords de la mer. Ici on comprend comment des sels non-volatils ont pu être mêlés aux vapeurs d'eau qui couvrent nos plages maritimes, attendu que les vagues qui viennent se briser contre les rochers, ou celles qui lancent dans l'espace des masses d'eau écumante et divisée à l'infini, laissent en suspension et en dissolution dans l'air les principes salins dont elles sont chargées ; mais comme nos sources minérales à sels fixes sont abritées, et qu'elles ne possèdent pas un semblable moyen de transmission, il a fallu nécessairement chercher un procédé pour remplacer l'action mécanique des vents ; et le moyen, à mon avis le plus favorable, consiste dans l'emploi des plaques chauffées, qui, en recevant l'eau minérale, la projettent immédiatement dans l'espace, *divisée à l'infini*, à l'imitation des vents agissant sur la surface des eaux de la mer.

« Veuillez agréer, Monsieur et cher collègue, mes sentiments d'estime et de dévouement. »

BARTHEZ,
Médecin en chef de l'hôpital militaire de Vichy.

II.

LETTRE DE M. LE DOCTEUR BERTRAND,

Médecin inspecteur des Eaux du Mont-Dore,

à M. MÉLIER,

Président de la Société d'Hydrologie de Paris,

SUR LA COMPOSITION DES VAPEURS D'EAU MINÉRALE DANS LES SALLES DE RESPIRATION.

Extrait des *Annales* de la Société d'Hydrologie médicale de Paris.
(Séance du 28 avril 1854.)

La lettre de M. le docteur Bertrand, du Mont-Dore, que nous allons citer comme deuxième pièce justificative, devrait être la première si elle était considérée par sa date, puisqu'en réalité elle est antérieure de plusieurs mois à la lettre de M. Barthez. Mais, outre le point commun de critique sur lequel se rencontrent les deux savants expérimentateurs touchant l'absence d'éléments fixes dans les vapeurs proprement dites, ou pures de toute particule d'entraînement, la lettre de M. Barthez, comme document à l'appui de notre théorie, se recommandait par une intention particulière. En effet, qu'en projetant de l'eau minérale sur une plaque de fer rouge, l'auteur ait compté sur l'état sphéroïdal, ou qu'il ait voulu seulement réaliser le fait d'entraînement ou d'éclaboussure, cette première tentative de minéraliser les vapeurs explique et justifie la place que nous lui avons donnée dans la série de nos citations.

Néanmoins le lecteur verra en lisant la lettre de M. le docteur Bertrand, quelle importance doivent avoir pour nous les expériences sévères et l'explication qu'il donne de l'absence et de la présence des principes fixes dans les vapeurs de l'eau minérale. Nul n'est placé dans des conditions aussi parfaites, sous tous rapports, pour donner du poids à une opinion concernant les salles de respiration, que l'honorable médecin inspecteur des eaux du Mont-Dore.

On sait en effet que l'Etablissement sous l'inspection médicale de MM. Bertrand, de père en fils, est celui qui a la Salle de respiration la plus vaste, puisqu'elle peut admettre jusqu'à 150 malades à la fois ; et c'est sur les vapeurs desservant cette Salle que notre savant confrère a fait ses expériences.

Voici cette lettre :

A M. Mélier, président de la Société d'Hydrologie de Paris.

« Monsieur,

« Je viens de reprendre au laboratoire de Clermont l'examen de l'eau de condensation, provenant des vapeurs fournies par nos chaudières du Mont-Dore. Je me suis efforcé cette fois pour les recherches, et grâces aux bons conseils qu'avait bien voulu me donner M. le baron Thénard pendant son séjour à nos eaux, je me suis efforcé, dis-je, de me placer dans les conditions les plus irréprochables et les plus convainquantes possibles.

« Ainsi, la vapeur condensée était reçue à des orifices suffisamment éloignés de son point d'origine ; elle était dirigée, recueillie et condensée dans un appareil clos au moyen d'un véritable serpentin plongé lui-même dans un bain refrigérant. Le produit de cette distillation était reçu dans des flacons parfaitement propres. Le liquide à examiner avait donc été soustrait à toute intervention possible de corps provenant de l'extérieur.

« Ainsi recueillie par moi-même, j'en ai porté ici plusieurs échantillons pour les examiner à loisir. Dans mon premier rapport à l'Académie de médecine, je donnerai avec détail les résultats obtenus, ainsi que quelques autres données relatives à la présence de l'arsenic dans nos eaux, à ses proportions et à son mode probable de combinaison, etc. Mais dès aujourd'hui, puisque l'occasion m'en est offerte, je m'empresse de le dire, plus soucieux d'être vrai que de me trouver en contradiction avec moi-même : mes dernières études n'ont en rien confirmé les données fournies par mes premiers essais.

« L'eau des vapeurs est pure. Cette vapeur ne contient rien autre chose que l'acide carbonique qui se trouvait dissous dans l'eau minérale. Les réactifs les plus sensibles ne m'ont donné aucun signe d'action appréciable. Voilà ce qui résulte de mes dernières recherches, que j'ai lieu de croire cette fois concluantes.

« Et pourtant les premiers essais sur l'eau de condensation des vapeurs du Mont-Dore avaient donné des résultats positifs, des signes d'action certaine; à diverses reprises les choses s'étaient reproduites. *J'avais vu certainement*; je n'avais pas rêvé. Où donc saisir la cause d'erreur ?

« Dans ma pensée, la voici; j'y ai bien réfléchi et je ne puis en imaginer d'autre.

« Depuis l'époque à laquelle remontent mes premiers essais, nos appareils ont été complètement changés. Un nouvel édifice, élégant, tout spécial, et destiné exclusivement aux vapeurs, est venue remplacer les anciens locaux devenus insuffisants de tout points. Les anciennes chaudières, immédiatement adossées aux deux petites salles d'aspiration qu'elles desservaient, ne s'en trouvaient ainsi séparées que par une mince paroi. La vapeur débouchant dans ces salles, se trouvait par le fait éloignée à peine de 1 mètre 50 centimètres à 2 mètres de son point de départ. Or par l'ébullition longtemps et vivement soutenue d'une masse liquide ainsi tourmentée, il pouvait se produire des crachements d'eau, entraînée à l'état de division extrême par le torrent gazeux qui s'en détachait. Ces gouttelettes, minéralisées comme l'eau qui les fournissait et venant se mêler au liquide de condensation, en modifiaient nécessairement la nature et les réactions.

«Dans l'Etablissement actuel, et avec les appareils beaucoup mieux installés, les générateurs, bien plus puissants, se trouvent par mesure de précaution, relégués loin des cabinets de douche de vapeurs, et surtout des salles d'aspiration.

«La vapeur parcourt donc un trajet long et sinueux avant de parvenir aux issues qui lui sont ouvertes. Dès lors les crachements de l'eau déchirée et enlevée, n'arrivent plus dans la salle d'aspiration, et la vapeur n'est plus que de l'eau mêlée d'acide carbonique.

«Telle est mon explication; je la donne pour ce qu'elle peut valoir et avec la réserve que doit naturellement s'imposer quelqu'un rendu circonspect par une première erreur. Mais encore une fois et avant tout, dans mon obscure sphère, je tiens bien moins à avoir raison quand même, qu'à dire ce qui est, ou du moins ce que je crois vrai.

« J'ai l'honneur d'être monsieur le président, etc...

Bertrand. »

Médecin inspecteur des eaux de Mont-Dore,

III.

RÉSUMÉ DE L'OPINION EXPOSÉE PAR M. THÉNARD,

Sur la composition des vapeurs d'eaux minérales

A LA SOCIÉTÉ D'HYDROLOGIE MÉDICALE.

Ce que nous allons citer de M. le baron Thénard n'est que le résumé trop succinct d'un discours sur la question qui remplit presque toute la séance. Nous n'aurons garde d'y ajouter un mot des souvenirs que la parole affirmative de cet illustre chimiste a laissés dans notre esprit, concernant la valeur tout à fait insignifiante des vapeurs, comme moyen d'administrer les eaux minérales à la surface ou en inhalations respiratoires.

Du reste, on vient de voir que M. Bertrand invoque le nom du baron Thénard; ce qui fait au moins présumer qu'ils sont unanimes sur la validité des expériences et sur le prononcé de leurs résultats.

Notons que, par prudence scientifique sans doute, la Société d'hydrologie, prise en corps, n'a jamais bien embrassé l'opinion formelle que les vapeurs soient dépourvues de la minéralisation fixe des eaux. En théorie absolue, elle a raison; mais en pratique, ce que peuvent retenir les vapeurs pures ne devait pas raisonnablement nous dispenser de chercher mieux.

Citons l'extrait suivant que nous prenons encore dans les *Annales* de la Société d'Hydrologie (Séance du 24 févr. 1855).

« M. le baron Thénard présente quelques observations sur l'analyse qu'il a faite des vapeurs des eaux du Mont-Dore. L'appareil de condensation était installé dans la Salle d'as-

piration de cet établissement, et il est à présumer qu'aucune matière étrangère n'y a été introduite à l'insu de l'expérimentateur. M. Thénard ayant concentré les produits de la vaporisation ainsi obtenus, les a analysés, et y a reconnu la présence des matières salines et de l'arsenic que l'on constate dans l'eau de la source elle-même.

« La Salle d'aspiration du Mont-Dore est assez vaste pour contenir jusqu'à cent cinquante personnes ; quatre-vingts y prennent place habituellement. On fait bouillir à gros bouillons l'eau qui lui est destinée, et dans ce mode d'ébullition plus ou moins actif, il n'est pas surprenant, dit-il, que des globules d'eau minérale se trouvent entraînés par la vapeur. Les chimistes savent que pour obtenir de l'eau distillée pure, il ne faut pas que l'ébullition soit poussée trop activement, et surtout que l'eau soit trop chargée de matières salines. Aussi M. Thénard n'entend-il parler que de l'eau du Mont-Dore, vaporisée comme il a été dit ; et, insistant sur ce que ce n'est point la matière saline elle-même qui se vaporise, il représente la chaudière fortement chauffée, le projettement de l'eau qui en résulte, et les globules projetés dans le torrent de vapeur entraînant avec eux, non-seulement de l'eau en nature, mais encore des substances salines. Il rapproche ces phénomènes de ceux que détermine un courant d'air, emportant avec lui des corps organiques ou autres.

« On devra donc, dit M. Thénard, en répétant ces expériences, tenir compte de l'ébullition, des matières entraînées par son action, de celles que la vapeur tient en suspension, et de leur plus ou moins grande proportion. Quant à la présence dans les vapeurs du Mont-Dore, d'une certaine quantité de matières salines, arséniées ou iodurées, si toutefois elle est reconnue constante, il appartient à la médecine de l'utiliser.

« Les Salles d'aspiration constituent un excellent mode d'administration; mais il faudrait les disposer autrement qu'au Mont-Dore, où le grand nombre des malades réunis dans une même enceinte peut être signalé comme un inconvénient grave, à en juger par les matières organiques que l'analyse de ces vapeurs a permis à M. Thénard de constater dans cette atmosphère. Il faudrait réduire cet espace de beaucoup, remédier aux variabilités de température, aux mauvais effets d'une réunion trop considérable; et à l'aide de perfectionnements dirigés dans ce sens on réaliserait une très bonne méthode de médication, dont MM. Bertrand obtiennent déjà de bons résultats.

« A propos de la question soulevée relativement à l'existence de l'iode dans les eaux minérales, M. Thénard regrette de ne pouvoir encore apporter le tribut de son expérience personnelle. Il a fait suspendre des faisceaux de fil de fer dans la salle d'aspiration du Mont-Dore, au moment où celle-ci était remplie de malades et au dehors de ce local, afin de vérifier si l'iode qui peut exister dans l'eau de la source viendrait s'y fixer. L'expérience n'est pas encore complète. Quant aux résultats contradictoires, avancés par MM. Chatin et Bouquet au sujet de l'existence de l'iode dans les eaux de Vichy, M. Thénard engage ces deux chimistes à vérifier mutuellement leur manière de procéder, et à éclairer la science sur ce point intéressant. »

Cette rédaction pourrait certainement être plus claire; néanmoins, avec un peu d'attention et l'habitude des compte-rendus des sociétés savantes, on y découvrira que l'opinion du célèbre chimiste est identique à celle que M. Bertrand a donnée dans son explication; à savoir, que s'il y a des minéraux solides ou fixes dans les vapeurs, c'est que l'ébullition du liquide a été trop vive, et que le bouillonnement a fait sortir des chaudières de l'eau éclaboussée que les vapeurs ont enveloppée et transportée avec elles. De là les éléments trouvés dans le liquide de condensation. Ce qu'on respire dans les chambres d'inhalation n'est donc que de l'eau à peu près distillée, comme nous allons le voir en toutes lettres dans la pièce suivante.

IV.

NOTE DE M. LE DOCTEUR NIVET, MÉDECIN INSPECTEUR DE ROYAT, SUR LES SALLES DE RESPIRATION, ADRESSÉE A LA SOCIÉTÉ D'HYDROLOGIE.

La communication qu'on va lire est de M. le docteur Nivet, médecin inspecteur des eaux de Royat (Puy-de-Dôme). C'est, à notre avis, l'exposé critique le plus franc et le plus complet qu'on puisse faire des Salles de Respiration aux vapeurs.

Une fois convaincu que la vaporisation qui les dessert ne fournit que de l'humidité chaude et de l'eau distillée, l'auteur en prend son parti, et s'exerce ingénieusement à expliquer comment, dans des conditions si peu rationnelles puisque le médicament y manque, les malades doivent cependant éprouver une action médicatrice positive. Cette explication ne porte que sur l'effet diaphorétique des muqueuses et de la peau, et en vérité la Salle de Respiration qu'il décrit ne peut pas avoir d'autre action. Mais alors, dirons-nous, pourquoi aller chercher aux eaux minérales, et en se dépaysant à grand frais ce qu'on pourrait trouver dans le premier établissement de bains d'eau ordinaire et même chez soi? Chaleur et humidité ne sont pas si impossibles à produire ; sueurs et sécrétions abondantes ne sont pas non plus difficiles à obtenir, grâce à Dieu, partout où l'on se trouve. La sudation antique était à l'eau claire.

Aucune de ces questions ne s'est présentée à la pensée de l'auteur. M. Nivet n'a pas eu la prudence de M. le docteur Bertrand qui, n'ayant point trouvé de médicament dans les vapeurs, s'abstient au moins sur l'action curative qu'elles exercent.

Voici cette note pleine d'intérêt :

« Les Salles d'aspiration de la basse Auvergne, dit M. Nivet, sont de véritables sudatoria, qui diffèrent très peu des étuves humides des anciens. Il résulte, en effet, des expériences que nous avons faites à Royat et de celles qui ont été tentées au Mont-Dore, que les sels de l'eau minérale restent dans la chaudière, et que l'eau minérale vaporisée et les gaz dissous sont les seuls éléments importants qui viennent s'ajouter à l'air des Salles d'aspiration, qu'on pourrait encore appeler salles de transpiration ou de fumigation.

« Lorsque la salle est remplie de vapeur, on éprouve en entrant, un peu de gêne de la respiration, qui disparaît quand on se baisse ou lorsqu'on se place le long de la muraille, aussi loin que possible du tuyau par lequel arrive l'eau vaporisée. Quand on a respiré par la bouche, pendant quinze ou vingt minutes, l'air chaud et humide du sudatorium, si l'on promène la langue sur les lèvres on perçoit une saveur acidule légère, qui rappelle le goût du bicarbonate de soude.

« Afin de nous assurer de la composition des vapeurs

qui sont mêlées à l'atmosphère des Salles d'aspiration, nous avons condensé 3,396 litres environ de ces vapeurs, et nous avons obtenu 2 litres d'eau, qui, évaporés dans une capsule de porcelaine à la chaleur d'une lampe à huile, ont laissé un résidu couleur de rouille, qui pesait 5 centigrammes.

« Ce résidu, dont la quantité, envisagée au point de vue thérapeutique, est insignifiante, renfermait très probablement les principaux éléments de l'eau minérale.

« Nous devons ajouter que, dans la salle d'aspirations destinée aux hommes, des rayures rouges de carbonate de fer sillonnent la voûte, et que les embrâsures de la croisée sont tapissées de matière organique verte. La proportion de l'acide carbonique qui est unie à la vapeur d'eau varie d'une manière sensible. Elle est plus grande au moment où l'on vient de renouveler l'eau minérale de la chaudière, lorsqu'un certain nombre de personnes a séjourné dans la salle, et enfin lorsque la croisée n'a pas été ouverte depuis longtemps.

« Le premier fait tient à ce que la volatilisation de l'acide carbonique précède la vaporisation de l'eau ; le second, à ce que chaque malade rejette une petite quantité de ce gaz pendant l'expiration ; le troisième s'explique par l'arrivée successive des vapeurs aqueuses qui se condensant, passent à l'état liquide, et laissent dans le sudatorium l'acide carbonique qui les accompagnait. Les circonstances que nous venons d'exposer obligent les employés à renouveler toutes les deux heures l'air des salles d'aspiration.

« Si maintenant on veut bien se souvenir qu'un litre d'eau de Royat, tenant en dissolution 0 lit. 215 d'acide carbonique, produit 1698 litres environ de vapeur d'eau, on doit reconnaître que la quantité d'acide carbonique représente en volume un dix-millième de l'eau vaporisée.

« Des expériences directes nous ont démontré que la proportion de l'acide carbonique pouvait atteindre deux dix-millièmes.

« Il nous a paru indispensable de déterminer approximativement quelles quantités d'air et de vapeur d'eau minérale entrent dans la composition de l'atmosphère de la salle d'aspiration. Afin d'arriver à la solution de cette question, nous avons renfermé, sous une cloche graduée qui reposait sur une cuve pleine d'huile, une quantité déterminée de l'air atmosphérique du sudatorium, et une capsule remplie de chlorure de chaux sec a été introduite dans la cloche après avoir été exactement pesée. L'augmentation de son poids, au bout de vingt-quatre heures d'attente, nous a indiqué le poids de le vapeur condensée et absorbée. Répétée plusieurs fois, cette expérience n'a pas donné constamment les mêmes résultats. Les quantités de vapeur représentées par l'eau liquéfiée qui s'était unie au chlorure formaient en volume 1/15 à 1/20 de l'atmosphère des salles d'aspiration, qui se trouvait d'après cela contenir une grande quantité d'air respirable.

« Au moment où la vapeur pénètre dans la salle, l'air est beaucoup trop frais ; mais bientôt il s'échauffe aux dépens du calorique de la vapeur aqueuse. Au bout de quelques minutes, les températures des diverses couches deviennent constantes et atteignent les degrés de chaleur que nous allons bientôt indiquer. La vapeur de l'eau minérale, au moment où elle se dégage du tuyau qui la conduit dans la salle d'aspiration, marque ordinairement + 75° à 80° centigrades. A sa sortie du conduit dont l'ouverture est au niveau du sol, elle est reçue dans un chapiteau métallique dont les parois latérales sont percées de trous. La vapeur, arrêtée dans sa marche ascensionnelle, s'échappe en divergeant et se mêle à l'air atmosphérique. Mais elle tend toujours à monter vers la voûte. Il en résulte que les couches les plus élevées sont plus chaudes et contiennent plus de vapeur d'eau que les couches inférieures. Ce fait est démontré par les expériences suivantes :

« Si l'on place un thermomètre centigrade au niveau de la tête des personnes qui sont assises sur les chaises inférieures, il marque : de 30° à 31°.
au deuxième étage : de 35° à 36°.
au troisième étage : de 38° à 40°.

« Cette température plus élevée des couches supérieures doit engager les malades à entrer dans la salle d'aspiration avec de bonnes chaussures et des bas de laine, afin d'éviter que le sang ne se porte en trop grande abondance du côté de la tête, par suite de la température moins élevée des couches de l'atmosphère qui entourent les extrémités inférieures. Tous les bons observateurs savent parfaitement que le même degré de chaleur et d'humidité affecte d'une manière différente la peau et les muqueuses des divers individus ; en permettant de varier les degrés de chaleur dans la même salle, on donne à tous les malades la possibilité de trouver la température qui convient le mieux à leur idiosyncrasie. L'air chaud des salles d'aspiration, mêlée à une proportion minime d'acide carbonique et de matière organique et à une certaine quantité de vapeur d'eau, faisant monter le thermètre de 30° à 40° centigrades, pénètre dans les cavités nasale et bucale, et arrive dans le pharynx, le larynx et les bronches. Il agit sur les muqueuses qui les tapissent à la manière des stimulants.

« Mais indépendamment de cette action intérieure, il en est une autre qui est aussi puissante et qui s'exerce sur la peau. Cette membrane, fortement chauffée, devient le siège d'une congestion sanguine, qui est suivie d'une sueur plus ou moins abondante, dont l'effet dérivatif est incontestable. Un peu de faiblesse générale ou de soif accompagne ensuite presque toujours les transpirations provoquées dans la salle d'aspiration. Une boisson adoucissante doit être administrée aux malades que la soif tourmente et qui ont fait d'abondantes déperditions.

« Un vestiaire chauffé précède la salle d'aspiration ; les malades doivent y laisser leurs vêtements. Après s'être enveloppés dans un peignoir de molleton ou de flanelle forte, ils vont respirer la vapeur de l'eau minérale dans laquelle ils peuvent séjourner une demi-heure ou une heure. Ils doivent monter d'étage en étage, jusqu'à ce qu'ils aient atteint le degré de chaleur qui leur convient le mieux. Ils doivent descendre d'un ou de deux étages, s'il survient de l'oppression ou de la céphalalgie. Des lotions d'eau froide, faites sur le front et le reste du visage, suffisent quelquefois pour faire cesser le mal de tête.

« S'il survient des menaces de syncope, il faut sortir immédiatement de la salle. Au bout d'une demi-heure à une heure, les malades échangent leur peignoir humide contre un peignoir de laine chauffé, et ils rentrent dans le vestiaire où ils transpirent pendant deux ou trois quarts d'heure ;

puis ils se sèchent avec des serviettes chaudes, s'habillent et vont se coucher dans un lit préalablement chauffé.

« Les salles d'aspiration, administrées en même temps que les eaux prises en boisson à dose modérée, agissent d'une manière puissante dans les phlegmasies chroniques des muqueuses nasale, pharyngienne et pulmonaire : elles guérissent ou améliorent, d'une manière rapide et presque constante, les maux de gorge, les coryzas, les catharrhes pulmonaires et les asthmes humides. Nous les avons également prescrites avec succès dans les rhumatismes invétérés. Elles ont en outre l'avantage de rendre les personnes faibles de complexion, qui les prennent avec persévérance, moins sensibles à l'action des rhumes de toute espèce. »

V

NOTE HISTORIQUE ET MÉDICALE

SUR LES SALLES D'ASPIRATION

DES ÉTABLISSEMENTS D'EAUX MINÉRALES EN FRANCE.

Par M. le Dr **PATISSIER,**
Membre de la Commission des Eaux minérales à l'Académie de médecine, et Vice-Président de la Société d'Hydrologie médicale.

(*Extrait des Annales de cette Société. Séance du 9 février 1855.*)

Le titre même du Document qui suit explique la raison que nous le fait reproduire : L'histoire des Salles de respirations, faite par un homme de la valeur spéciale de M. Patissier, devait avoir sa place marquée dans notre livre.

On voit dans cette pièce où, quand et comment cette institution a commencé dans les divers établissements dont les eaux sont destinées au traitement des maladies respiratoires.

On voit aussi dans cette note que les Salles de respiration sont de deux sortes dans le principe ; c'est-à-dire, qu'il y en a où l'on ne respire que les gaz qui s'élèvent spontanément des sources, et d'autres où l'on respire les vapeurs forcées des eaux soumises à l'ébullition, comme dans le *vaporarium* antique. Aujourd'hui la plupart des Salles de respiration aux gaz spontanés cumulent les vapeurs artificielles; le contraire est moins fréquent.

Si nous avons un regret, c'est que l'auteur n'ait pas jugé devoir faire mention de la Salle d'aspiration de La-Motte-les-Bains (Isère). Il paraît, si nous sommes bien informé, qu'elle aurait précédé de quelques années celle du Vernet, et que l'idée de la division fragmentaire de l'eau minérale dans son état naturel, serait intervenue dans cette installation.

M. Patissier, quand il lut sa note à la Société d'hydrologie en 1855, n'avait pas à comparer les Salles de vaporisation aux Salles à l'eau poudroyée, qui n'existaient pas même en idée; il a estimé les premières aux services qu'elles rendaient. Mais aujourd'hui nous sommes en droit de dire qu'il préfère les Salles nouvelles aux anciennes, sans vouloir, pas plus que nous, qu'elles les supplantent. On sait que dans notre opinion les Salles de respiration anciennes doivent se compléter d'une Salle de respiration selon notre procédé.

M. Patissier nous a fait l'honneur, comme tous les hommes qui s'occupent des eaux minérales avec un véritable intérêt, de venir visiter les appareils de Pierrefonds, et la satisfaction, en se retirant après avoir vu, s'est traduite comme celle de tous les visiteurs : jamais on ne croira sans le voir, nous dit-il, qu'on puisse pulvériser aussi parfaitement de l'eau dans l'espace d'une chambre et la rendre aussi naturellement respirable.

Voici la Note textuelle de M. Patissier :

« Depuis que les analyses chimiques faites par M. Bertrand fils, M. Lefort, et surtout par notre célèbre chimiste M. Thénard, ont démontré dans les vapeurs minérales l'existence de plusieurs des principes actifs contenus dans les eaux, il n'est pas douteux pour nous que ces vapeurs, absorbées et portées dans le torrent de la circulation, puissent restituer au sang certains éléments qui lui font défaut, en neutraliser quelques autres et imprimer ainsi à l'organisme une modification profonde, particulièremant salutaire dans les affections diathésiques. Ce nouveau mode d'administration des eaux est en effet une voie facile, ajoutée à la boisson et aux bains, pour faire pénétrer dans l'économie les principes altérants des sources médicinales. Nous croyons donc qu'il est utile d'organiser dans nos principaux thermes des salles d'aspiration. Mais quel est le meilleur mode de construction de ce genre de salles? Sur ce point important, les architectes et les médecins inspecteurs ne sont pas d'accord, comme le prouvent les documents que nous allons vous présenter.

« Les premières *salles d'aspiration* ont été construites en 1845, au Vernet et à Amélie-les-Bains, dans les Pyrénées-Orientales. (Voir plus loin la lettre de M. le Professeur Lallemand à M. Arago.)

« A Amélie-les-Bains, le docteur Pujade a consacré plusieurs chambres et salons à l'inspiration des vapeurs sulfureuses qui se dégagent des sources de cette localité. On y respire le gaz sulfureux dans l'état vierge, c'est-à-dire venant directement du griffon, mêlé à l'air atmosphérique dans de faibles proportions; la vapeur y pénètre au moyen de soupapes graduées qui permettent d'en régler le dosage et en même temps de diversifier la température des cabinets ou des salons; l'air s'y renouvelle sans cesse à l'aide d'un ventilateur. La température de ces appartements est constamment à 18 degrés centigrades ; ils ont vue sur la campagne, et l'on a pourvu au confortable, de manière que, tout en usant du remède, les malades puissent se procurer des distractions. Ils respirent une atmosphère sulfureuse, douce, tempérée, légèrement humide, que l'expérience a démontrée avantageuse aux individus en proie à des maladies chroniques de la poitrine.

« Au Vernet on a établi, au dessus d'un vaporarium, une salle d'aspiration ; l'air et les vapeurs s'y renouvellent continuellement ; les malades y séjournent quatre ou cinq heures par jour en plusieurs séances. Les vapeurs minérales sont si promptement absorbées, qu'une heure de séjour dans la salle d'aspiration suffit pour opérer un changement notable dans l'odeur et l'aspect des urines : elles deviennent très colorées et d'une odeur pénétrante.

Au Mont-Dore (Puy-de-Dôme), un nouvel établissement, destiné aux vapeurs, a été créé sur la place des thermes et mis en activité pour la saison de 1851. Au premier étage on trouve deux vastes salons, (un pour chaque sexe) pourvus de banquettes et destinés à l'inspiration des vapeurs thermales ; partout, des vasistas et des tubes aspirateurs établissent une circulation continuelle de l'air, qui se renouvelle sans exposer les baigneurs au refroidissement. Lors d'une visite que nous avons faite à ces thermes, dans le mois de septembre 1854, le conservateur nous a dit que pendant la saison, la température de ces salons était de 35 degrés centigrades ; de sorte qu'à cette température la salle d'aspiration est en même temps bain de vapeur. Une buée épaisse ne permet pas d'y séjourner plus d'une demi-heure.

« A Royat (Puy-de-Dôme), dont l'établissement est nouveau et d'une architecture élégante, la salle d'aspiration consiste en un bain de vapeurs avec gradins. (Voir ci devant la Notice de M. le Dr Nivet sur cette Salle.)

« A Allevard (Isère), la salle d'aspiration consiste en un salon circulaire, bien éclairé et entretenu à une température moyenne de 20 degrés centigrades. A son centre s'élève une fontaine de marbre, composée de plusieurs vasques superposées. Un jet d'eau thermale sulfureuse, à 24 degrés s'élance de la plus haute vasque, tombe dans la seconde sous forme de pluie, de la seconde dans la troisième plus large ; de sorte que, par ces chutes successives, l'eau sulfureuse laisse dégager ses gaz. A la partie supérieure du plafond, on a ménagé une ouverture pour l'introduction de l'air atmosphérique. En pénétrant dans ce salon, on sent une forte odeur hépatique, qui ne détermine ni toux, ni gêne de la respiration; on s'habitue promptement à cette atmosphère. Les malades, assis sur des divans, des fauteuils, se livrent au plaisir de la conversation, lisent les journaux ou jouent ; les dames brodent et causent. On y séjourne ordinairement deux heures.

« Nous ne mentionnons ici que pour mémoire un essai informe de salle d'aspiration qu'on a voulu créer à Cauterets, sur la source des Œufs. On ne peut y séjourner deux minutes sans être suffoqué.

« Aux Eaux-Bonnes (Basse-Pyrénées), la salle d'aspiration projetée n'a pas encore reçu d'exécution.

« A Bagnères-de-Luchon (Haute-Garonne), la salle réservée dans le magnifique établissement de cette localité à l'inspiration des vapeurs sulfureuses est placée en face de la montagne, d'où jaillissent toutes les sources minérales ; elle est très obscure, froide et humide.

« A Bagnères-de-Bigorre (Hautes-Pyrénées), la salle destinée à l'inspiration des vapeurs a vue sur la place Marie-Thérèse ; elle est belle et très éclairée. Pour l'établir complétement l'architecte attend la décision de la Société d'hydrologie sur le meilleur mode d'aménagement (1).

« Vous voyez, mesieurs, d'après ce court exposé, qu'il n'existe pas de plan uniforme pour l'établissement des salles d'aspiration ; nous pensons cependant qu'il doit y en avoir un préférable aux autres. S'il fallait émettre notre avis à ce sujet, nous n'hésiterions pas à recommander les salles d'aspiration du Vernet et d'Amélie-les-Bains : leur température peu élevée permet d'y séjourner plusieurs heures en se livrant à des distractions ; elles soulagent ou guérissent *tuto et jucunde*.

VI

ÉTUDE
SUR LES VAPEURS D'EAU MINÉRALE,
EN VUE DE LEURS APPLICATIONS A LA THÉRAPEUTIQUE,

Par M. **JULES FRANÇOIS**,
Ingénieur en chef des Etablissements thermaux de France.

(Extrait de la *Revue médicale*, cahier du 28 février 1855.)

A côté de la Note historique et médicale de M. Patissier sur les Salles de respiration en France, il paraîtra naturel que nous citions l'Etude de M. Jules François, ingénieur en chef des Eta-

(1) On a lu dans notre premier Mémoire, adressée à l'Acadé-

blissements thermaux, sur la production et l'installation des vapeurs. M. Patissier, médecin hydrologue, a considéré la question de son point de vue ; M. François, ingénieur hydrologue, le considérera du sien. Chacun restant dans son domaine, l'étude n'en sera que mieux faite. Seulement l'un et l'autre de ces deux hommes spéciaux sont partis de ce qui est. La vapeur existant, ils n'ont pas l'idée de vouloir mieux, et tout leur soin consiste à désirer et à réaliser les perfectionnements que comportent les Salles à vapeurs. Du reste, nous l'avons vu par l'exemple de M. le docteur Nivet, pourquoi chercherait-on quelque chose qui fût mieux que les vapeurs, puisqu'elles produisent des résultats thérapeutiques aussi remarquables ? Perfectionner ce qui existe était le rôle d'un ingénieur, et M. François s'en acquitte avec une connaissance parfaite de la matière.

Citons son remarquable travail ; et quand le lecteur aura lu les deux notices qui se suivent, il saura tout ce qu'a été jusqu'à ce jour la Salle de respiration en France, et tout ce qu'elle peut être avec les perfectionnements qu'on lui prépare, sans sortir du procédé de la vaporisation.

Voici l'Etude de M. Jules François.

« La nature des vapeurs d'une eau minérale dépend des

---

mie de médecine, que la Société d'Hydrologie avait institué en 1855, un prix sur la question du meilleur mode d'installation des Salles de respiration. (Voir ci-devant page 117).

conditions dans lesquelles se produit la formation de ces vapeurs. On distingue généralement :

« 1° Les vapeurs spontanément produites par l'eau abandonnée à sa température native et mises en rapport avec un milieu de dimensions définies. Nous les désignerons sous la dénomination de vapeurs spontanées ;

« 2° Les vapeurs produites sous une pression définie par une chaudière générateur, alimentée par l'eau minérale, et mise en rapport avec un milieu de dimensions définies aussi ; ce sont les vapeurs forcées ou par le feu.

« Entre ces deux espèces de vapeurs on peut poser comme termes intermédiaires, les trois variétés, savoir :

« 1° Les vapeurs obtenues par la conduite, sur un bassin ou sur un hypocauste d'eau minérale, de tubes plongeurs ou barbotteurs, injectant de la vapeur forcée ; ce sont les vapeurs par barbottage ;

« 2° Celles que l'on obtient en recevant l'eau minérale, douée d'une chute naturelle ou artificielle, par l'appareil de ventilation connu sous le nom de Trompe, que l'on voit encore dans certaines usines métallurgiques des Pyrénées et des Alpes : ce sont les vapeurs spontanées exaltées ; il n'en existe pas dans les établissements thermaux.

« 2° Celles qui se produisent, si l'on maintient artificiellement le bassin d'eau minérale à une température constante et suffisante pour déterminer une évaporation active. Ainsi seraient les chaudières d'évaporation des salines. Ce sont les vapeurs d'évaporation active.

« Il est enfin une variété toute particulière de vapeur que l'on obtient en faisant tomber l'eau minérale en petite quantité sur une plaque, sur une lentille métallique ou sur une pierre fortement chauffée. Nous les désignerons sous le nom de vapeurs précipitées.

« Ces dénominations ne sont ici qu'un moyen de distinguer provisoirement les différentes espèces de vapeurs ; quand viendront les études sur leur application thérapeutique, elles seront problablement modifiées.

« Les vapeurs spontanées proprement dites, qui, dans le plus grand nombre de cas, ne sont que le résultat d'un fait d'évaporation simple à la température naturelle de l'eau, comprennent les gaz libres dans l'eau, ainsi que ceux pouvant résulter des réactions déterminées sur l'eau elle-même, au contact limité de l'air extérieur dans un milieu également limité, soit par l'action directe de l'air extérieur, soit par les actions réciproques des différents éléments qui la minéralisent.

« C'est ainsi que certaines variétés d'eaux salines et ferrugineuses acidules jettent dans le milieu un mélange de vapeurs d'acide carbonique, d'oxygène et d'azote ; quelquefois des produits bitumineux.

« C'est ainsi également que les eaux sulfureuses apportent non-seulement leurs gaz natifs libres, mais ceux provenant de l'altération progressive de ces eaux.

« Dans ce dernier cas, déjà complexe par lui-même, vient s'ajouter l'action de certains gaz, tels que l'acide sulphydrique sur l'oxygène du milieu, comme l'ont démontré les expériences de M. le Docteur Filhol sur la composition de l'air des étuves souterraines, des piscines, des douches, des bains et des salles de bains de Luchon. (Voir ci-après).

« La présence de substance et de sels fixes *est encore à préciser* dans les vapeurs spontanées proprement dites. Ce n'est que quand on passe aux vapeurs dites d'évaporation active, que l'on commence à retrouver des produits fixes bien déterminés, notamment des sels de soude, des composés du chlore, du brôme, de l'arsenic, de l'iode, etc.

« M. le Docteur C. James me rappelait récemment le fait bien constaté de cristaux de chlorure trouvés sur les parois de plaques, ou de tuyaux d'appel, placés au dessus des chaudières d'évaporation d'eaux salines. Il paraît probable que des recherches spéciales indiqueraient la présence d'autres substances et d'autres sels.

« Les vapeurs proprement dites, et surtout les vapeurs précipitées, ne jettent pas seulement dans le milieu limité les produits des vapeurs spontanées et des vapeurs dites d'évaporation active, dans une proportion plus ou moins considérable ; *mais* il y a de plus entraînement à distance de vésicules de l'eau *minérale elle-même, et par conséquent de ses éléments fixes*. Le fait d'entraînement à distance de vésicules d'eau est bien connu des ingénieurs constructeurs, qui cherchent depuis longtemps à le combattre.

«Les indications qui précèdent sont appuyées par les expériences, récemment faites aux principales stations thermales de Puy-de-Dôme, par notre illustre chimiste, M. le baron Thénard. Ces expériences ouvrent un jour nouveau sur la question générale de la composition des vapeurs d'eaux minérales. Elles montrent combien seraient riches en résultats les recherches analogues que nous appelons de tous nos vœux.

«L'exposé ci dessus montre combien est complexe la nature des différentes vapeurs des eaux minérales, et par suite, combien on est fondé à en attendre des résultats, quand les efforts combinés du médecin, du chimiste, de l'ingénieur et de l'architecte se seront exercés sur leurs modes réguliers de production et d'administration.

« Les vapeurs d'eaux minérales, comme moyen de médication, sont appliquées, soit en bains sur la surface externe, soit à l'intérieur seulement par des tuyaux respirateurs, mis en communication avec le milieu de vapeurs, soit enfin à l'intérieur et à l'extérieur à la fois, dans les salles d'inhalations et dans les étuves.

« Ces modes d'action des vapeurs ont été usités chez les anciens, qui respiraient les vapeurs des grottes et les émanations volcaniques du Vésuve. Il serait inutile de citer les textes et les auteurs ; mais d'ailleurs, peut-on concevoir la piscine et l'étuve, et, dans certains cas, la douche et le bain lui-même sans y rattacher plus ou moins certains effets propres à l'inhalation respiratoire. Or, les nombreuses substructions thermales, rapportées à l'époque romaine, nous montrent de toutes parts l'étuve et la piscine, groupées sur les plus vastes proportions, avec leurs bouches de vapeur étagées.

« A une époque plus récente, un des médecins du grand Fréderic pratiquait l'inhalation et le bain avec des mélanges facultatifs de vapeur d'eaux minérales, d'acides carbonique et sulphydrique, etc.

De nos jours, l'application des vapeurs d'eaux minérales a sollicité l'attention et les efforts des praticiens ; plusieurs ont rapporté en partie à l'inhalation les effets si remarquables des piscines et de la célèbre douche du Tambour de Barèges, d'autres ont appliqué les vapeurs elles-mêmes. C'est ainsi que l'on a vu deux illustrations médicales, feu le Professeur

Lallemand et M. le Docteur Bertrand, propager, l'un l'application des vapeurs spontanées au Vernet, l'autre celles des vapeurs forcées au Mont-Dore. Ils ont trouvé des imitateurs à Royat, à Amélie-les-Bains, à Celles, etc., etc., et l'on peut dire que l'inhalation, les bains et les douches de vapeur tendent à se généraliser.

» Mais si la recherche de la composition des vapeurs d'eau minérale offre les difficultés que nous avons appréciées plus haut, celle du mode d'action de ces vapeurs, et par suite des constructions des appareils et engins, les plus convenables à ce mode d'action, présente à un bien plus haut degré les complications les plus sérieuses.

« Ce qui a été fait jusqu'à ce jour en matière d'application médicale des vapeurs d'eaux minérales, laisse à désirer : ainsi on n'est pas encore fixé sur les dimensions, sur la distribution ni sur la division des locaux destinés à l'inhalation. Si je ne me trompe, on est loin d'avoir déterminé les limites extrêmes de température entre lesquelles on doit pratiquer, soit l'inhalation dans un milieu ambiant, soit l'aspiration par des tuyaux communiquant avec le milieu des vapeurs. Où finit la salle d'inhalation? Où commence l'étuve? C'est ce qui n'est pas encore déterminé.

Il est un autre ordre de faits sur lequel des recherches sont à poursuivre : Je veux parler des conditions les plus convenables pour que, tout en tenant compte de la nature des vapeurs, l'inhalation se pratique et s'administre d'une manière permanente et régulière. Je m'explique. — Plusieurs des salles d'inhalation que j'ai étudiées jusqu'à ce jour, m'ont paru pécher tantôt par excès, tantôt par défaut de ventilation ou de renouvellement des vapeurs. Il en résulrait non-seulement des variations fâcheuses de température, mais des modifications problablement sensibles dans la nature du milieu, surtout si on tient compte des variations incessantes dans le nombre des malades soumis, simultanément et dans le même milieu, au régime des vapeurs.

« Les variations dans le nombre des malades, réunis dans le même milieu, m'ont toujours paru constituer une difficulté sérieuse dans la pratique. Aussi ai-je été conduit, avec tous les hommes qui ont étudié l'inhalation, à chercher une solution dans la combinaison de locaux ou milieux spacieux, eu égard aux malades simultanément admis au régime des vapeurs, avec d'autres locaux de dimension restreinte, devant recevoir un nombre très-limité de malades. On le voit, c'est la combinaison de la salle et du cabinet de vapeurs, appropriés aux différentes nature d'eaux minérales, comme dans un autre ordre de faits on a pratiqué, pour la balnéation, la combinaison de la piscine et du cabinet de bains.

« Telle est l'idée à laquelle, à défaut de données précises, j'ai dû m'attacher pour ménager les applications médicales des vapeurs diverses d'eaux minérales dans le remaniement de nos thermes. Il n'est pas une station thermale, en France et chez nos voisins, où de grands travaux d'amélioration ne soient en voie d'exécution, ou en projet sérieux. Il eût été fâcheux que, dans le mouvement général qui tend à s'opérer, on n'eût tenu aucun compte sinon pour le présent, du moins pour l'avenir, des mesures à prendre pour y ménager la réalisation des meilleurs modes d'application des vapeurs d'eaux minérales, et notamment de l'inhalation sous toutes ses formes. C'eût été rejeter à distance les heureux résultats à attendre de ce mode d'administration des eaux minérales. Je ne pouvais accepter une telle responsabilité.

« Aussi, m'entourant de l'opinion éclairée et des précieuses indications des membres du corps médical que j'ai l'honneur de connaître, ai-je recherché, avec leur aide, à préparer les moyens de réaliser, dans des conditions convenables, l'application des différents modes d'action des vapeurs d'eaux minérales, tels que :

« 1° La salle et le cabinet de vapeurs d'eaux minérales pour l'inhalation dans un milieu ambiant ;

« 2° L'aspiration et le humage par l'intermédiaire de tubes, avec ou sans masque, communiquant avec un milieu de vapeurs ;

« 3° La caisse, ou boite de vapeurs pouvant recevoir à volonté le corps moins la tête, ou bien une partie du corps ;

« 4° Les douches générales et locales de vapeurs ;

« 5° Le bain de vapeur avec douche, frictions, massage, bains de pluie ou immersions à volonté ;

« 6° Les étuves, avec ou sans gradins et leurs accessoires.

« Chacune de ces parties constitutives d'un système d'applications médicales des vapeurs d'eaux minérales, peut, dans le plus grand nombre des cas, être alimentée par des vapeurs spontanées ou forcées, ou par les variétés intermédiaires, auxquelles, selon les besoins, on adapte les boites fumigatoires.

« Mais pour marcher avec quelque certitude dans ses réalisations, la plupart d'essai, il est des questions à poser dont la solution importe à la bonne distribution et aux dimensions convenables des locaux. C'est ici que la chimie et la médecine trouveront convenable qu'avant toutes choses on précise, savoir :

« 1° Quelles sont pour chaque nature d'eaux minérales, selon les affections à traiter et selon l'idiosyncrasie des malades, les limites extrêmes de température des salles et cabinets d'inhalation, des caisses de vapeur, etc. ?

» 2° Quels sont les caractères séparatifs de la salle d'inhalation et de l'étuve ?

« 3° Quelle est la nature des vapeurs spontanées et forcées des différentes variétés d'eaux minérales ?

« 4° Quelles modifications peut subir la nature de ces vapeurs, soit par la présence des malades, soit par l'action réciproque des différents éléments fixes ou gazéiformes qu'elles renferment ; pour en déduire les dimensions et les dispotions des locaux ainsi que les conditions de renouvellement et de ventilation.

«Je m'arrête ici dans l'exposé des questions principales qui restent à résoudre. La discusion appronfondie à laquelle la Société d'hydrologie médicale de Paris va se livrer, en soulèvera d'autres non moins importantes. Mais j'ai dû me tenir dans les indications sommaires, qui précèdent, pour rester dans mon rôle d'Ingénieur, et dans les limites d'un travail qui n'est qu'une entrée en matière pour le médecin.

VII

LETTRE DE M. LALLEMAND,

Professeur de l'Ecole de Montpellier,

A M. ARAGO, de l'Institut,

SUR UN NOUVEAU MODE D'ADMINISTRATION DES EAUX SULFUREUSES AUX MALADES DE LA POITRINE.

(Extrait des Compte-Rendus de l'Académie des sciences, séance du 26 janvier 1846).

La pièce qui vient clore cette première série de documents a pour nous l'importance que lui donnent, dans la question qui nous occupe, sa date et le nom de son auteur. Elle nous montre M. Lallemand, Professeur de Clinique chirurgicale à la Faculté de Montpellier, écrivant en 1846 à M. Arago de l'Institut pour lui annoncer la découverte qu'il vient de faire en vue du traitement des maladies de la poitrine; il veut parler de la première Salle de Respiration qui ait existé dans un établissement thermal.

Désormais les poitrinaires n'auront plus besoin d'aller chercher à l'étranger ces climats réputés favorables au rétablissement de leur santé. La Station des eaux sulfureuses du Vernet, dans les Pyrénées orientales, avec la réunion idéale de toutes les conditions heureuses, va particulièrement déposséder l'Italie du monopole que lui ont fait les médecins et les malades. Il ne faut pour cela que compléter l'ensemble de ces conditions par une Salle de respiration aux vapeurs hydrosulfureures.

Cette pièce aura encore un autre intérêt pour nous, c'est qu'elle prête l'autorité du nom de Lallemand à ce que nous avons dit des Saisons d'automne et d'hiver pour le traitement rationnel des maladies de la poitrine. On a vu ci-devant, page 54 notamment, l'importance que nous donnons à cette question de l'époque du traitement, puisque nous avons institué à l'Etablissement de Pierrefonds, pour le Nord de la France, la saison d'automne que M. Lallemand avait instituée au Vernet, pour le Midi.

L'imitation des établissements qui le pourront ne se fera pas attendre ; mais voici la lettre de Lallemand à Arago :

« J'ai voulu, dit M. Lallemand, déposséder l'Italie du monopole de son beau ciel, en prouvant que celui du Roussillon le vaut bien, et j'ai ajouté à cette action du climat, si puissante contre les affections chroniques de toute espèce, l'influence encore plus grande des eaux thermales, qu'on ne peut administrer nulle part en hiver, pas même dans les localités les plus favorisées du ciel. On n'y a pas même pensé, parce qu'on n'a pas cru la chose possible ; cependant, s'il est une saison dans laquelle il soit plus utile de lutter contre ces affections, c'est surtout l'hiver, parce que c'est dans cette saison qu'elles sévissent le plus cruellement, et que les rechutes sont plus graves et plus fréquentes.

« Il importe donc de guérir les maladies en hiver, non-seulement pour ne pas faire perdre un temps précieux, mais encore parce que le printemps est la saison la plus favorable à la convalescence, et que les malades ont ensuite tout l'été pour compléter leur rétablissement chez eux, au milieu de leur famille, de leurs amis ; tandis que, quand ils vont aux eaux en été, *suivant l'usage antique et solennel*, ils ne peuvent entrer en convalescence qu'en automne et retombent nécessairement, en hiver, sous l'empire des causes qui ont amené le développement de leur maladie.

« Il faut donc faire précisément le contraire de ce qu'on a toujours fait jusqu'à présent : il faut s'efforcer de guérir ces affections chroniques dans la saison qui leur est le plus contraire, afin que la convalescence coïncide avec les conditions les plus propres à consolider la cure et à prévenir des rechutes toujours à redouter par des temps rigoureux. Mais pour que les eaux thermales puissent être administrées avec avantage en hiver, il faut qu'elles réunissent bien des conditions indispensables, dont la plupart ne dépendant pas de la volonté ne peuvent être acquises par aucun sacrifice pécuniaire, ou remplacées par aucun effort de l'intelligence. Il faut que tout l'établissement puisse être entretenu à une température d'environ 20 degrés centigrades, constante la nuit comme le jour, et uniforme jusque dans les dépendances les plus accessoires, afin de rendre impossible tout refroidissement après les bains, les douches, les étuves, etc.

« C'est ce qu'on ne peut obtenir à l'aide des cheminées, des poêles, etc., qui, d'ailleurs, nécessitent des courants d'air dans les appartements pour entretenir la combustion, et qui ne peuvent être maintenues au même degré d'activité la nuit comme le jour. Les poêles, qui ont sur les cheminées l'avantage de chauffer davantage et d'une manière plus uniforme, dessèchent la poitrine, inconvénient incompatible avec les affections des organes respiratoires. D'ailleurs, les poêles et les cheminées ne peuvent chauffer les corridors, les escaliers, etc., enfin tous les lieux dans lesquels les malades ont besoin de circuler librement. Il n'y a qu'un système de chauffage par l'eau, celui que M. Duvoir a si bien appliqué à la Chambre des Pairs, par exemple, qui puisse remplir toutes les conditions voulues ; mais il faut, de plus, qu'il soit dans une activité continue et uniforme, à cause de la susceptibilité des malades ; il y aurait beaucoup d'inconvénient à ce que la température baissât sensiblement pendant la nuit.

« Un pareil système serait très-dispendieux si la température de l'eau circulant dans les tubes devait être entretenue par un combustible. Il faut donc que ce soient les eaux thermales qui passent dans les conduits, pour que la température soit égale partout, constante nuit et jour, et ne coûte que les frais du premier établissement. Mais, pour cela il faut que la source ait au moins 60 degrés pour céder assez de chaleur dans tout son parcours ; qu'elle soit très-abondante pour ne pas s'épuiser, et qu'elle ne soit pas indispensable à l'administration des bains, douches, etc. ; il faut aussi qu'elle soit plus élevée que le bâtiment pour pouvoir circuler partout. D'un autre côté, il est indispensable que les appartements des baigneurs soient unis à l'établissement thermal, pour que les malades n'aient à traverser, pour rentrer chez eux, que des corridors, des escaliers, etc. ; aussi chauds que leur appartement.

« Ce n'est pas tout encore : les malades ne peuvent rester, sans inconvénient, confinés constamment dans un établissement quelque vaste qu'il soit ; ils ont besoin de respirer de temps en temps l'air du dehors, de s'exposer aux rayons bienfaisants du soleil. Il faut donc qu'un établissement thermal *pour l'hiver* soit situé dans un climat qui permette plusieurs heures d'exercice par jour dans la saison la plus rigoureuse.

« C'est parce que j'ai trouvé toutes ces conditions réunies au Vernet, que j'ai poussé les propriétaires à les mettre à profit, en leur indiquant les moyens d'en tirer le meilleur parti possible. Si ce qui précède est applicable, en général, à toutes les affections chroniques, c'est surtout à celles qui ont leur siége dans les organes de la respiration. Mais ici se présente une circonstance tout à fait spéciale et de la plus haute importance.

« Tout le monde sait que les eaux hydrosulfureuses sont d'un puissant secours contre toutes les affections anciennes des poumons. On connaît, en particulier la réputation des *Eaux-Bonnes* contre tous les cas de cette nature. Mais comment les emploie-t-on en général? en bains, et surtout en boisson. Les *Eaux-Bonnes* ne s'administrent même que sous cette forme, à cause de leur basse température. Si les eaux sulfureuses sont si utiles contre les affections pulmonaires chroniques, appliquées seulement à la peau ou introduites dans les organes digestifs, de quelle efficacité ne doivent-elles pas être lorsqu'elles sont mises en contact immédiat avec les tissus même qui sont malades ? lorsqu'elles pénètrent, en un mot, dans les dernières ramifications des vésicules aériennes?

« Tous les praticiens ont senti l'importance de cette action directe, immédiate, et plusieurs ont imaginé divers moyens de faire respirer aux malades de l'air chargé de principes médicamenteux. Ces essais n'ont pas été suivis de succès, par ce que la respiration avait lieu *à travers des tubes* plongeant dans les vapeurs destinées à pénétrer dans les poumons : il en est toujours résulté une gêne dans la respiration, qui ne permettait pas de prolonger cette espèce de supplice au delà de quelques minutes.

« Pour obvier à cet inconvénient capital, j'ai imaginé de faire vivre, en quelque sorte, ces malades dans l'atmosphère même des eaux sulfureuses, en leur réservant un immense local, dans lequel la vapeur, arrivant par le bas et s'échappant par le haut, entretient la température de ce courant continu, à 18 ou 20 degrés centigrades environ; température qu'on peut, au reste, faire varier à volonté, ainsi que la quantité de vapeur en circulation.

« Dans le principe, on n'y reste qu'une heure ou deux matin et soir ; mais on s'y habitue bientôt de manière à y rester douze heures par jour, sans la moindre incommodité, en s'y livrant aux mêmes occupations que dans son cabinet. Sans être médecin, on peut facilement imaginer quelle puissante influence une médication aussi directe, aussi permanente, peut exercer sur les organes affectés. Elle est telle que, dès les premiers jours, les malades en éprouvent un effet sensible.

« En ce moment, il y a dans l'établissement plusieurs phthisiques, qui sont guéris depuis deux ou trois ans, et qui y reviennent passer les plus mauvais jours de l'hiver, dans la crainte de quelque rechute ; plusieurs ont même quitté Pise ou Naples, pour revenir se plonger dans les vapeurs qui leur avaient été salutaires, et que le plus beau climat ne peut remplacer. Notez bien que je parle ici de phthisies tuberculeuses, parfaitement constatées par l'auscultation ; de phthisies accompagnées de sueurs nocturnes, de diarrhées colliquatives, enfin de tous les symptômes qui accompagnent la dernière période de cette terrible maladie, dont le nom seul paraît un arrêt de mort.

« C'est donc une *révolution* à introduire dans la thératique de ces affections, non-seulement quant à *l'époque* de l'administration des eaux sulfureuses, mais encore quand au mode de leur emploi, puisqu'il s'agit de les faire pénétrer jusqu'aux tissus altérés, comme on applique un topique sur un mal extérieur, et cela pendant des journées entières, s'il le faut. Depuis longtemps j'avais constaté ces résultats précieux sous ce double rapport ; mais pour faire une *révolution*, il ne suffit pas d'avoir raison, il faut convaincre les routiniers ; il faut avoir pour soi la majorité des hommes compétents ; il faut vaincre les préventions et les craintes de ceux dont les intérêts sont en cause (1).

« Il me fallait donc ouvrir les yeux des praticiens, et donner de la confiance aux malades. Un exemple éclatant pouvait seul amener promptement ce double résultat ; mais aussi un échec pouvait tout perdre presque sans espoir de retour. Tout calcul fait, j'ai cru pouvoir compter sur le succès, et, maintenant que j'ai la certitude de voir mes espérances bientôt réalisées par la guérison complète d'Ibrahim Pacha, j'ai voulu que fussiez le premier à en recevoir la confidence. »

---

(1) Il faut s'attendre, de la part des médecins, aussi bien que de la part des malades, à toutes les oppositions que peut faire la routine contre une innovation, si utile et si rationnelle qu'elle soit. Celle de laisser les eaux propres aux maladies de la poitrine, ouvertes durant l'automne et l'hiver, n'aura pas trop de l'autorité d'Hippocrate, qui a dit que l'automne est funeste aux poitrinaires ; elle n'aura pas trop de celle de Lallemand qui a si bien déduit les mauvaises conditions de l'hiver pour les malades ; il faudra que la persévérance des médecins des Eaux lutte contre l'habitude, jusqu'à ce que le bon sens, qui est de son côté, l'aide à remporter la victoire. Mais le mot de Lallemand est vrai, la saison hydrominérale d'automne est une *révolution*.

RÉFLEXIONS

SUR LES PIÈCES QUI PRÉCÈDENT.

ET RÉSUMÉ DES OPINIONS QU'ELLES EXPRIMENT SUR LES SALLES DE RESPIRATION AUX VAPEURS.

Ici finit cette première sértie des documents, servant de pièces justificatives à notre opinion et à nos intentions sur les salles de respiration.

Nos opinions se résument dans ce fait unanimement reconnu, même par ceux qui auraient quelque intérêt à le dissimuler, c'est que : 1° les salles de respirations desservies par la vapeur, ne donnent, eu égard à la minéralisation fixe des eaux, que de l'eau distillée à respirer aux malades; 2° et s'il y a des traces de principes fixes dans ces vapeurs, il faut les regarder comme l'effet d'une vaporisation forcée, qui, par l'ébulition tumultueuse ou trop vivement fluctuante, aurait soulevé et entraîné des particules de liquide non vaporisé.

Quant à notre intention, nous pouvons dire ici qu'elle s'est trouvée servie par l'observation des médecins, qui ont constaté des effets réellement thérapeutiques sur les malades qui ont suivi le traitement des salles de respiration à la vapeur, et nous les admettons, avec une confiance entière dans les hommes qui les rapportent. Que dis-je ? nous comprenons très-bien qu'ils aient eu lieu; seulement ce ne serait pas aux vapeurs, comme médicament assimilé par la respiration du malade, que nous attribuerions ces effets, mais bien à la médication générale, dérivative de l'intérieur à la surface, c'est-à-dire, à la chaleur, aux sueurs, à l'humidité, à la petite diminution d'oxygène, qui ont lieu dans ces salles de *transpiration*, comme les appelle très-bien M. Nivet, de Royat.

Je ne m'inscris pas cependant contre la possibilité que toutes ces conditions soient influencées avantageusement par la présence des gaz et autres émanations subtiles, que peuvent répandre les eaux minérales avec les vapeurs dans l'espace de ces chambres ; mais je crains qu'on ne puisse me dire que ces gaz carbonique, sulphydrique, etc., n'étant point différents de ceux que peut en tous lieux produire la chimie, il n'était pas nécessaire d'aller si loin pour se voir administrer des médicaments si vulgaires. (Disons ici entre parenthèses, que jamais nous n'avons donné dans cette opinion de chimiste, que les principes des eaux minérales soient en tout identiques de nature et de propriétés, à ceux du même nom qu'on produirait dans un laboratoire, même à ceux que l'on dit *à l'état naissant*).

Je me résume sur ce point, et je dis que les Salles de Respiration aux vapeurs peuvent avoir produit tous les effets qu'on en rapporte, mais que c'est à la médication générale, révulsive ou diaphorétique, qu'il faut principalement les attribuer; sans toutefois nier l'effet spécial et local qu'ont pu produire les gaz et autres émanations volatiles des eaux, que le malade a respirées avec l'humidité des vapeurs.

Dans des chambres où les rhumatismes peuvent être introduits plus rationnellement encore que les bronchites et les laryngites, je crois que l'on perd la destination spéciale qui revient à cette institution thérapeutique, qui ne s'appelle pas Salle de Respiration, je pense, parce qu'on y traite et qu'on y guérit les lombago et les sciatiques. S'il en est ainsi, qu'on les nomme comme M. Nivet; on ne se trompera pas soi-même, et on n'induira pas les autres en erreur.

Mais il vaut mieux s'entendre que s'exclure. Le médecin ingénieux peut tirer parti de tous es moyens; conservons donc ceux que la théorie explique et que la pratique justifie. En conséquence, à côté des Salles de transpiration, établissons de véritables Salles de Respirations ; le praticien trouvera des indications pour les unes et pour les autres. Les maux sont si variés dans leurs causes et dans leurs symptômes, qu'il ne sera pas trop, même pour un malade de la poitrine, d'avoir la ressource de la dérivation générale, comme adjuvant de la médication spéciale qui doit agir sur le siége du mal. C'est ce qui nous a fait dire en maint endroit de notre livre, et chaque fois que l'occasion s'en est offerte, que la Salle de Respiration nouvelle ne vient point détruire les anciennes; qu'elle vient au contraire, réclamer sa place à côté d'elles, et les compléter.

Mais qu'après cet acte de conciliation de notre part, on ne tente pas l'argument suprême de ces conservateurs, qui répugnent à toute innovation et même à tout perfectionnement; qu'on ne vienne pas nous dire : à quoi sert la pulvérisation, lorsqu'on a la particule d'entraînement, et qu'on pourrait la multiplier à volonté ?

Cet argument nous rappellerait peut-être les inconvénients des chambres à la vapeur : la clôture, le miasme morbide, les transitions de température, la suffocation, etc., toutes choses à considérer quand il s'agit de malades de la poitrine. Mais il nous rappellerait une réponse plus directe, que nous a préparée M. Nivet, à savoir, que 3,396 litres des vapeurs médicamenteuse de ces salles, ne contenaient que cinq centigrammes de médicament solide, si encore c'était des matières provenant de l'eau.

La meilleure réplique à notre sens, serait encore celle-ci : c'est que les Eaux minérales, l'eau sulfureuse en tête, n'ont de valeur thérapeutique que par la synthèse naturelle, ou par la formule admirable que la nature a fait de leurs éléments. Ne parlons donc pas de la partie, elle n'a de signification active que dans le tout; ne parlons pas de les séparer, elles n'ont d'efficacité que dans l'ensemble. Or, il n'y a que la Salle de Respiration nouvelle, où le malade soit assuré d'absorber l'eau minérale dans son intégralité et son intégrité.

A ce titre, elle mérite la place que nous venons réclamer pour elle, vis-à-vis ou à côté des salles anciennes, dans les établissements où les sources sont reconnues utiles dans la cure des affections respiratoires.

DEUXIÈME COLLECTION

DE PIÈCES JUSTIFICATIVES

concernant

LES CONDITIONS DE LA SALLE DE RESPIRATION NOUVELLE

Je crois que les sept pièces justificatives que nous venons de citer, suffisent abondamment pour justifier la partie critique de notre ouvrage. Maintenant, comme dans notre pensée, cette critique n'avait pour objet que de préparer la voie au perfectionnement proposé, il nous reste à citer les autorités qui, directement ou indirectement, peuvent servir de témoignage aux idées sur lesquelles sont fondées la théorie et la pratique des Salles de Respiration nouvelles.

Nous allons donc voir ce qu'il faut penser, pour les maladies de poitrine, des eaux sulfureuses, de leur poussière respirable et respirée, et des effets physiologiques qu'il faut attendre de ce traitement respiratoire dans notre Salle.

I

ÉTUDE

sur les Salles d'Inhalation ou de Respiration

Par M. OSSIAN HENRY,
Membre de l'Académie de médecine.

La note qui suit sur les salles de respiration est un chapitre extrait d'un ouvrage récent de M. O. Henry sur la chimie des eaux minérales. On comprend l'importance que nous attribuons à cette citation, dans notre collection de documents justificatifs. M. O. Henry a étudié, avec l'intérêt d'une véritable affection toute scientifique, la salle de respiration de Pierrefonds. On s'en convaincra aux relations des expériences physiologiques et chimiques qu'il a faites sur ces eaux à l'état de poussière.

C'est là notre autorité supérieure avant que la thérapeutique ait parlé : la poussière aqueuse 1° contient bien tous les éléments de l'eau ; 2° elle pénètre certainement dans les bronches. Ce double témoignage de l'observation savante constate donc les deux faits les plus importants de la théorie, les justifie devant la pratique, et vient rendre raison des résultats curatifs obtenus dans les cliniques dont nous avons donné ci-devant l'exposé succinct, pour les saisons 1856 et 1857. Citons notre auteur:

« Les eaux minérales employées, comme agent thérapeutique, ne sont pas administrées seulement en bains, en douches ou en boissons; on utilise encore leur action à la fois sur le système cutané et sur la membrane muqueuse pulmonaire. C'est alors, dans des espaces désignées sous le nom d'*étuves* et de *salles d'inhalation* ou de *respiration*, que l'action a lieu ; tantôt c'est le corps tout entier qui est soumis aux eaux ou à quelques-uns de leurs éléments; tantôt

seulement ce sont des membres isolés qu'on y expose, dans des appareils particuliers disposés à cet effet.

« Les anciens connaissaient ce genre d'administration, car on retrouve les vestiges d'étuves dans beaucoup de thermes d'origine romaine, et plusieurs traités sur les eaux en parlent (Vitruve, *De balneis*) d'une manière plus ou moins détaillée.

« Dans ces salles, appelées quelquefois *enfers*, comme à Aix en Savoie, à Plombières, c'est la vapeur de certaines sources qu'on y fait arriver, ou qui y vient *spontanément*. Le corps entier se trouve soumis à son influence pendant un temps déterminé ; dans ces espaces, tantôt les vapeurs des sources arrivent soit *spontanément* avec des températures *naturellement fort élevées*, tantôt avec des vapeurs forcées ou *exaltées*, c'est-à-dire lorsque les eaux d'une thermalité trop faible sont échauffées artificiellement ou que les vapeurs sont pressées au moyen d'espèces de trompes ou de soufflets.

« Chaque établissement thermal a son système particulier et ses modes d'exécution.

« Il arrive aussi que, dans certaines localités, ce sont moins des vapeurs que des produits gazeuxqui alimentent les étuves : à Cransac, par exemple, dans le *Montet*, sorte de petit volcan dans lequel paraissent se minéraliser les eaux, il y a des excavations, véritables étuves naturelles où les malades se soumettent à l'influence de gaz divers, *sulfureux*, *sulfhydrique* et *vapeurs de soufre*, etc, produits continuels des décompositions souterraines du volcan. D'autres fois c'est de l'acide carbonique dégagé qu'on utilise comme bains locaux, ainsi qu'on le fait de nouveau, depuis quelques années, en Allemagne.

« Enfin aujourd'hui, et beaucoup à l'imitation de Pierrefonds, ce n'est pas seulement à quelques principes des eaux qu'on fait appel, c'est à l'*eau tout entière*, conservée vierge autant que possible, et amenée dans un état de division tel qu'on la compare alors à une *sorte de poudre* dite *poussière d'eau*. Le point de départ de ce mode *inhalatoire* avait déjà eu quelques précédents en Allemagne, mais il n'avait pas reçu un développement complet.

M. Henry, ayant passé rapidement en revue les divers établissements dans lesquels se pratiquent plus ou moins imparfaitement les inhalations hydro-minérales, reprend son étude de la Salle de respiration de Pierrefonds, où l'eau sulfureuse est administrée dans son intégrité native, et non pas seulement dans l'un ou l'autre de ses éléments.

« Revenons maintenant à la salle de respiration établie depuis deux ans à l'établissement thermal de Pierrefonds (Oise), en entrant dans quelques détails à ce sujet, parce qu'elle repose sur un principe à peu près nouveau, différent de celui qui sert de base à beaucoup d'autres salles d'inhalation.

« C'est à M. Deflubé, propriétaire de l'établissement de Pierrefonds, et à M. le docteur Sales-Girons, médecin inspecteur de cet établissement, que revient l'honneur d'avoir fait cette heureuse innovation; elle a pour but, répétons-le, de remplir l'espace où doivent respirer les malades, non plus de quelques gaz ou principes dégagés des eaux, mais

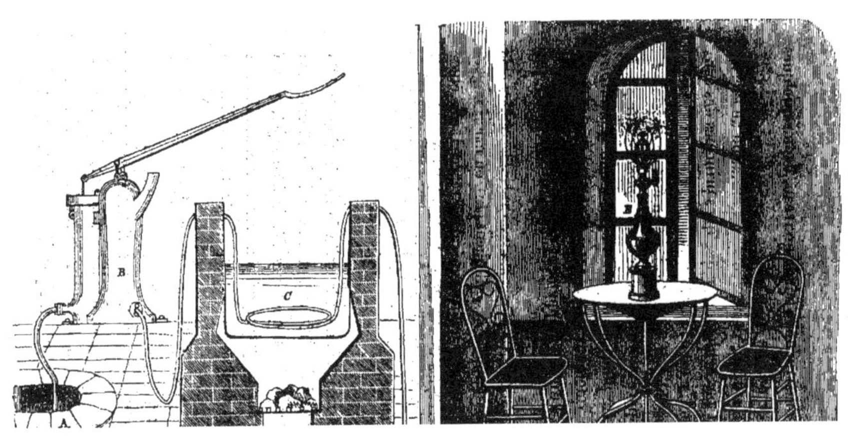
B
C
A

bien de l'eau elle-même, *vierge* et autant que possible, intacte, divisée de telle sorte qu'elle simule une sorte de *poussière* très tenue. Cette eau ainsi divisée pénètre, avec l'air de la chambre qui en est imprégné, dans les organes respiratoires pour produire sur eux une action immédiate.

« Depuis plus de deux ans que les applications médicales de cette *méthode inhalatoire* se font, on a pu se convaincre de ses avantages.

« Décrivons en quelques mots l'appareil tel que nous l'avons vu fonctionner à Pierrefonds.

« Il se compose d'une pompe aspirante et foulante B (fig. 1) qui, d'une part, au moyen d'un tuyau flexible, va chercher l'eau minérale dans la source A, convenablement captée, la pousse dans le serpentin C, où elle est échauffée à 33 ou 35 degrés centigrades au moyen d'un bain-marie; de là elle arrive par le tube D dans une chambre plus ou moins espacée où sont les malades, tantôt assis autour des tables, tantôt debout, immobiles ou en mouvement. L'eau est poussée de bas en haut, par une forte pression, au centre d'une sorte de cylindre E, terminé par l'appareil le plus important du système total, et que nous allons bientôt décrire en détail, puisque c'est par lui que l'eau est divisée en une sorte de *poussière*.

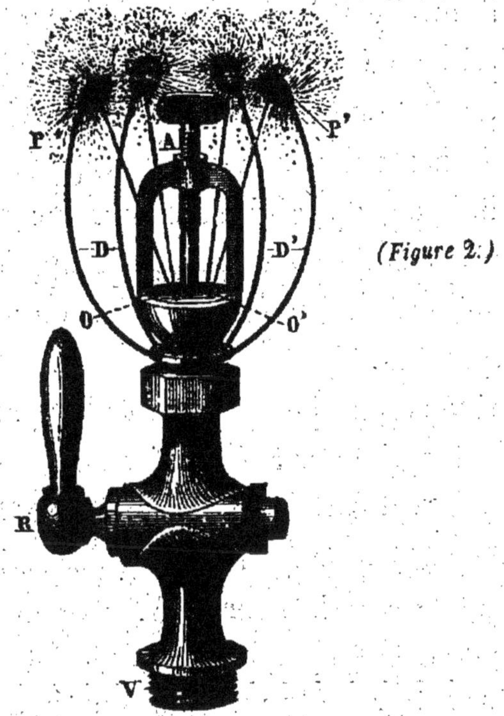

(Figure 2.)

« Ce petit appareil *diviseur* ou *pulvérisateur* (voy. fig. 2) consiste en un robinet R qui se visse en V sur le cylindre E du précédent. Ce robinet porte des cannelures très fines qui, lorsqu'il est ouvert, donnent passage à des jets de liquide O, O', d'autant plus rapides que la vis de pression A est plus ou moins serrée. Ces jets viennent frapper fortement de petits disques P, P', etc., placés à distance, et là l'eau s'y divise à un point tel, qu'elle simule une véritable poussière qui se répand dans tout l'espace, avec une température de 25 à 30 degrés centigrades (1).

(1) Nous donnons ailleurs une description plus récente de l'appareil perfectionné qui fonctionne aujourd'hui à Pierrefonds (Voir à la préface.)

« On voit que rien n'est plus ingénieux ni plus simple que cet appareil, et qu'il pourra être appliqué dans beaucoup d'établissements hydrothérapiques. Déjà même on en a mis de semblables aux eaux d'Aix en Savoie, à Marlioz, à Cauterets dans les Pyrénées (1) etc. ; il faut ajouter aussi que l'usage de cet appareil ne saurait être limité à telles ou telles eaux et qu'il sera même facile de substituer à ces dernières bien des liquides médicamenteux, selon la volonté des médecins.

« Nous avons dit tout à l'heure, que sous cet état de division, l'eau devait arriver avec l'air dans les bronches, pour y porter son action immédiate ; beaucoup de faits cités à cette occasion ne sauraient laisser de doute à ce sujet. Nous avons toutefois cherché à nous en assurer encore par l'expérience suivante :

« Un lapin et un cochon de moyenne force, dont les narines avaient été fortement serrées pour obliger ces animaux à respirer par la bouche, ont été placés dans une petite étable; là, au moyen d'une pompe et d'un appareil pulvérisateur, on a rempli l'espace d'eau très divisée, chargée de proto-sulfate de fer (on doit répéter avec le prussiate de potasse) ; après une demi-heure, le lapin avait succombé, mais au bout d'une heure le cochon vivait très bien ; on l'étrangla

(1) Nous ne savions pas que notre méthode eût été installée à Cauterets. Toutes les stations des Pyrénées se disposent pour cela ; mais rien encore n'y est fait de pareil à la salle de Pierrefonds. M. O. Henry aurait pu citer Uriage, dans la l'Isère, St-Honoré, dans la Nièvre et Marlioz, à Aix en Savoie, dont les établissements fonctionnent à la poussière d'eau sulfureuse, avec l'appareil de Pierrefonds.

alors, et après avoir ouvert ces deux animaux (1), les poumons furent extraits et divisés : ils n'étaient pas injectés de sang, et au moyen de quelques réactifs, le tannin surtout et le sulfhydrate d'ammoniaque, on put reconnaître aisément que le sel ferrugineux y avait pénétré pendant l'acte de la respiration. L'essai confirma donc toutes les prévisions.

« Ce qui peut démontrer encore que les éléments de l'eau minérale passent avec l'acte respiratoire, dans le système employé à Pierrefonds, ce sont les faits que voici, dont nous avons été témoins : lorsqu'on est resté pendant trois quarts d'heure environ exposé dans l'espace chargé de la susdite *poussière d'eau*, on s'aperçoit, plusieurs heures après, dans la journée que la peau exhale une odeur sulfureuse très prononcée, analogue à celle qui suit l'usage des bains d'eaux sulfurées; de plus, une pièce d'argent *bien décapée*, appliquée sur la poitrine ou sous les aisselles, acquiert assez rapidement une couleur *noire* ou *bistrée*. Le soufre a donc été ainsi exhalé, et il doit évidemment provenir de celui qui, absorbé préalablement pendant l'acte respiratoire, s'est répandu ensuite dans toute l'économie.

« L'analyse de l'atmosphère de la salle d'inhalation de Pierrefonds n'a pas présenté de difficulté. L'odeur sulfureuse y est très manifeste, sans fatiguer pourtant les organes ; des papiers imprégnés d'acétate de plomb, des assiettes chargées de solutions acides d'azotate d'argent, ou de sels de cuivre, deviennent bruns ou noirs dans un temps plus ou moins court. Le liquide recueilli sur des vases remplis de mélanges réfrigérants, a donné par l'analyse l'indication

(1) Le lapin était plus probablement mort de l'obstacle mis à la respiration nasale que de l'impression de l'eau sur les bronches.

de l'*acide sulfhydrique* à la fois *libre* et *combiné*, ainsi que d'*hyposulfite*; puis on y a retrouvé des *carbonates* et *sulfates*. Dans le premier cas, après le contact avec des feuilles d'argent le liquide noircissait encore beaucoup par l'azotate argentique; additionné à part de sulfate de zinc, le dernier réactif n'y a produit que très lentement une coloration bistrée.»

II

NOTE

Sur la pulvérisation des eaux minérales

COMPARÉE A LA VAPORISATION,

Par M. JAMIN,

Professeur de physique à l'École Polytechnique.

La pièce qui suit a pour objet de justifier notre méthode respiratoire dans ce qu'elle a de matériellement fondamental; c'est-à-dire, dans la théorie de la pulvérisation de l'eau, et dans cette loi de physique qui fait que les particules d'un liquide, fragmenté ou divisé en poussière, se tiennent quelque temps suspendues dans l'atmosphère.

Nous ne parlerons pas de ce que contient cette pièce pour valider notre critique de la vaporisation comme procédé, et de la vapeur comme moyen d'administrer les eaux minérales. M. Jamin est péremptoire sur ce point : le moyen et le procédé, selon lui, sembleraient, au contraire, faits tout exprès pour déminéraliser les liquides de tout ce qu'ils portent d'éléments fixes ou solides.

M. Jamin, qu'il en reçoive ici l'expression de notre reconnaissance, après avoir passé à Pierrefonds le temps d'une cure respiratoire pour un de ses enfants, voulut bien composer ce Mémoire en notre intention. C'était tout à l'origine de la salle de respiration nouvelle ; nous avions, certes, toute confiance dans l'innovation, mais nous manquions d'autorité, et nous en avions besoin pour satisfaire aux objections qui se dressaient déjà contre elle. Le Mémoire de M. Jamin les réduisait à leur juste valeur.

L'enfant remis, ou du moins fort amélioré, nous fournissait un argument thérapeutique ; le père nous fit l'honneur d'y ajouter les arguments que l'on va lire dans son travail.

Pour ceux qui ne connaissent pas M. Jamin, nous sommes obligé de dire qu'il est le professeur de physique de l'École Polytechnique. Les titres, quand ils sont si dignement acquis et si honorablement portés que celui-ci, ne sont pas inutiles dans une citation. Citons donc textuellement ce Mémoire.

« Presque tous les liquides portés à une température élevée peuvent prendre un état nouveau, cesser d'être visibles, et affecter toutes les propriétés qui caractérisent les gaz. L'eau, est, comme tout le monde le sait, un des corps qui réalise le mieux cette propriété, et c'est la vapeur qu'elle forme que nous voulons spécialement étudier ici.

« A l'état liquide, les molécules qui constituent l'eau sont très-rapprochées les unes des autres; elles ne s'altèrent pas sensiblement, elles ne se repoussent pas; elles se maintiennent dans un équilibre que les moindres forces peuvent troubler; elles n'ont point d'adhérence, et prennent la forme des vases qui les renferment. A l'état de vapeur ces mêmes molécules obéissent à des forces extrêmement différentes : elles se repoussent mutuellement, tendent sans cesse à s'écarter l'une de l'autre, et quand on les enferme dans un ballon, elles en compriment la paroi qu'elles repoussent, et elles tendent à en augmenter le volume ; en un mot, elles sont les molécules intégrantes d'un gaz aussi invisible que l'air, et doué, comme ce dernier corps, d'une force répulsive, variable avec le volume occupé. Si on double l'espace qui les renferme, on diminue de moitié leur pression; si on réduit le volume à la moitié, on augmente la pression dans le même rapport.

«La vapeur d'eau serait absolument douée des propriétés physiques de l'air, s'il n'y avait à faire intervenir une restriction importante. On peut prendre 10 litres d'air, par exemple, sous la pression atmosphérique, le comprimer par l'effort d'un piston, le réduire à des volumes progressivement décroissants, sa pression augmentera à mesure que le volume décroîtra ; mais quelque petit que soit le volume auquel on aura réduit les 10 litres primitifs, on aura toujours de l'air à l'état gazeux. Il n'en est pas de même quand on prend 10 litres de vapeur; on peut la comprimer d'abord comme si elle était un véritable gaz sans changer son état; mais à une certaine limite de pression, elle changera de forme, cessera de présenter l'état gazeux, et reprendra l'état liquide. Ce maximum ou cette *force élastique maxima* varie d'ailleurs avec la température; elle est égale à une atmosphère à 100°; elle diminue rapidement quand la température décroît; elle n'est plus que de 2 millimètres à zéro. C'est cette possibilité de passage de l'état gazeux à l'état liquide, ce retour de la vapeur au liquide qui l'a produite, qui constitue la seule différence, mais la différence essentielle qui distingue les vapeurs d'eau des gaz permanents.

« Un point important à signaler, c'est que les vapeurs peuvent se mêler aux gaz comme les gaz permanents entre eux, et suivant les mêmes lois, sans troubler leur transparence. C'est ainsi que l'air contient perpétuellement une grande proportion de vapeur aqueuse, dont la présence engendre tous les phénomènes météorologiques, et dont la quantité varie perpétuellement suivant les lieux, les saisons et les températures de l'atmosphère. Mais si les gaz peuvent se charger de vapeur, jamais les vapeurs ne peuvent dissoudre des liquides, encore moins des solides ; et la vapeur d'eau en particulier ne peut retenir ni solides ni liquides dissous. Tout au plus peut-elle très-momentanément et quand elle se forme par des courants rapides, entraîner mécaniquement des particules solides ou liquides interposées, qui se précipitent bientôt ou ne se soutiennent dans son sein que comme les poussières que les vents mêlent à l'air atmosphérique.

« La vapeur se forme de deux manières entièrement distinctes : par évaporation ou par ébullition. Un vase plein d'eau placé à l'air se vide peu à peu ; le liquide qu'il contenait se réduit à l'état de vapeur, se mêle à l'air, et tout disparaît ; mais si l'eau primitivement placée dans le vase contenait des sels dissous, ils s'y retrouveraient en totalité après l'évaporation de l'eau ; la vapeur n'en contiendrait pas la moindre trace.

Ce mode de formation de la vapeur, si important dans

les phénomènes naturels, se produit avec une grande lenteur à des température basses, avec plus de rapidité par des chaleurs plus vives, et toujours sans mouvement appréciables dans le liquide. Mais arrivé à un certain degré de température, un mouvement tumultueux se développera dans le vase: des bulles se forment au fond, viennent crever à sa surface par l'ébullition ; la vapeur se forme alors avec abonbondance, elle a une pression d'autant plus grande que l'eau est plus chauffée. Mais ici encore se retrouve ce caractère constant que la vapeur est pure, quelle que soit l'eau qui l'a produite, et qu'après la réduction complète du liquide à l'état de gaz, on retrouve dans le vase les matières solides que l'eau tenait en dissolution.

«Cette dernière assertion est toutefois un peu trop absolue. Quand on observe attentivement le jeu du liquide en ébullition, on voit chaque bulle de vapeur arriver à la surface supérieure, se soulever au-dessus du niveau et crever ensuite en projetant de divers côtés les éclats de son enveloppe déchirée. Ces fragments ne sont point de la vapeur, mais de l'eau liquide; et quand il arrive que la vapeur se forme avec impétuosité, elle entraîne au loin ces globules liquides et avec eux les sels dissous que l'eau contenait. Ces matières, mécaniquement entraînées, sont d'ailleurs très peu abondantes pendant l'ébullition à l'air libre ; elles se trouvent quelquefois dans les cylindres des machines à haute pression. Presque jamais on ne les constate dans les alambics ordinaires, et leur proportion est généralement insignifiante.

« Pour tout dire sur ce sujet, il faut rappeler que l'eau, non seulement peut contenir en des solution des sels fixes, mais aussi des substances volatiles, et qu'alors l'ébullition se produisant, elle chasse un mélange des vapeurs et des principes volatils qu'elle renferme : par exemple, une eau gazeuse versera de l'acide carbonique dans l'air, et une eau chargée de sulfures alcalins y transportera quelques traces d'hydrogène sulfuré.

« Mais la part de ces phénomènes accessoires étant faite, on peut dire que la vapeur formée, soit par évaporation, soit par ébullition, est essentiellement constituée par des molécules d'eau, tenues à distance par une force répulsive spéciale, et qui n'admettent au milieu d'elles que des traces insensibles des matières fixes que les eaux pouvaient renfermer.

«Ces matières fixes ne sont qu'un accident ; elles se précipitent aisément, et l'on peut parfaitement les assimiler aux poussières qui sont suspendues dans l'atmosphère. On doit dès lors aisément comprendre comment l'évaporation des eaux salées des mers répand de la vapeur pure dans l'atmosphère, et comment sa condensation sous forme de pluie reproduit de l'eau chimiquement pure : on en tire cette conséquence, que si l'on venait à produire des vapeurs avec des eaux minérales, elles n'auraient aucune autre propriété physique, chimique ou thérapeutique, que celles des vapeurs développées avec de l'eau distillée.

« La vapeur d'eau, sous des influences que nous allons étudier, peut reproduire le liquide qui l'a fournie. Supposons d'abord que l'on remplisse un vase de vapeur à la température de 100 degrés, et qu'on lui donne une pression égale à la moitié d'une atmosphère; on pourra la comprimer en faisant agir un piston, la réduire à la moitié de son volume, alors elle prendra une force élastique double, c'est-à-dire, égale à une atmosphère, sans changer son état gazeux; mais elle atteindra sa pression maximum; et si l'on continue à faire agir le piston pour réduire encore l'espace qu'elle occupe, elle ne pourra plus augmenter de pression; elle se condensera et reproduira du liquide. En général, quelles que soient la température et la pression primitive de la vapeur renfermée dans un espace, on pourra toujours, en réduisant son volume, augmenter la force élastique jusqu'à une limite que l'on ne pourra pas dépasser sans condenser une partie de la vapeur.

« Mais ce n'est pas en général par l'augmentation de la pression que l'on condense la vapeur; c'est par la diminution de sa température. Ceci est un point délicat qu'il importe de bien expliquer, et que l'on conçoit aisément en se rappelant que la force élastique, maximum de l'eau, augmente avec sa température; qu'elle est de deux millimètres à 0°, par exemple, et de 760 millimètres à 100 degrés. Ce point bien compris, prenons à 100 degrés de la vapeur à la pression maximum de 760 millimètres et refroidissons cette vapeur jusqu'à 0°; à l'instant même elle se condensera, puisqu'elle ne peut supporter à cette température que la pression de 2 millimètres, et la partie qui reprendra l'état liquide correspondra à 758 millimètres de pression. On voit donc en général, que deux causes principales produisent le retour de la vapeur à l'état liquide; ces deux causes sont la pression et le refroidissement.

« Si nous voulons faire aux phénomènes naturels l'application de ces principes de la physique, nous pouvons citer des exemples nombreux. L'atmosphère étant chargée de vapeur, la laisse déposer quand un refroidissement suffisant se manifeste. Pendant la nuit, la surface du sol prend une température très basse; aussi des gouttelettes liquides se déposent-elles sur les herbes des prés; c'est la rosée, et ce n'est rien autre chose qu'une condensation de la vapeur de l'atmosphère. D'autres fois, l'air lui-même se refroidit, alors la vapeur se précipite dans son sein : elle y occasionne, ou des brouillards ou des nuages, qui sont d'ailleurs deux formes d'un même phénomène; ou bien se réunissant en gouttelettes plus grosses qui tombent, c'est la pluie.

« A l'époque où l'on voulait toujours donner une explication simple d'un certain phénomène, on se demanda comment les globules de vapeur condensée pouvaient se soutenir dans l'air sans tomber toujours sur le sol? et comme on était embarrassé pour répondre à cette question, on fit, pour se tirer de la difficulté, une hypothèse plus ingénieuse que fondée. On imagina que ces globules étaient creux; qu'ils constituaient de petits ballons pleins d'air, et en faisant appel à quelques lois physiques assez rationnelles, on crut expliquer la suspension des nuages. On se jeta ainsi dans une difficulté tout aussi grande; car, on conçoit fort bien que la condensation de la vapeur puisse déterminer la formation d'un globule sphérique plein; mais rien ne peut faire comprendre la naissance d'un ballon creux. Si on ajoute à cela que pas une expérience directe ne venait justifier la formation d'un ballon creux, on concevra des doutes très-grands sur la réalité de leur présence dans les nuages ou les brouillards. En y regardant de plus près, la difficulté n'est pas aussi grande qu'on l'avait cru.

« Nous voyons tous les jours des poussières ténues d'une densité considérable, se répandre et se soutenir dans l'air : les particules d'acier, détachées des aiguilles par l'action du polissoir, pénètrent dans les poumons des ouvriers ; le charbon, dont la fumée s'élève dans l'air, et y constitue de véritables nuages de particules solides qui s'y soutiennent longtemps, etc. Et enfin MM. Barral et Bixio dans leur ascension aérostatique, n'ont-ils pas rencontré de petits glaçons à de grandes hauteurs. Tous ces faits, auxquels on pourrait ajouter de nombreuses observations très-variées, nous autorisent à conserver des doutes sur cette prétendue existence des ballons vésiculaires, et nous montrent la possibilité de répandre dans l'air respirable des poussières liquides pleines, s'y soutenant d'autant mieux qu'elles sont plus petites et formant un nuage ou un brouillard qui pourra être très abondant. La seule difficulté sera de constituer ce brouillard; c'est ce à quoi nous reviendrons.

« Mais avant tout, répétons ici ce que nous avons déjà dit plusieurs fois, c'est que l'air chargé de vapeur d'eau pure, ne contiendra au moment de la condensation que des globules d'eau distillée; et si l'on venait à injecter dans une salle un courant de vapeur chaude, elle s'y condensera en s'y refroidissant, mais elle y formera un nuage d'eau distillée, ne renfermant que des traces insensibles, si même il en renfermait, des matières solides fixes, dissoutes dans l'eau de la chaudière.

« Si maintenant on se proposait, supposons le, de résoudre ce problème, de constituer dans une salle un brouillard composé de particules d'une eau minérale que l'on voulût faire respirer à des êtres vivants, si l'on avait le but spécial d'injecter dans les poumons, non-seulement de l'eau chimiquement pure, mais encore des principes fixes, il faudrait de toute nécessité renoncer à l'emploi de la vapeur, puisqu'au moment où elle se forme, elle ne contient aucun de ces principes, et qu'au lieu de les emporter, elle les laisse dans la chaudière. Cette conclusion est forcée ; et si pour en diminuer la valeur, on se retranchait derrière cette restriction que, la vapeur, en se formant, entraîne mécaniquement des parcelles solides, il faudrait au moins admettre que la richesse de l'eau ainsi condensée, serait tellement diminuée, qu'elle devient illusoire.

« Mais tout le monde conçoit que, s'il existe un moyen mécanique de diviser l'eau en globules très déliés, aussi déliés que ceux qui se produisent par la condensation des brouillards, que si on peut les répandre dans l'air d'une salle, ils s'y maintiendront suspendus, pénétreront dans les poumons, et y apporteront les principes fixes qu'ils contiennent. On aura un brouillard identique à celui qu'on produit par l'évaporation; mais avec cette différence capitale pour les effets produits, c'est que le brouillard développé par la condensation de la vapeur sera formé d'eau pure, et que le brouillard directement produit par la division mécanique, ou par la pulvérisation, de l'eau minérale, en portera tous les minéraux. Ce qui permet de dire que le premier sera presque sans action thérapeutique, tandis que le second introduira dans la respiration, et sans les modifier, les sels divers qui constituent les eaux minérales un médicament.

« Ce problème important vient d'être résolu dans la salle dite de respiration instituée à l'établissement des eaux minérales sulfureuses de Pierrefonds par M. le Dr Sales-Girons.

JAMIN.

ANALYSE
DE L'AIR DES ETUVES HUMIDES
ET DES SALLES DE DOUCHES
DES ÉTABLISSEMENTS D'EAUX MINÉRALES SULFUREUSES

PAR M. FILHOL,
Professeur de Chimie à l'Ecole de Médecine de Toulouse.

(Extrait de son livre sur les Eaux minérales des Pyrénées.)

La pièce que nous publions ci-après est, pour notre livre, un document de la plus haute valeur, en ce qu'elle vient prêter l'appui d'une autorité supérieure à la théorie thérapeutique des maladies de poitrine que nous avons exposée à la première Partie.

M. Filhol, on peut le dire, est le chimiste né des eaux sulfureuses ; aucun des grands chimistes qui ont illustré l'hydrologie minérale ne peut dispenser de recourir à M. Filhol quand il s'agit de cette classe d'eaux spéciales dans les affections du système respiratoire. On comprend alors l'intérêt que nous avons à citer de cet auteur l'étude, sinon unique, du moins la plus complète qui existe sur l'atmosphère des locaux dans lesquels s'évaporent ou se poudroyent ces eaux, tels que chambres d'étuves humides, cabinets de douches, etc., appareils qui se rapprochent le plus de notre salle de respiration.

En outre, M. Filhol, dépassant les limites de sa spécialité chimique, entre dans le domaine de la physiologie et de la thérapeutique, et nous donne une explication positive de l'action qu'exercent les émanations hydrosulfureuses sur l'hématose en général, et sur les lésions de la muqueuse respiratoire en particulier. Cette explication, nous sommes heureux de le dire, est en tout conforme à celle sur laquelle nous avons fondé la pratique de nos respirations curatives.

Il est à regretter, et nul n'éprouvera comme nous ce regret, que ce savant expérimentateur n'ait pas eu, pour compléter ses analyses, un local où l'eau minérale, réduite en poussière selon notre méthode, aurait saturé l'air qu'il voulait étudier sous le double rapport chimique et médical. Mais tout ce qu'il a dit des étuves humides et des douches étant vrai, nous n'avons qu'à l'interpréter *à fortiori*, et dire que ce serait encore plus vrai de notre salle de respiration.

Nous n'aurons donc qu'à forcer ses chiffres par la pensée, et, par exemple, s'il a trouvé que la quantité d'oxygène soit moindre dans l'air des cabinets de douches que dans celui des étuves, conclure de l'analogie que l'oxygène serait encore moindre dans l'air de notre salle de respiration que dans celle de la douche. Et cette conclusion sera trouvée légitime, si on sait que rien, dans les appareils existants, n'approche plus de notre système de pulvérisation liquide que la douche qui brise l'eau minérale et l'éclabousse dans l'espace.

On verra que, selon M. Filhol, la diminution de la quantité normale de l'oxygène doit être considéré comme une bonne condition du traitement des lésions de poitrine par les inhalations hydrosulfureuses. Or, on a vu (*loco citato*) que notre théorie de ces maladies et de leur médication rationnelle consiste à regarder l'oxygène comme l'agent d'entretien et d'exaspération de ces lésions, et à voir dans sa diminution partielle l'une des conditions les plus utiles pour instituer un séjour curatif au poitrinaire.

Seulement, pour nous, cette diminution de l'oxygène ne suffit pas pour produire la guérison ; c'est bien, nous le répétons, une bonne condition du milieu où l'on traite le malade ; mais il faut encore un médicament, et c'est l'eau sulfureuse qui nous le fournit. Ainsi, la salle de respiration à l'eau minérale poudroyée réalise les deux points du traitement complet : suppression de la cause d'entretien, et médication proprement dite.

Espérons qu'avant qu'il soit longtemps, M. Filhol pourra couronner ses belles expériences, et, sans sortir de sa station de prédilection, nous dire si la salle de respiration à l'eau pulvérisée n'est pas un progrès réel pour le traitement des lésions de la poitrine par les eaux minérales.

Citons maintenant l'extrait du livre de M. Filhol.

« Les praticiens qui ont observé les effets des vapeurs d'eau minérales sur les maladies, sont convaincus qu'il serait impossible d'obtenir les mêmes effets de la vapeur d'eaux ordinaire, utilisée dans les mêmes conditions de température et de pression. Les vapeurs d'eaux minérales doivent donc une partie de leur efficacité, soit aux gaz qu'elles répandent dans l'air, soit à des matières salines qui, après avoir été projetées dans l'atmosphère, y restent disséminées et suspendues plus ou moins longtemps...

« Anglada, qui a si bien étudié les eaux sulfureuses des Pyrénées, avait déjà remarqué la présence de l'acide sulfhydrique et de l'azote dans l'air des étuves, et il en avait noté l'importance au point de vue thérapeutique. « En songeant, dit-il dans son *Traité des Eaux minérales*, t. 11, » pag. 455, en songeant à l'atmosphère de ces étuves, à sa « chaleur au-dessus de la chaleur animale, à la vapeur

« aqueuse qui s'y trouve disséminée, à cette proportion « d'azote et d'acide sulfhydrique qui s'échappe de l'eau « minérale, j'ai été souvent tenté de croire qu'on pourrait « tirer partie de ces conditions dans quelques cas de mala- « die de poitrine, où il convient d'enrayer une hématose « trop active, trop incandescente, etc. »

« M. le docteur Constant Despine fils a observé aussi que l'air des étuves d'air, en Savoie, exerce sur les malades qui le respirent une action sédative et calmante toute particulière. Cette respiration, dit M. Despine, tempère manifestement l'activité du calorique, et il a remarqué que la vapeur aqueuse qui, appliquée en douche ou en bain sur une partie du corps y déterminerait, chaleur, rougeur et gonflement, ne produira aucun de ces effets, si elle est chargée de gaz hydrique sulfurée. Après son action, au contraire, la peau est plus douce, plus souple, plus onctueuse. Ces faits, d'accord avec les expériences antérieures de Chaussier et de Rapon, s'accordent encore avec les observations de plusieurs autres médecins.

« S'il est bien démontré que les eaux minérales qui laissent dégager le plus d'acide sulfhydrique, ont une manière d'agir spéciale, il serait très important de rechercher dans quelle proportion chacune d'elles verse dans l'air des salles le gaz dont l'action sur l'économie est si remarquable.

« A Bagnères-de-Luchon, l'air des piscines, des salles de douches et d'étuves est altéré : 1° par l'acide sulfhydrique qui se dégage de l'eau minérale ; 2° par le contact de l'eau sulfureuse elle-même, dont l'un des éléments (le sulfure de sodium), absorbe continuellement l'oxygène.

« Le malade dans l'étuve, respire une atmosphère très chaude (de 26 à 30°); cet air dilaté lui fournit à chaque respiration moins d'oxygène que l'air extérieur.

« L'air des piscines et des douches est en outre sensiblement saturé d'eau, ce qui doit considérablement amoindrir la transpiration cutanée et même la transpiration pulmonaire. Cet air est plus pauvre en oxygène que celui du dehors, et il contient un peu d'acide sulfhydrique.

« La décomposition de l'acide sulfhydrique par l'oxygène répand dans l'atmosphère du soufre en nature. Ce soufre très divisé dans l'atmosphère humide pénètre à chaque instant dans les organes respiratoires, en même temps que l'acide sulfhydrique non décomposé.

« Toutes ces causes concourent à amoindrir l'hématose: elles privent la peau et les poumons d'une partie de leurs droits.

« Dans les analyses qui suivent, je me suis proposé de mesurer l'appauvrissement de l'oxygène qu'a subi l'air de ces salles, et en outre de doser aussi rigoureusement que possible l'acide sulfhydrique qui s'y trouve répandu.

1° ATMOSPHÈRE DES PISCINES.

« L'eau, dans les piscines, étant à la température de 36°, l'air à l'intérieur à celle de 26° 50, et l'air du dehors à celle de 17° 40 ; deux cent soixante-dix litres de l'air intérieur ont fourni 0 gr. 0320 de sulfure de plomb, qui correspondent à 0 gr. 0045 d'acide sulfhydrique, ou à 2^{cc}, 97 de ce gaz.

« De sorte qu'un homme adulte, respirant une heure dans

la piscine, fait passer dans ses poumons, environ 320 litres d'air, lesquels contiendraient 3^{cc}, 62 d'acide sulfhydrique.

« Quant à l'oxygène et à l'azote contenus dans ce même air, voici ce, qu'abstraction faite de la vapeur d'eau et de l'acide carbonique, j'ai trouvé comme moyenne de trois analyses : Oxygène. — 19,50

Azote. — 80,50

On sait que l'air ordinaire contient environ 21 d'oxygène et 79 d'azote.

2° ATMOSPHÈRE DES SALLES D'ÉTUVEHUMIDE.

« La température y étant de 55, 80, tandis que la température du dehors était de 17,60 ; deux cents litres d'air de l'étuve ont donné 0 gr. 0340 de sulfure de plomb, qui représentent 0 gr. 0048 d'acide sulfurique, ou 5^{cc},20 de ce gaz.

« D'où l'homme qui séjourne un quart d'heure dans cette atmosphère fait passer dans ses poumons 1^{cc}, 40 d'acide sulfhydrique.

« L'oxygène et l'azote y étaientdans cette proportion :

Oxygène. — 19, 45.

Azote. — 80, 55.

3° ATMOSPHÈRE DES SALLES DE DOUCHE.

Température à l'intérieur. — 26, 50.

Température au dehors. — 16, 50.

« Deux cent soixante litres d'air de la salle des douches ont fourni 0 gr. 0480 de sulfure de plomb, qui équivalent à 0 gr. 0068 d'acide sulfhydrique, ou à 4^{cc},44.

« D'où un homme, qui vit un quart d'heure dans cette salle, fait passer dans ses poumons 82 litres d'air contenant 1^{cc}. 40 d'acide sulfhydrique.

« Concernant l'oxygène, le calcul démontre que sa proportion, qui est, dans 100 parties d'air, de 20, 80 pour 79, 20 d'azote, a sensiblement diminué, puisqu'elle est descendue, dans les salles de douches, à 19, 20.

« Or, comme 320 litres d'air normal contiennent 66, 55 d'oxygène ; que 320 litres de l'air de la piscine n'en doivent contenir que 62, 40, l'oxygène passé dans la poitrine de l'homme en une heure de séjour dans cette piscine sera moindre de 4 litres 26.

« La différence serait donc encore plus grande dans l'étuve et encore plus grande dans le cabinet de la douche. La température élevée contribue aussi à la diminution de la quantité normale de l'oxygène dans une atmosphère, toutes autres choses égales, à cause de la dilation de l'air : ainsi par exemple, 320 litres d'air à 26° au-dessus de zéro, ne représentent que 308 lit. 7 d'air à 16°. Or, ces 308 litres d'air ne contiennent que 60 litres 19 d'oxygène. Ce serait 7 litres 37 d'oxygène qui passeraient de moins en une heure dans la poitrine de notre adulte.

« L'air des étuves et des galeries souterraines de Bagnères-de-Luchon nous donnerait une diminution analogue de la quantité normale de l'oxygène. »

Dans toutes ces recherches, M. Filhol dit qu'il ne s'est préoccupé que de l'action qu'exercent ces atmosphères factices sur la respiration notamment, et sur l'hématose, et il a trouvé, dit-il, les raisons qui doivent la diminuer ou la ralentir,

La première cause de ralentissement de l'hématose, selon notre auteur, serait la diminution de l'oxygène : on comprend que l'oxygénation du sang soit proportionnelle au plus ou moins d'oxygène que contient l'air respiré.

La seconde cause est la présence, dans l'atmosphère respirée, de l'acide sulfhydrique, qui est l'un des agents les plus puissants pour amoindrir l'hématose.

La troisième cause est plus complexe; elle consisterait en ce que la transpiration cutanée et la transpiration pulmonaire, étant diminuées durant le séjour dans ces atmosphères factices et de plus saturées de vapeur d'eau, l'hématose en doit être d'autant plus amoindrie.

« Je conclus, de tout ce qui précède, dit en terminant M. Filhol, que l'action de l'air, chargé de vapeurs sulfureuses sur les organes respiratoires constitue un moyen puissant dont les médecins tireront un excellent parti. On serait pourtant dans l'erreur, si l'on pensait que toutes les eaux sulfureuses des Pyrénées sont propres à fournir une atmosphère de la nature de celles dont j'ai rapporté les analyses. Les eaux sulfureuses, qui sont très altérables(1), ou qui émettent continuellement de l'acide sulfhydrique, sont seules dans ce cas. Sans doute, toutes les eaux sulfureuses absorbent l'oxygène de l'air ; mais il est incontestable que quelques-unes d'entre elles jouissent d'une stabilité de com-

(1) Si M. Filhol faisait respirer l'eau toute entière au lieu de n'en faire respirer que quelques émanations, il ne serait pas conduit à cette conséquence un peu forte que les meilleures eaux sulfureuses sont les plus altérables, ou celles qui laissent échapper le plus facilement leur gaz acide sulfhydrique.

position qu'on ne trouve pas chez les autres, et agissent, par conséquent sur l'atmosphère avec plus de lenteur. »

IV

LETTRE DE M. FERMOND

A M. SALES-GIRONS

Sur les modifications subies par l'air

CHARGÉ D'EAUX SULFUREUSES POUDROYÉES.

La lettre que l'on va lire est la réponse faite à une série de questions que nous avions pris la liberté d'adresser à M. Fermond, dont les études chimiques nous recommandaient les lumières.

Entr'autres questions dominait celle qui concerne la diminution de l'oxygène dans les atmosphères qui ont été considérées comme d'un bon séjour pour les malades de la poitrine ; mais tout en particulier de l'atmosphère modifiée que devaient contenir les salles de respiration nouvelles, lorsque l'espace en est saturé d'eaux sulfureuses pulvérisées, comme à Pierrefonds.

M. Fermond comprit non-seulement la question de physique et de chimie ; mais encore l'intention médicale dans laquelle nous la lui adressions, et il y répondit ce qu'on va lire. On verra qu'en partant de données différentes, M. Fermond et M. Filhol arrivent à des résultats ou conclusions presque identiques, ce qui fait honneur à la science.

Nous ne citons de la lettre de notre honorable correspondant et ami que la partie qui se rapporte à la modification atmosphérique qu'éprouve l'air sous certaines conditions, mais surtout dans la salle de respiration nouvelle. Le reste se trouverait peut-être en dehors de notre sujet.

Citons la lettre de M. Fermond.

« Monsieur et cher collègue,

« Au sortir de la séance d'hydrologie, lundi dernier, je vous ai dit que je n'étais pas éloigné de partager vos vues relativement à la manière dont vous avez envisagé l'action de l'eau pulvérisée dans le traitement des affections pulmonaires, laquelle eau pourrait bien agir de deux façons : 1° en portant sur les bronches et dans les cellules pulmonaires une certaine quantité d'eau qui pourrait agir comme émolliente dans certains cas spéciaux; 2° mais surtout, en atténuant les propriétés excitantes de l'oxygène, soit parce que, se trouvant mêlée à l'air, dans un instant donné, il arrive moins d'oxygène dans le poumon; soit parce que l'oxygène se trouvant pour ainsi dire enveloppé de poudre ou de vapeur aqueuse, son action n'est pas aussi directe sur le poumon.

« Je vous ai dit aussi que je concevais parfaitement que l'hydrogène sulfuré eût une action très analogue. En effet, dès que l'acide sulfhydrique vient à être mis en présence de l'oxygène, il se décompose en donnant lieu à de l'eau et à un dépôt de soufre. Cet effet, peu sensible à froid et dans un air parfaitement sec, devient au contraire très manifeste par une certaine élévation de température, et en présence de l'eau ou de l'humidité. Or, quels que soient la température et l'état hygrométrique de l'air, par le fait seul de son introduction dans les poumons, l'hydrogène sulfuré et l'air y trouvent immédiatement de l'humidité, et une élévation de température suffisantes pour que la décomposition puisse se faire. De là, formation d'eau et dépôt de soufre ; mais cette formation d'eau n'a pu se faire qu'aux dépens d'une partie de l'oxygène de l'air inspiré, ce qui atténue d'autant la quantité d'oxygène portée dans les poumons. De plus, cette eau de nouvelle formation et le soufre, tous deux dans un état de division extrême, peuvent envelopper l'oxygène de façon à empêcher une action trop immédiate sur le tissu pulmonaire. La présence du soufre dans les poumons, surtout ceux des vieillards, justifie pleinement cette manière de penser.

« Si cette théorie est vraisemblable pour les stations thermales sulfureuses, elle est probable aussi pour les lieux où se trouvent des émanations quelconques provenant de la décomposition des matières organiques. On sait, en effet, qu'il n'existe pas, pour ainsi dire, de matières organiques végétales ou animales qui ne contiennent de l'albumine, et jusqu'à présent cette substance s'est toujours montrée associée au soufre, et de plus, il y a des matières organiques qui sont fort riches en soufre. Voilà pourquoi les décompositions spontanées de ces matières donnent naissance à une certaine quantité d'hydrogène sulfuré. Il n'est donc pas étonnant que l'air des étables ou des écuries, ainsi que celui des ateliers, où l'on travaille les matières animales, aient sur les poumons une action efficace et rapprochée de celle que possède la poussière des eaux sulfureuses.

« Relativement à l'air des lieux bas, comparé à celui que l'on trouve sur de grandes élévations, la réflexion conduit à penser qu'il pourrait se passer encore quelque chose d'analogue à tout ce que je viens de dire. L'air contient toujours de la vapeur d'eau et de l'acide carbonique : ces deux corps d'une pesanteur spécifique, beaucoup plus grande que l'oxygène et l'azote, se retrouvent nécessairement en proportion plus considérable dans les bas-fonds, que sur les hauteurs, et tous deux interviennent sans doute dans l'atténuation des propriétés excitantes de l'oxygène atmosphérique.

« Mais il y a surtout une influence spéciale de la hauteur de la colonne d'air qu'il ne faut pas négliger dans les phénomènes de respiration ou plutôt dans cette action comparée de l'air des bas-fonds et celui des lieux élevés sur les poumons : c'est que la colonne d'air qui pèse sur le corps, et conséquemment sur le tissu pulmonaire, étant plus grande dans les premiers que dans les seconds, les vaisseaux sanguins sont plus comprimés dans les uns que dans les autres. Or, le sang contient de l'acide carbonique, de l'oxygène et de l'azote qui sous une pression atmosphérique donnée, celle à laquelle on a l'habitude de vivre, est en *relation normale* avec la pression. Pour bien faire comprendre ma pensée, je supposerai, pour le cas particulier qui nous intéresse, un individu ayant une affection pulmonaire peu intense et vivant d'ordinaire dans un lieu dont la hauteur moyenne du baromètre égale 0m. 750. Dans ce cas, les gaz contenus dans le sang de ses vaisseaux sont en relation normale avec la pression atmosphérique, et il pourra n'avoir pas encore craché de sang. Mais si cet individu vient à être transporté sur un lieu élevé dans lequel la hauteur moyenne du baromètre égale 0m700 seulement, alors, il n'y a plus relation normale entre l'état des gaz du sang et celui de l'atmosphère : les gaz contenus dans les vaisseaux se dilatent et en se dilatant peuvent rompre quelques petits vaisseaux des cellules pulmonaires qui ne seraient pas en état de résister à cette relation, et de là, crachement de sang.

« Supposons maintenant un individu atteint d'une affection analogue, mais crachant du sang dans l'atmosphère habituelle où il vit, laquelle sera égale à 0m 750 barométriques. S'il se trouve transporté dans un lieu où la pression atmosphérique s'élève à 0m 800 barométriques, un phénomène exactement contraire arrivera ; c'est-à-dire, que les gaz du sang subiront de la part de la pression atmosphérique plus grande une compression qui leur fera occuper un volume moindre et les vaisseaux capillaires des cellules pulmonaires, au lieu d'être distendus, seront comprimés, et le sujet pourra ne plus cracher de sang, du moins pendant quelque temps. En un mot, dans un cas, la pression atmosphérique moins grande détermine la dilatation des gaz dans l'appareil de la circulation, d'où la rupture possible des vaisseaux ou tout au moins comme une sorte de filtration du sang qui s'épand à l'extérieur ; tandis que dans l'autre, la pression atmosphérique plus grande détermine la compression des gaz dans l'appareil circulatoire, et par suite l'arrêt de la filtration du sang à l'extérieur et s'oppose plutôt à la rupture des vaisseaux, si faibles qu'ils soient.

« D'après ces données, il nous est facile de comprendre comment, physiquement, l'état de l'atmosphère peut avoir une certaine influence sur les poumons délicats, organes qui sont en contact direct avec l'atmosphère, puisque dans un même lieu la colonne atmosphérique peut faire varier la hauteur du baromètre de 0^m 730 jusqu'à 780, et bien souvent *peut-être* certains crachements de sang ou certaines *épistaxis* n'ont pas d'autres causes.

« Mais pour nous en tenir au principal de la question qui vous intéresse, je crois qu'on peut expliquer ainsi, 1° chimiquement, que la quantité normale de l'oxygène est moindre dans une atmosphère chargée de poussière d'eaux sulfureuses et 2° physiologiquement, que l'impression de ce gaz est moins vive sur les organes des malades qui respirent dans cette atmosphère.

Agréez, etc.

FERMOND,

Pharmacien en chef de l'hospice de la Salpêtrière.

V

EXPÉRIENCES

sur l'Elimination de l'hydrogène sulfuré par les organes respiratoires,

PAR **M. CLAUDE BERNARD,**

Professeur de physiologie générale.

La pièce ci-après, dont le titre indique déjà l'intention qui nous la fait insérer, a pour auteur M. Claude Bernard, l'éminent professeur de physiologie. Ce serait le cas de dire que nous avons gardé les bons pour la fin.

Mais notre citation a deux objets distincts. Le premier est de faire ressortir le haut témoignage que ce mémoire vient apporter à l'opinion généralement reçue, que les eaux minérales sulfureuses ont vraiment une spécialité artériaque. C'était un fait que ces eaux sont de toutes les plus efficaces dans le traitement des maladies de poitrine ; mais on se demandait la raison de cette efficacité.

M. C. Bernard nous semble avoir préparé dans ce mémoire la réponse à cette question, en démontrant par des expériences positives, que l'élément sulfureux subit comme un attrait électif vers les poumons, quelle que soit la voie par laquelle on l'introduise dans l'organisme. Avec cette raison de fait, et puis celle que les lésions de la muqueuse respiratoire seraient de nature dartreuse, comme le veut Chomel, et comme le soutient son digne élève M. Noël Gueneau de Mussy, avec ces deux raisons disons-nous, on est déjà presque autorisé à prononcer le grand mot de *spécifique*, appliqué aux eaux sulfureuses comme médicament des maladies de poitrine.

La seconde intention qui nous fait publier ce travail, n'est pas d'un moindre intérêt pour nous. M. James, partant de cette découverte de M. C. Bernard, et mis en demeure de s'expliquer sur les *respirations* hydrominérales, s'est exprimé, dans la dernière édition de son *Guide*, de manière à faire entendre qu'il doit suffire aux malades du larynx et des bronches de boire les eaux sulfureuses, pour en recevoir tous les bénéfices possibles; d'où toute administration thermale devrait se réduire à la buvette.

On trouvera comme nous, cette opinion de M. James trop exclusive. Il ne faut nier aucun des moyens sanctionnés par l'expérience des hommes pratiques ; mais, pour les lésions chroniques de la poitrine surtout, il ne faudrait pas s'inscrire contre les applications topiques, qui ont toujours été le but final que s'est proposé d'atteindre la pratique de tous les âges.

La vraie thérapeutique des lésions respiratoires, est dans les organes mêmes de la respiration. M. James a l'esprit trop juste, quand il veut, pour ne pas comprendre que, si la nature a pris soin de diriger de tous les points de l'économie les médicaments sulfureux vers les bronches, l'art se trouve par ce fait seul obligé de l'imiter.

De sorte qu'avec une intention différente, et néanmoins toute aussi rationnelle, on peut, comme nous, citer le travail de M. C. Bernard pour justifier tous les procédés qui ont pour effet d'appliquer les eaux sulfureuses sur le siége même des lésions qui constituent les affections de poitrine. Et cette intention nous semble plus conforme à la science, que celle qu'a eue M. James en insinuant le contraire. Citons le mémoire de M. C. Bernard.

« L'hydrogène sulfuré est un poison violent lorsqu'il est introduit dans les voies respiratoires, puisqu'il suffit qu'il en existe dans l'air 1/800 pour donner la mort à un chien de moyenne taille, et 1/200 pour faire périr un cheval. On sait, d'autre part, que le même gaz peut être introduit à peu près impunément en grande quantité dans les voies digestives, et tout le monde connaît l'habitude de Monge, qui buvait, dit-on, avec plaisir, de l'eau saturée d'hydrogène sulfuré.

« Cette singulière différence dans les effets de l'hydrogène sulfuré, suivant la dose par laquelle on le fait pénétrer dans l'économie, devait naturellement intéresser le physiologiste et le médecin.

« Il était facile de comprendre que, comme toutes les substances vénéneuses, l'hydrogène sulfuré dût manifester son action plus rapidement par les voies respiratoires que par toute autre; ce qui tient à ce que, sur la surface pulmonaire, l'absorption se fait plus activement que sur la surface intestinale. Mais cela n'explique pas l'innocuité de l'hydrogène sulfuré ingéré en très-grande quantité dans le canal intestinal. C'est surtout en vue d'élucider cette dernière question qu'ont été entreprises les recherches qui vont suivre.

« On pouvait faire à ce sujet deux hypothèses : ou bien, l'hydrogène sulfuré non absorbé était digéré, détruit, dans l'intestin, et par conséquent ses effets propres neutralisés ; ou bien, après avoir été absorbé, il se trouvait modifié ou éliminé avant d'arriver dans le système artériel. Car on comprend, en effet, que le sang artériel doive être le véhicule immédiat de tous les agents physiologiques et toxiques, parce que c'est lui qui va directement aux capillaires dans lesquels se passent toutes les actions organiques.

« Il s'agissait donc de savoir, dans cette dernière hypothèse, par quel organe l'hydrogène sulfuré pouvait être éliminé. La surface pulmonaire paraissait être le lieu le plus favorable à cette exhalation du poison, qui est une substance gazeuse, de telle sorte que la surface pulmonaire peut jouer tantôt le rôle de surface absorbante, quand l'hydrogène sulfuré se trouve dans l'air, tantôt le rôle de surface exhalante pour la même substance, lorsqu'elle se rencontre dans le sang. Cet exemple, qui ne serait pas isolé dans l'économie, prouve que les surfaces muqueuses, souvent indifférentes par elles-mêmes, n'ont un rôle déterminé, relativement à une substance, que par les conditions dans lesquelles cette substance s'y présente.

« Pour prouver que l'élimination de l'hydrogène sulfuré a lieu par le poumon, nous rapporterons les expériences suivantes :

« Sur un chien de moyenne taille, nous avons injecté dans le sens de la circulation, du côté du cœur, par la veine jugulaire du côté droit et successivement 32 centimètres cubes d'hydrogène sulfuré gazeux, qui s'est dissous très-rapidement. Avant de faire l'injection, nous avions placé au-devant des narines de l'animal un papier imbibé d'une solution d'acétate de plomb. L'air expiré par le chien ne produisait, avant l'injection, aucune coloration sur ce papier; mais, en le maintenant exposé à l'air qui sortait des poumons, on devait, si, après l'injection, le gaz sulfuré était éliminé par cette voie, voir noicir le papier par la formation du sulfure de plomb, aux dépens de l'hydrogène sulfuré expulsé. C'est en effet ce qui arriva et, presque aussitôt après qu'une partie de l'injection fut poussée dans le sang, le papier fut noirci par de larges taches de sulfure de plomb qui s'y formaient. Au moment où cela avait lieu, l'animal faisait des inspirations un peu plus profondes, qui cessèrent bientôt, en même temps que l'apparition du sulfure noir ; le papier imbibé d'acétate de plomb restait alors blanc, ce qui prouvait que l'élimination était déjà complète. Mais, si on poussait une nouvelle quantité de gaz, on voyait aussitôt reparaître la coloration noire, qui disparaissait bientôt après. L'animal n'éprouva, du reste, aucun accident de cette expérience, qui put être répétée sur lui à plusieurs reprises, toujours avec les mêmes résultats.

« Dans une seconde expérience, nous nous servîmes, au lieu de l'hydrogène sulfuré à l'état gazeux, d'une solution saturée de ce gaz dans l'eau. Sur un chien de taille moyenne, nous avons injecté par la veine jugulaire 4 centimètres cubes de cette dissolution, ce qui représente 12 centimètres cubes de gaz, puisque l'eau en dissout trois fois son volume.

« Presque aussitôt après que l'infection avait été commencée, le papier imprégné d'acétate de plomb, placé devant le museau de l'animal, fut noirci par les expirations chargées d'hydrogène sulfuré, et au bout de quelques respirations, l'élimination était complète ; car le papier ne noircissait plus. Au moment où cette exhalation avait lieu, l'animal faisait encore des mouvements respiratoires plus profonds ; il manifestait un peu d'agitation ; mais il n'éprouva aucun accident consécutif.

« D'après les expériences précédentes, qui ont été répétées un grand nombre de fois, il reste établi que l'hydrogène sulfuré, dissous dans le sang veineux, peut être éliminé par le poumon au moment où il vient le traverser ; et on comprend ainsi comment les effets de l'intoxication n'ont pas lieu, puisque la substance capable de les produire peut s'éliminer avant d'arriver dans le système artériel. Lorsque l'hydrogène sulfuré est inspiré avec l'air, il en est tout autrement ; et ses effets toxiques peuvent alors très-bien se comprendre, puisque l'hydrogène sulfuré absorbé est emporté par les veines pulmonaires, et passe directement dans le système artériel.

« Cette élimination de l'hydrogène sulfuré par le poumon nous semble donc propre à rendre compte de l'innocuité de l'hydrogène sulfuré quand il est absorbé par les surfaces autres que la surface pulmonaire. On voit ainsi que, lorsque l'animal exhale l'hydrogène sulfuré, les phénomènes toxiques ne se manifestent pas, comme cela a lieu quand le gaz est inspiré en certaine quantité. Toutefois nous avons dit qu'au moment où l'élimination de l'hydrogène sulfuré par le poumon s'opère, les animaux présentent de larges inspirations, qui indiquent une certaine action de l'hydrogène sulfuré. Cela tient en effet à ce que, lorsque l'animal expire de l'hydrogène sulfuré, il ne peut manquer d'en reprendre un peu dans l'inspiration qui suit.

« L'action de l'hydrogène sulfuré, inspiré en quantité suffisante pour empoisonner, produit d'abord de grands mouvements inspiratoires, puis l'arrêt de la respiration. Quand les quantités sont faibles, il y a seulement quelques inspirations un peu profondes, qui disparaissent aussitôt que le poison cesse d'agir, sans qu'aucun accident s'ensuive. J'ai vu aussi, dans quelques cas, que lorsque l'empoisonnement avait amené l'arrêt de la respiration, on pouvait la rétablir à l'aide de l'insufflation pulmonaire artificielle.

« Mais il fallait encore montrer que l'élimination que nous venons de constater par le poumon, en injectant l'hydrogène sulfuré directement dans le sang veineux, a également lieu lorsqu'on l'introduit dans les voies digestives.

« Sur un chien de taille ordinaire, étant vers la fin d'une digestion, nous avons introduit, à l'aide d'une sonde œsophagienne, 32 centimètres cubes d'une solution aqueuse d'hydrogène sulfuré dans l'estomac; puis, aussitôt après, on a placé devant le nez de l'animal le papier réactif imbibé d'acétate de plomb. Dans les premières expirations qui suivirent l'injection, il ne se manifesta aucune réaction, aucun changement de couleur du papier; ce n'est qu'après quelques instants, que l'élimination commença, et que le papier noircit.

« Dans une autre expérience, nous avons injecté dans le

rectum d'un chien 32 centimètres cubes d'une solution saturée d'hydrogène sulfuré. Dans ce cas, comme dans le précédent, l'hydrogène sulfuré, avant d'arriver au poumon, a dû traverser, par la veine porte, la circulation du bas-ventre, qui passe pour être la plus lente de l'économie ; aussi le papier trempé dans l'acétate de plomb n'a-t-il pas noirci immédiatement après l'injection, mais seulement 65 secondes après. Ici l'élimination a également suivi les lenteurs de l'absorption, et ce n'est qu'après 5 minutes environ qu'elle était complète, et qu'il n'y avait plus d'hydrogène sulfuré éliminé.

« On peut croire qu'à cause de sa facilité d'élimination l'hydrogène sulfuré pourrait servir à mesurer la rapidité de certains actes physiologiques, et particulièrement les phénomènes d'absorption et de circulation ; nous avons fait à ce sujet une expérience qui nous a donné deux fois de suite un résultat très-net.

« Sur un chien d'une taille un peu au-dessus de la moyenne, nous avons injecté d'un seul coup, dans la veine jugulaire, 3 cent. cubes de la solution saturée d'hydrogène sulfuré. En comptant exactement sur une montre à secondes, on constata qu'au bout de 3 secondes, il y eut une première tache noire sur le papier, et, en trois ou quatre expirations, l'animal se débarrassa complétement de son hydrogène sulfuré.

« Sur le même animal, on injecta par la veine crurale, et d'un seul coup, 3 cent. cubes de la même solution saturée d'hydrogène sulfuré. En comptant exactement le temps, on trouva que la première expiration sulfureuse fut indiquée par le papier au bout de six à sept secondes seulement ;

de telle sorte que la distance du cœur à laquelle avait été faite l'injection se trouvait marquée par le temps plus considérable qu'il avait fallu pour son arrivée au poumon. Dans les cas où les quantités d'hydrogène sulfuré injecté ne dépassent pas celles que nous venons d'indiquer, deux ou trois expirations, quelquefois même une seule, suffisent pour que l'élimination de l'hydrogène sulfuré soit terminée.

« Ici se présenterait la question de savoir si, lorsqu'on introduit de l'hydrogène sulfuré dans l'économie, soit par les voies naturelles de l'absorption, soit par l'injection dans les veines, tout cet hydrogène sulfuré se trouve éliminé par le poumon. La question pourrait sans doute être résolue, et il serait possible de faire expirer l'animal dans un appareil propre à permettre de mesurer exactement la quantité d'hydrogène sulfuré qui aurait été expulsée par le poumon ; mais il me semble probable que tout n'est pas éliminé par le poumon.

« Indépendamment d'autres voies d'élimination qui pourraient exister, ce que nous n'avons pas cherché à vérifier, nous pensons qu'il reste de l'hydrogène sulfuré dans le sang, probablement à l'état de sulfure. En effet, lorsqu'on injecte de petites quantités d'hydrogène sulfuré dans un point aussi éloigné du poumon que possible, on voit qu'il n'y a pas alors d'hydrogène sulfuré éliminé par l'expiration, parce que tout l'hydrogène a eu probablement le temps de se modifier et de se changer en sulfure, avant d'arriver au poumon.

« Voici une expérience qui paraît venir à l'appui de cette opinion.

« On découvrit, sur un chien, l'artère carotide du côté

gauche; et, à l'aide d'une sonde en argent, très-fine et très-longue, pénétrant par l'artère jusque dans la portion descendante de l'aorte, on fit lentement et par petites portions, l'injection de 5 centimètres cubes d'eau saturée d'hydrogène sulfuré. Pendant tout ce temps, l'animal éprouvait du malaise; mais il n'exhala pas par le poumon d'hydrogène sulfuré, ainsi qu'il fut facile de le voir sur le papier imbibé d'acétate de plomb, suspendu au devant des narines de l'animal pendant tout le temps de l'expérience.

« Au bout de dix minutes environ, on fit une seconde injection, de la même manière que la première, et il y eut à peine, vers la fin de l'injection, quelques traces d'hydrogène sulfuré expulsé. Enfin on fit une troisième injection, et, cette fois, des quantités d'hydrogène sulfuré exhalé furent très-évidentes.

« Il semblerait donc, dans l'expérience qui précède, que les premières portions injectées avaient complétement disparu dans le sang, puisqu'on n'a pas constaté l'expulsion par le poumon, et que ce n'est que quand le sang a été saturé que l'élimination est devenue évidente. Ce qui prouverait encore que l'hydrogène sulfuré avait été retenu dans le sang, probablement à l'état de sulfure, c'est qu'après avoir fait une saignée à l'animal, quoique le sang n'eût pas directement l'odeur évidente d'hydrogène sulfuré, on vit qu'en y ajoutant de l'acide chlorhydrique et en le faisant chauffer dans un ballon muni d'un tube, il se dégageait par ce tube de l'hydrogène sulfuré, reconnaissable à la coloration noire qu'il déterminait sur du papier imbibé d'acétate de plomb. On voit, de plus, d'après cette expérience, qu'il faut nécessairement introduire une certaine quantité d'hydrogène sulfuré dans le sang pour qu'il puisse y en avoir d'éliminé. De telle sorte que, par exemple, lorsqu'on administre des solutions faibles d'hydrogène sulfuré, ce gaz peut se modifier en totalité dans le sang et n'être pas éliminé dans le poumon, à moins que l'on n'absorbe ces solutions pendant un temps très-long, et en assez grande quantité pour que le sang étant saturé puisse laisser une certaine quantité d'hydrogène sulfuré libre s'échapper par le poumon.

« Toutes les expériences que nous avons rapportées dans ce travail devraient encore être variées et multipliées, si l'on voulait étudier complétement l'action de l'hydrogène sulfuré sur l'économie animale ; il en résulte déjà cependant un fait qui nous a paru important à signaler, c'est que l'hydrogène sulfuré circulant dans le sang a une grande tendance à s'éliminer par le poumon.

« Cette élimination par la surface pulmonaire a-t-elle quelque rapport avec les effets thérapeutiques que l'on attribue à la médication sulfureuse dans certaines affections de poitrine ? C'est ce que des études ultérieures, physiologiques et médicales, pourront apprendre. »

VI

VISITE

A L'ÉTABLISSEMENT THERMAL DE PIERREFONDS

et Note sur la Chambre de Respiration

Par M. le Docteur **DUPARQUE**.

(Extrait de la *Gazette hebdomadaire*.

La pièce que nous insérons ci-après est le résultat d'une risite que l'auteur voulut bien faire l'an dernier à la salle de respiration de Pierrefonds. M. le Dr Duparque est l'un des notables médecins de Paris qui nous firent cet honneur.

Nous avions quelques mois auparavant exposé notre théorie et présenté l'instrument pulvérisateur à la *Société de médecine de Paris*, séante à l'Hôtel-de-Ville; M. Duparque complète ici notre communication et lui donne la valeur de son témoignage, que personne n'apprécie plus haut que nous.

Cette pièce, qui fut publiée dans la *Gazette hebdomadaire de médecine*, est jusqu'à ce jour l'aperçu le plus clair, le plus précis, le plus complet dans son étendue, que l'on ait fait de notre méthode tant pour la théorie que pour la pratique. M. Duparque a même vu, presqu'aussitôt que nous, le parti qu'on pourrait tirer de ces respirations pour traiter d'autres maladies que celles de la poitrine et avec des solutions aqueuses différentes de l'eau sulfureuse. Qu'il reçoive nos remercîments et nos respects. Citons sa note :

« Dans la séance du 15 mai dernier, M. le docteur *Sales-Girons* nous a présenté un appareil destiné à fragmenter l'eau, à la réduire comme en poussière, dans le but de remplacer les vapeurs dans les salles d'inhalation respiratoire.

« Comme l'a rappelé notre honorable confrère, la vapeur, soit qu'elle provienne de l'évaporation spontanée de l'eau thermale à un haut degré ou qu'elle soit artificiellement produite par ébullition, cette vapeur n'est généralement formée que de particules d'eau avec peu ou point des substances minéralisantes qu'elle contient. En effet, si les parties de ces substances s'y trouvent entraînées à cause de leur volatilité, la plupart, fixes, restent dans l'eau mère, même jusqu'à évaporation complète.

« Dans la pulvérisation de l'eau, au contraire, tout s'y retrouve. Chaque particule a sa part proportionnelle des substances étrangères ou médicamenteuses que le liquide contenait en dissolution ou même en suspension. On peut donc dire qu'en aspirant cette espèce de vapeur qui résulte de cette division ou pulvérisation, on respire l'eau telle qu'on la boit; tandis qu'on n'aspire que de l'eau simple, quelle que soit la composition du liquide, dans les vapeurs thermales ou par ébullition, qui jusqu'alors alimentaient les salles d'inspiration.

« M. Sales-Girons nous a dit, et l'on conçoit facilement les immenses avantages de l'administration des eaux minérales sous cette forme nouvelle. A l'action locale, directe, topique, dans les cas d'affection de poitrine, se joint l'absorption si active sur la vaste surface des bronches et des vésicules pulmonaires, favorisée par l'état de division de l'eau, et partant une action générale ou modificatrice évidemment plus complète que par l'usage de ces mêmes eaux en boisson.

« Quant à la division de l'eau en une sorte de poussière, qu'elle contienne ou non des substances étrangères ou médicamenteuses, ce phénomène s'accomplit sous nos yeux dans une foule de circonstances. Ainsi, dans les cascades, l'eau échappée en masse est bientôt réduite en une sorte de brouillard plus ou moins épais, en se brisant contre les roches qu'elle rencontre sur son passage. Les flots de la mer, en frappant les falaises et les roches, rejaillissent également, non-seulement en écume mousseuse, mais en grande partie en cette espèce de brouillard qui s'élève et s'épand à des distances plus ou moins grandes, et disperse au loin une humidité salée... Et, plus près de nous, ne voit-on pas l'eau qui s'élève en colonnes compactes plus ou moins volumi neuses des jets d'eau de nos jardins, de nos places publiques, se divisant de la même manière, et retombant partie en pluie, partie en poussière. Ici la résistance de l'air contre laquelle vient se briser l'eau élancée suffit pour prodnire ce phénomène.

« L'exemple et les principes, la projection de l'eau contre une résistance pour sa pulvérisation, ne manquaient donc pas, et l'on aurait tout lieu de s'étonner qu'on n'en ait pas plutôt profité pour en faire l'application dans l'emploi des eaux minérales, si l'on ne savait généralement qu'un long temps s'écoule avant que les idées les plus simples n'éclosent sous l'inspiration du génie, si ce n'est par un heureux hasard. A notre savant et honorable collègue, M. Sales-Girons, l'honneur d'avoir compris la valeur thérapeutique de ce phénomène de la pulvérisation de l'eau, et pressenti les services que pourrait rendre son application à l'administration des eaux minérales.

« Frappé comme vous, messieurs, de la haute importance de ce nouveau mode d'emploi, nous avons voulu le voir en action. Tel a été le but d'une visite que nous venons de faire à Pierrefonds, où il est en plein fonctionnement. Nous avons pensé que vous entendriez avec intérêt les résultats de notre observation.

« La salle d'inhalation, vaste pièce où peuvent être admises une vingtaine de personnes, les unes assises, les autres debout ou se promenant, est largement éclairée et aérée par des portes et des fenêtres. Au milieu sont disposées trois petites tables au centre desquelles s'élèvent trois colonnes ou candélabres terminés chacun par l'appareil. L'eau, poussée par une certaine force de pression, s'échappe par quatre petits tubes divergents en filets, du volume d'une aiguille, qui, à quelques centimètres, rencontrent la surface convexe de disques métalliques contre laquelle l'eau se brise, se divise, se pulvérise, s'éparpille, comme le fait un rayon de lumiére sur un miroir convexe. Il en résulte un nuage, un brouillard qui enveloppe les appareils, s'étend et remplit en quelques instants toute la salle. Nous avons constaté que dès qu'elle est saturée, on peut impunément ouvrir portes et fenêtres, pourvu qu'il n'y ait pas de tourmente dans l'air. Les courants ordinaires sont sans influence sur cette nuée, probablement parce qu'elle est incessamment reproduite et entretenue.

« Il est une remarque qui nous a frappé et qui mérite, croyons-nous, d'être prise en considération. Dès que l'espèce de nuage que produisent les appareils enveloppe la table, et bien qu'il ne paraisse pas encore s'étendre audelà, les murs ne tardent pas cependant à suinter, et dans l'espace intermédiaire en apparence non encore envahi, on se sent trempé d'humidité en quelques instants ; on ressent en même temps sur les parties découvertes l'impression d'humidité que l'odeur et l'inspiration trahissent aussi. Là donc la poussière d'eau existe, mais à son plus haut degré de division qui la rend, sinon impalpable, au moins invisible.

« C'est aussi ce qu'on observe au voisinage des cascades, des bords de la mer, des jets d'eau, à des distances auxquelles on peut se croire à l'abri du brouillard qui se produit ;

on n'est pas moins trempé, et si c'est près de la mer, la projection de l'eau se trahit en outre par la saveur salée que l'on constate en passant la langue sur les lèvres ou toute autre partie découverte, les mains, par exemple.

«Eh bien, messieurs, il nous semble que l'on peut tirer un parti rationnel et avantageux de ces états de pulvérulence à divers degrés, selon qu'on est plus ou moins près des appareils.

«Ainsi, pour les cas où l'indication principale offre une action topique sur l'organe pulmonaire malade, seraient affectées les places autour de la table ; c'est-à-dire, au milieu des foyers de pulvérisation où les particules aqueuses sont plus volumineuses.

«L'espace en dehors serait réservé aux malades chez lesquels on aurait plus particulièrement pour but une action modificatrice générale. Là en effet l'eau médicamenteuse, étant au degré le plus extrême de division, se trouve dans les conditions les plus favorable à l'absorption par les surfaces bronchiques et vésiculaires. Enfin, et peut-être cela a-t-il été déjà fait, ne pourrait on pas remplacer les bains de vapeur médicamenteux ou minéraux, tels qu'on les emploie jusqu'à présent, par des appareils de pulvérisation?

« Quoi qu'il en soit, de très beaux résultats ont déjà été obtenus à Pierrefonds de ce mode d'inhalation respiratoire, de ces eaux minérales appliquées spécialement aux maladies chroniques de poitrine et particulièrement à la phthisie pulmonaire.

« Nous sommes de ceux qui rapportent en général une grande partie des bienfaits que l'on obtient de l'usage des eaux minérales prises aux sources mêmes, aux influences non moins efficaces des conditions nouvelles dans lesquelles les malades s'y trouvent. Ce sont des accessoires favorables, dit-on ; nous les regardons au moins comme de puissants auxiliaires. Sous ce rapport, Pierrefonds ne laisse rien à désirer. Il faudrait une plume plus exercée que la nôtre pour donner une juste idée de la bonne organisation de l'établissement, du confortable, des agréments et de la variété de la vie qu'on y trouve, et surtout pour dire les charmes curieux et pittoresque de cette position exceptionnelle que tout concourt à embellir.

« Tous ces avantages réunis expliquent la vogue méritée qu'a prise Pierrefonds, surtout depuis la direction savamment intelligente de notre honorable confrère M. Sales-Girons et sa précieuse innovation, vogue qui ne peut que s'accroître et rivaliser avec celle des établissements de bains minéraux les plus justement renommés. »

VII

NOS REMERCIMENTS

A LA SOCIÉTÉ D'HYDROLOGIE DE PARIS.

Il suffit, je crois, des citations qui précèdent, et de l'autorité qu'elles prêtent à notre méthode d'inhalation respiratoire, pour édifier le lecteur touchant l'innovation que ce livre vient faire connaître.

Mais il nous reste à payer ici notre tribut de reconnaissance à la Société d'hydrologie médicale, pour les encouragements qu'en toutes circonstances elle nous a donnés, dans les discussions générales sur cette matière comme dans les travaux de chacun de ses membres : il s'est rarement offert une occasion sans que notre méthode n'ait reçu un témoignage d'estime qui a toujours dépassé nos prétentions.

M. Mélier, président de la Société, M. Patissier, le vice-président, lui ont témoigné un intérêt que nous ne saurions assez dignement reconnaître. MM. Durand-Fardel et Constantin James, dans leurs ouvrages, tout en faisant leur réserve de prudence, n'ont pas manqué d'exprimer une opinion favorable au fond à l'idée que nous avons réalisée.

Les médecins-inspecteurs de sources sulfureuses, dans leurs études récentes sur les modes d'emploi de leurs eaux pour le traitement des affections de poitrine, nous ont donné la satisfaction de reconnaître qu'entre les divers moyens d'inhalation, le nôtre est, sans contredit, le plus avantageux sous tous les rapports.

M. Allard, de St-Honoré; M. De Puisaye, d'Enghien; M. Lambron, de Bagnères de Luchon et d'autres, nous ont fait l'honneur de noter dans leurs publications la préférence de notre procédé.

M. Lambron, qu'il nous permette de le citer particulièrement, nous semble avoir résumé les motifs qui justifient cette préférence dans une communication qui a été imprimée dans les *Annales* de la Société, t. IV, page 228.

« Quoi qu'il en soit, dit-il, il résultera, de nos observations, que plus les eaux sulfureuses, administrées dans les salles de respiration, se rapprocheront par leur composition de cette même eau à l'état liquide primitif, meilleures seront les conditions pour obtenir les effets curatifs très marqués, que nous avons reconnus lorsqu'on les emploie en ce dernier état.

« Le meilleur moyen pour faire passer les eaux à l'état aériforme, tout en leur conservant leur composition primitive, me paraît être de les poudroyer avec l'ingénieux appareil de la salle de respiration de notre savant collègue le Dr Sales-Girons. On produit ainsi des atmosphères où l'eau minérale est portée de toute pièce, et presque sans altération, de l'état liquide à l'état globulaire. »

VIII

LETTRE

DU Dr SALES-GIRONS A M. AMEDÉE LATOUR,

et Réponse de M. Amédée-Latour au Dr Sales-Girons.

La lettre et la réponse qui suivent s'expliquent d'elles-mêmes.

Notre lettre prouve que la visite d'un publiciste et d'un confrère auteur d'une médication spéciale pour les affections pulmonaires, nous eût été aussi utile qu'agréable.

Au fond de notre intention pourtant, il y avait que si M. Amédée Latour voyait notre salle de respiration à l'eau sulfureuse,il pourrait peut-être en provoquer une pareille à Biarritz ou ailleurs avec l'eau de mer.C'est que l'eau de mer, on le sait, porte ce chlorure de sodium dont le rédacteur en chef de l'*Union médicale* a si fidèlement embrassé la cause, sur l'observation de ses effets.

Dans notre pensée, la plage marine doit adopter les salles de respiration immédiatement après la station sulfureuse.

La réponse nous laisse espérer que nous serons peut-être plus heureux avec M. Amedée Latour cette année.

LETTRE DE M. SALES-GIRONS A M. AMÉDÉE-LATOUR.

Pierrefonds, 10 septembre 1857.

Monsieur et très honoré confrère,

La note insérée dans votre numéro du 5 septembre sur l'eau pulvérisée de Marlioz, à Aix en Savoie, m'a rappelé que je vous dois des remerciements pour le compte-rendu du mèmoire que j'ai adressé à l'Académie sur la clinique de notre Salle de respiration de Pierrefonds.

L'excuse de mon retard est celle de ceux qui n'ont le temps de faire, ni ce qu'ils doivent, ni ce qu'ils aiment. Il n'y a que vous, Monsieur, pour suffire à tout, et, quoique vous en disiez, pour contenter tout le monde et son père.

Cette justification admise et remerciments tardifs agréés, que pourrais-je dire ou faire pour vous engager à venir passer un jour ou deux entre les eaux et les ruines de Pierrefonds ?

Si la sience des maladies de poitrine, dans laquelle vous vous êtes marqué une place, pouvait me servir d'appât, j'aurais belle chance de vous séduire. Notre Salle de respiration à l'eau sulfureuse poudroyée, réunit encore la collection la plus complète des sujets malades de cette espèce. Arrivez y voir, peut-être en rapporterez-vous l'idée que l'eau de mer, avec le chlorure de sodium qui vous distingue comme elle, pourrait un jour prochain être administrée de même et réaliser le bien que vous rêvez en votre qualité de disciple de la curabilité en question.

Le mer vous appartient, Monsieur, et je me figure que Biarritz que vous affectionnez, n'attend peut-être qu'un vœu pour édifier une Salle de respiration, dans laquelle on puisse administrer, en tout temps, la brise salée, capricieuse aujourd'hui comme le vent marin dont elle est la compagne fidèle.

Venez voir, dis-je, Monsieur, si jamais la vapeur des Salles anciennes fût plus ou mieux respirable que la poussière que nous faisons avec l'eau sulfureuse de Pierrefonds dans les nouvelles.

Vous me direz, si nous avons trouvé le moyen de mettre le mal sous le remède et, par le fait, rendu pratique l'idéal théorique poursuivi par tous ceux de nos aïeux dont Mascagny a résumé la pensée en ces termes : « Si jamais on guérit la phthisie, c'est par les bronches qu'aura été administré le remède. »

Vous avouerai-je que je comptais sur vous dès l'éclosion de mon idée, Monsieur, pour la faire marcher plus tôt et plus vite ; mais votre silence ne fait pas que je désespère de votre concours. Quand vous saurez à quel prix j'estime votre approbation personnelle pour mon innovation, vous considérerez encore qu'il s'agit au fonds de maladies de poitrine, et comme renommée oblige autant que noblesse, vous serez obligé d'en parler pour vous plutôt que pour moi.

Répondez donc que vous agréez mon invitation pour tel jour prochain qu'il vous plaira. Quand vous aurez respiré les eaux, les lieux et les airs, je vous demanderai ce que vous pensez de la saison d'automne que j'ai pris l'engagement d'ouvrir à Pierrefonds en y fermant la saison d'été.

Il est certain, ce me semble, que s'il y a un traitement rationnel pour les malades de la poitrine, c'est à la *chute des feuilles* qu'il faut surtout le mettre en œuvre. Je crois avoir l'assentiment d'Hippocrate, et j'en appelle au vôtre pour que la consultation soit en règle.

Votre tout dévoué confrère,

SALES-GIRONS.

RÉPONSE DE M. AMÉDÉE-LATOUR AU Dr SALES GIRONS.

Paris, 14 septembre 1857.

« Monsieur et très honoré confrère,

« Votre gracieuse invitation m'a rendu tout maussade, car elle m'a fait sentir plus lourdement le poids de la chaîne qui m'attache à Paris, chaîne qui ne peut s'allonger jusqu'à Pierrefonds et que j'ai toutes les peines du monde à tirer jusqu'à Châtillon, qui n'est qu'à quatre kilomètres de la Barrière d'Enfer.

« Je suis heureux d'apprendre vos résultats et vos succès ; il m'eût été bien agréable de les constater moi-même, et de me soumettre à l'expérience de votre poussière aqueuse.

« Vous êtes dans la bonne voie, persévérez-y. Par des moyens divers on peut parvenir, c'est ma conviction, à frapper au moins une ou deux ou trois des sept têtes de l'hydre de la tuberculisation. Frappez sur une, je crois que je puis frapper sur une autre. Il n'y aura bientôt plus que les sceptiques et les ignorants qui admettront l'incurabilité fatale de la phthisie.

« Je vous vois, avec grande satisfaction, continuer vos excellents travaux, et j'espère bien que Pierrefonds vous fera construire une niche pour y placer votre image. Il vous doit bien cela.

« Agréez mes regrets, mes excuses et mes meilleurs sentiments confraternels.

« Amédée Latour. »

IX

LETTRE DE M. SALES-GIRONS

A L'ACADÉMIE DE MÉDECINE.

(Séance du 25 mai 1858.)

La lettre qui termine cette série de documents a eu pour objet de mettre au moins en parallèle le Cathétérisme des Bronches, ce procédé véritablement anglais, avec notre méthode de respiration, au moyen de laquelle la plupart des médicaments pourront désormais être mis en rapport avec toute la surface des muqueuses respiratoires. Nous laisserons au bon sens le choix entre ces deux modes d'application.

« Monsieur le Président,

« Il a été déposé sur le bureau de l'Académie, à la dernière séance, deux brochures américaines dans lesquelles il est fait mention honorable d'*injection par cathétérisme* pour les maladies du larynx, de la trachée et des bronches.

» Permettez-moi d'en prendre occasion pour rappeler à l'Académie qu'il existe un procédé sous tous les rapports préférable à l'injection bronchique, c'est celui de la *respiration naturelle*; j'entends celui qui permet dès aujourd'hui de diviser, de fragmenter, de poudroyer de l'eau froide dans une chambre et de la faire respirer, en cet état de poussière, aux malades.

« Il suffit donc que l'eau employée porte en dissolution le médicament dont on requiert l'action. Or cette dissolution est en généra lassez facile.

« Les Salles de respiration où se poudroyent les eaux sulfureuses en vue des maladies de poitrine, sont déjà une application de cette méthode nouvelle, qui, de Pierrefonds où je l'ai instituée, s'est étendue aussitôt à plusieurs établissements thermaux.

« Je mettrai, avant peu, sous les yeux de l'Académie, un appareil complet, disposé pour faire respirer des dissolutions de perchlorure de fer dans les cas d'hémoptysie, et au besoin, des dissolutions de quinquina pour des cas de fièvre intermittente.

« Il faut espérer, enfin, que le cathétérisme des bronches, cette idée anglaise, sera désormais inutile.

« J'ai l'honneur d'être, etc., Dr SALES GIRONS.

Paris. Impr. de Moquet, rue de la Harpe.

TABLE DES MATIÈRES.

PRÉFACE.

PREMIÈRE PARTIE.

DEUXIÈME PARTIE.

Pages.

TROISIÈME PARTIE.

FIN DE LA TABLE DES MATIÈRES.

POUR PARAITRE PROCHAINEMENT.

MÉMOIRE

SUR LA

THÉRAPEUTIQUE RESPIRATOIRE

OU

MÉTHODE NOUVELLE

POUR L'ADMINISTRATION DES MÉDICAMENTS PAR LA VOIE BRONCHIQUE

Par M. le Dr SALES-GIRONS.

L'auteur, après avoir rappelé qu'il y a dans l'homme trois principales voies pour l'administration des médicaments, savoir : l'Estomac, la Peau et les Bronches, fait ressortir les grands avantages que cette dernière voie présente sur les deux autres, tant sous le rapport de l'étendue que sous celui de la susceptibilité de la muqueuse respiratoire et surtout de sa proximité du foyer de l'hématose. Après cela, l'auteur expose la manière d'administrer tous les médicaments qui peuvent être dissous dans de l'eau, en les faisant respirer naturellement aux malades, non-seulement dans les affections de poitrine, mais encore dans un grand nombre d'autres maladies. (*Voir à la préface de ce volume.*)

Paris. Impr. de Moquet 92, rue de la Harpe.

www.ingramcontent.com/pod-product-compliance
Ingram Content Group UK Ltd.
Pitfield, Milton Keynes, MK11 3LW, UK
UKHW020155250726
13967UKWH00003B/1081